Estimado Iván,
Con tu cambio
vas a cambiar
al mundo!

Peter Guez
Ago 2018.

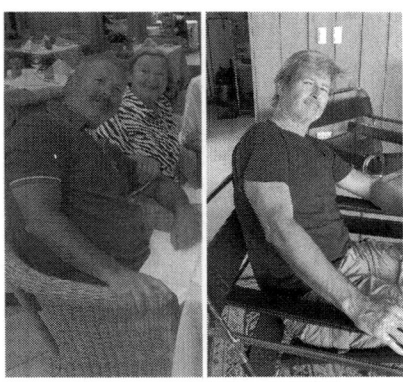

En el año 2001 Pedro «Peter» Grez inicia una aventura familiar cuando decide, junto a su señora Barbara y sus dos hijos (Florencia, de 3 años, y Nicolás, de 3 meses), partir a vivir a La Unión, en el sur de Chile.

Con el desarrollo de su emprendimiento, Pedro comienza también a subir de peso, por lo que inicia un segundo viaje que incluye: visitas al médico, nutricionistas, exámenes, dietas, medicamentos y un sin fin de suplementos de moda. Como resultado obtiene bajadas de peso solo para después subir más de lo que pesaba antes de comenzar las dietas (efecto yo-yo). Así alcanzó a pesar 110 kilos, entre 25 y 30 kilos sobre lo recomendado para su altura; los triglicéridos, la presión arterial y el azúcar en la sangre (glucemia), por los cielos. Pedro fue diagnosticado como prediabético y llegó al punto de evaluar la posibilidad de someterse a una cirugía bariátrica.

Después de probarlo todo durante 10 años sin resultados —no a largo plazo por lo menos—, decide investigar por sí mismo hasta que encuentra las claves que le permiten entender por qué almacenamos exceso de grasa corporal, cómo nos volvemos resistentes a la insulina y qué podemos hacer para revertirlo.

A partir del año 2013, Peter empieza a impartir charlas de capacitación a colegios e instituciones con el fin de compartir y difundir su experiencia. También comienza a dar asesorías como entrenador personal para que las personas conozcan nuevas herramientas y las implementen en su vida diaria.

Primera Edición: 15 de octubre 2016 – 3.000 unidades.
Primera Reimpresión: 2 de noviembre 2016 – 3.000 unidades.
Segunda Edición: 20 de noviembre 2016 – 18.000 unidades.
Primera Reimpresión Segunda Edición: 7 diciembre 2016 – 50.500 unidades.

Título original: Los mitos me tienen gord@ y enferm@ por Pedro Grez.
Edición y coordinación editorial: Matías Correa
Diagramación: Bruno Jara
Diseño e ilustración de cubierta: Luisa Rivera.
Fotografía: Rodrigo Núñez.

Impreso en Santiago de Chile por
Salesianos Impresores SA

©2017 Pedro Grez.
(Reservados todos los derechos)

Reservados todos los derechos. Ninguna parte de esta publicación, incluso el diseño de la cubierta, puede ser reproducida, almacenada, transmitida o utilizada en manera alguna por ningún medio, ya sea electrónico, químico, mecánico, óptico, de grabación o electrográfico, sin el previo consentimiento por escrito del escritor.

Diríjase a info@metodogrez.com si necesita fotocopiar o escanear algún fragmento de esta obra.

LOS MITOS ME TIENEN GORD@
— Y ENFERM@ —

Dedicatoria

A Barbara, Florencia y Nicolás, son lo mejor de mi vida.

Agradecimientos

Agradezco a Uli y Karl, Brigitte y Barbara Leisinger: sin su apoyo no me podría haber dedicado a esto.

A Rosario Navarro y José Ignacio Oñate, son como mis hermanos, y José: contigo se inició toda esta aventura. A Myriam Kahler y Patricia Maureira, gracias por transmitir los mensajes que necesitaba escuchar. A Roberto Puentes, por ayudarme a pulir al mensajero y hacer que contactara a Eduardo Águila, a quien agradezco volver a encontrarnos en el momento justo, bautizar el «Método» y presentarme a Fabio Costa, quien se dio el tiempo para escucharme —no es fácil—, confiar en mí y presentarme a Claudia Aguirre, a quien agradezco por ser parte de la difusión de este mensaje.

A Sonja Roth, por todas las sesiones para ayudarme a sanar: tienes unos dedos mágicos.

A Ximena Henríquez y Mauricio Correa, por aconsejarme que escribiera el libro, y a Karen Haase por ayudarme a comenzar a escribir. A Juan Forch, por nuestras conversaciones y por presentarme a Vanesa Plaza, que llevó mis palabras al siguiente nivel. Muchas gracias, Matías Correa, por poner todo en orden. También a Luisa Rivera, por tu preciosa ilustración y por ser parte de este sueño.

A Sadhana Kaur, por ayudarme a conectar conmigo mismo y presentarme a Gurubachan Khalsa: muchas gracias por tus palabras, maestro, me hiciste llorar de emoción la primera vez que te escuché.

A Carlos Saavedra y Ricardo Tagle, por enseñarme la importancia de las mitocondrias.

A Marko Zaror, por aceptarme, por compartir tu experiencia y presentarme a Sebastián Oyharcabal, que pareciera que hubiéramos estado trabajando juntos desde hace años y a quien le debo dar gracias por incluirme en el Keto League junto a Matías Monsalves y Joaquín Zúñiga: gracias a su trabajo todo esto tiene respaldo.

A mis clientes, que con su experiencia ayudaron a enriquecer la mía. También a todos a los que, si bien no menciono, son parte de este viaje y los llevo en mi corazón.

A Ariel Alarcón y Patricio Ogino, por llegar a mi vida para cerrar el círculo.

Al Creador de Todo Lo Que Es, gracias: hecho está, hecho está, hecho está.

Prefacio

Definiciones preliminares[1]

Mito:
Persona o cosa a la que se atribuyen cualidades o excelencias que no tiene, o bien una realidad de la que carece.

Manipular:
Intervenir con medios hábiles.

Dilema:
Situación en la que es necesario elegir entre dos opciones igualmente buenas o malas.

Encrucijada:
Situación difícil en que no se sabe qué conducta seguir.

---

[1] Definiciones del Diccionario de la Real Academia Española.

Invitación al distinguido cuerpo médico

Esta historia es una invitación y, como cualquier invitación, usted puede aceptarla o rechazarla.

Si cree que lo sabe y entiende todo, si no le gusta que sus opiniones sean cuestionadas ni que sus conclusiones sean testeadas, y se siente mucho más confortable haciendo lo mismo aunque la experiencia demuestre lo contrario, no acepte esta invitación.

Si quiere abrirse a la posibilidad de experimentar en usted mism@ algo que posiblemente sea absolutamente contrario a todo lo que le enseñaron y ver los resultados que experimenta, acepte esta invitación y disfrute el viaje. Sus pacientes se lo agradecerán.

Modo de uso

¡Qué emoción! ¡Una nueva dieta!
¿Será ésta la última que lea y haga para finalmente bajar de peso?

Cuando compras o te regalan un nuevo libro de dieta (o para bajar de peso), seguro quieres aprovechar el impulso y empezar «mañana».

Hay otros que prefieren leer el libro entero, entender de qué se trata y comenzar una vez que terminan de leerlo, mientras que hay otros que prefieren leer todo y empezar «el lunes».

Personalmente, yo soy de los primeros: cuando me llega algo que me motiva, me gusta comenzar de inmediato, así que diseñé este libro para que, si quieres, puedas comenzar ¡mañana mismo! Así, mientras comienzas a cambiar tus hábitos alimenticios y a eliminar tu exceso de grasa corporal, vas avanzando también con la lectura y entendiendo como funciona todo.

Si quieres comenzar mañana, empieza leyendo los capítulos «Mi compromiso» y «Mis medidas», y luego avanza desde «Programas» hasta «Día chancho».

Si quieres conocer primero cuáles son los mitos y después comenzar el programa, empieza a leer desde la segunda parte: **Los mitos.**
Si quieres saber cómo José conoció a Peter y cómo fue que decidió aceptar su ayuda, comienza por la primera parte: **Mi dolor.**

Si quieres hacer tu propia investigación, experimentar y sacar tus propias conclusiones, puedes comenzar por la tercera parte: **Recursos.**

Y también puedes leerlo en el orden que quieras.

Prólogo

Academia vs. resultados

¿Qué pasa si yendo contra todo lo establecido como correcto, coherente o académicamente responsable, comenzamos a tener mejores resultados en lo que se supone que dicha doctrina establece? ¿No sería al menos necesario detenerse un momento a repensar el asunto?

Bueno, el caso es que tengo un amigo que, contra todo lo que el *mainstream* indica, comenzó a manejar su alimentación desde la curiosidad autodidacta y la crítica a modelos establecidos solamente por el peso de la tradición y —por qué no decirlo— de los corporativismos, alimentándose con una proporción de macronutrientes que ronda el 80% para la grasa, fluctúa entre un 10% y un 15% de proteínas y lo que queda corresponde a carbohidratos. Los resultados fueron:

- Alcanzar niveles de triglicéridos ridículamente espectaculares.

- Lo mismo con el azúcar en la sangre.

- Tener una presión arterial mejor que cualquiera.

- Lograr unos excelentes indicadores de inflamación.

- Una lista de etcéteras como para no creerlo.

Cuando nos dicen y ultra repiten formatos de alimentación ricos en carbohidratos, cuando nos repiten que el desayuno debe ser de cierta manera, cuando nos venden información que al parecer responde a intereses que nada tienen que ver con la búsqueda de la verdad, cuando nos cansamos de profesionales del **copy-paste** con cero reflexiones sobre por qué hacen lo que hacen, bueno, entonces llega el momento de escuchar ciertas voces que suenan afuera del sistema.

Por suerte, mi amigo está escribiendo un libro con sus experiencias, libro que estoy esperando con expectación, porque nos va a mostrar cómo se desmoronan dogmas que más bien parecen mitos.

¡Te esperamos, Peter Grez!

Ricardo Tagle
Preparador Físico

Ricardo Tagle es fundador del proyecto CrossFit XF, especialista en fuerza y acondicionamientos de NSCA y asesor de la Agrupación Fuerzas Especiales del Ejército y del Cuerpo de Bomberos de Santiago.

I
MI DOLOR

I
¿Te puedo hacer dos preguntas?

—Hola. ¿Te puedo hacer dos preguntas?
—Sí, claro —respondí, medio dudando.
—Con mucho respeto… ¿crees o sientes que tienes problemas con tu peso?

2

24 horas antes

Estaba sentado en la consulta del médico mirando la pantalla de su computador, en la que me explicaba la operación con todo lujo de detalles y con una muy buena animación.

> ¡Me quería corchetear la guata[2]!

> —Entonces entramos por acá, vía laparoscópica, con tres incisiones muy pequeñas que te van a dejar unas cicatrices tan chicas que casi no se te van a ver: ponemos los corchetes de modo que tu estómago quede con forma de tubo —decía el médico, con una suerte de brillo en los ojos—, cortamos y eliminamos el resto, dejando tu nuevo estómago con una capacidad de unos 80 a 100 centímetros cúbicos. Con ese tamaño —un poco más de medio yogur—, te vas a saciar comiendo muy poco, vas a comenzar a bajar de peso y a mejorar tus indicadores de salud que, de seguro, deben estar alterados.

Después de mostrarme un video, el doctor me presentó a una nutricionista, a un kinesiólogo y a un psicólogo, quienes serían los que supuestamente me ayudarían a adaptar mis hábitos de comida y ejercicio para bajar de peso en forma saludable después de la operación.

> —Nuestro equipo opera aproximadamente a unas 1000 personas al año con excelentes resultados —dijo uno de los doctores, de quien no supe cuál era su función.

«Cinco personas al día en promedio, trabajando veinte días al mes, por diez meses», pensé.

> —Toma, aquí te dejo las órdenes para los exámenes preoperatorios; una vez que te los hagas, nos reunimos para fijar fecha. ¿Te parece? Ahora, Francisca te va a acompañar a la oficina de la secretaria para que te entregue el presupuesto de la intervención. Si tienes cualquier duda, aquí tienes mi tarjeta y

---

2 «Estómago»

me envías un **mail**, ¿OK? Un gusto conocerte, José, y espero que podamos ayudarte pronto —terminó diciendo el médico.

No me gustó la consulta. Todo fue demasiado rápido:

¿Cuánto pesas?
¿Cuánto mides?

OK, índice de masa corporal de 35 —IMC—, obesidad media: estás a 16 kilos de ser obeso mórbido.

Tú eres una estadística.

¿Tenía que decir eso?

¿Cuándo te quieres operar? Aquí tienes las órdenes para los exámenes.

A lo mejor para ellos esto es un trámite: lo hacen todos los días, varias veces al día, pero yo no estaba cotizando algo superficial, como el precio de ropa la a medida; estábamos hablando de mi cuerpo, de cortarme el estómago… para siempre.

Salí de la consulta con más dudas que con las que entré y por alguna razón esa noche no tuve ganas de comer. El tema me siguió dando vueltas hasta que me fui a acostar:

—Toqué fondo, pero… ¿Cortar mi estómago al tamaño de un yogur? ¿Es eso realmente lo que quiero hacer?

3

¡Que alguien me ayude!

«Dios, cómo desearía que alguien me pudiera ayudar»,
debe haber sido lo último que pensé antes de quedarme dormido.

4

Tan solo dos preguntas

Mi día comenzó como cualquiera de los días de esta semana, este mes o estos últimos cuatro años, y aunque me desperté temprano, para variar no alcancé a tomar desayuno. Si no, no podría llegar a tiempo a mi trabajo.

Subí al metro y me encontré con las mismas personas, las mismas caras de todos los días. Me tomó más o menos el mismo tiempo de siempre llegar a la oficina y, una vez ahí, se podían oír las mismas conversaciones, en el mismo lugar de siempre: junto a la máquina de café, al costado de la pieza de fotocopiadoras.

—Hola a todos —dije mientras tomaba una taza para llenarla de café.
—Hola, José —me respondieron algunos por cumplir.

«Otro día en el paraíso», pensé y me dispuse a sumergirme en la torre de reportes que esperaban su revisión. Igual que ayer, igual que la semana pasada, que el mes pasado y que los últimos cuatro años. Dios, cómo odiaba este trabajo.
Sin embargo, ese día algo pasó. Algo que no me había pasado nunca antes en toda mi vida y que todavía no logro entender ni explicar.

Salí a almorzar temprano porque quería volver pronto a la oficina para terminar de revisar un informe que no alcanzaría a completar antes de almuerzo. Si no tomo desayuno —como me pasó hoy— no me gusta, además, saltarme el almuerzo. Tampoco me gusta dejar el análisis de un reporte en la mitad, porque pierdo mucho tiempo al retomarlo y siempre está el riesgo de que se me pase algún detalle importante; sin embargo, esta vez tendría que ser así.

Estaba almorzando en el patio de comidas del centro comercial cercano a mi trabajo cuando se me acercó un tipo más bien delgado, de unos cuarenta años, vestido de negro —o de gris oscuro, no lo recuerdo con precisión—, con una botella de agua en la mano, y me dijo:

—Hola, ¿te puedo hacer dos preguntas?
—Sí, claro —respondí medio dudando.

—Con mucho respeto, ¿sientes o crees que tienes problemas con tu peso?
«Debe ser una broma», pensé. «Estoy desbordando la silla en la que estoy sentado, rogando porque me aguante un poco más, con los pantalones y la camisa a punto de reventar; más encima tengo una hamburguesa a medio comer en la mano, ¿y me pregunta si tengo problemas con mi peso?».
—Salta a la vista, ¿o no? —respondí—. Pero ahora no puedo conversar contigo, porque tengo que tragar y salir corriendo a una reunión en mi oficina —le dije, tratando de librarme de lo que, seguro, sería un discurso de ventas de algún polvo, suplemento o dieta para adelgazar.
—No te quiero vender nada —respondió.

«Mmm… Este tipo es bueno», me dije, «seguramente los entrenan para esto, o si no, ¿cómo supo lo que estaba pensando?». Y continué:

—OK, ¿y la segunda pregunta? —respondí para terminar.
—¿Te han dicho que para bajar de peso hay que comer menos y hacer más ejercicio, lo has tratado de hacer y no te ha resultado?
—Me parece que tu segunda pregunta son en realidad tres preguntas.
—Sí, ¡tienes toda la razón! Y te pido disculpas por eso, pero si te hubiera preguntado al principio si te podía hacer cinco preguntas, de seguro me habrías respondido que no —contestó con un guiño y una sonrisa—. ¿Y? ¿Has tratado de bajar de peso comiendo menos y haciendo más ejercicio? —volvió a preguntar.
—Sí, no una vez sino varias veces, pero yo no puedo bajar de peso, no importa lo que haga y… créeme que lo he probado todo —respondí preparado para rechazar cualquier cosa que me ofreciera, diciéndole que ya la había probado, que no me había funcionado, y así terminar con él.
—¿Y qué pensarías si te dijera que el problema no eres tú, sino que son las recomendaciones que te han dado y que has seguido? —preguntó.
—¿Sexta pregunta? ¿No que eran cinco? —contesté—. ¿Quién eres tú y a dónde quieres llegar con esto? —pregunté, tratando de parecer molesto.
—Mi nombre es Peter, y dado que me respondiste que sí tienes problemas con tu peso, me gustaría ayudarte. Yo estuve en la misma situación en la que tú estás ahora; encontré la manera de salir de ella y te quiero ayudar para que tú también lo hagas —respondió en un tono que de alguna manera sentí acogedor, amistoso, como si hubiera conocido a este Peter desde siempre.
—¿Y por qué me querrías ayudar? —pregunté desconfiando.
—Digamos, por ahora, que me recuerdas a alguien —respondió este Peter.

—¿Y cuánto me va a costar?

—Mucho menos de lo que crees.

—OK, ¿y de qué se trata?, ¿qué hay que hacer?

—Dado que ahora no tienes tiempo, por tu reunión...

«¡De veras, la reunión! Pero no le puedo decir ahora que la inventé solo para sacármelo de encima...»

—Te propongo que nos reunamos mañana, cuando salgas del trabajo, en el parque que está en la calle del frente. Lo único que tienes que hacer es estar ahí y ya conversaremos acerca de lo que puedes hacer por ti. Si decides no ir, no te preocupes, lo entenderé perfectamente y no me volverás a ver nunca más en tu vida. ¿Te parece? ¿Nos vemos mañana?

5

Los polvos de «la Pe» y mi última noche

Peter levantó su mano para despedirse, giró sobre sí mismo y comenzó a alejarse. Terminé de tragar mi hamburguesa, dejé las papas fritas y la bebida a medias, y regresé a la oficina sin poder dejar de pensar en lo que acababa de pasar. ¿Quién era este Peter y por qué se acercó a mí? ¿Ofrecerme ayuda a cambio de qué?

«No sería tan caro». Ni siquiera me dijo cuánto o cómo tendré que pagarle. ¿Y por qué, sin conocerlo, me parecía tan familiar? Era como si de alguna manera lo conociera desde siempre.

La última vez que le di mi *email* a alguien para lo mismo fue un desastre… ¿Cómo se llamaba?, ¿Paula?, ¿Pauli?, ¿Paulina? No lo recuerdo. Dejémosla en «Pe» . Era una niña estupenda, flaca, no muy alta, que estaba promocionando un **pack** de polvos que reemplazaban las comidas y que, se suponía, servían para bajar de peso. Aparecían fotos de personas famosas, flacas y flacos —obvio— que los usaban. No eran ni tan baratos, pero más que los polvos para bajar de peso, me interesaba conocer a la Pe. Le di mi correo y el número de mi celular; ahí comenzó mi martirio. Me enviaba correos y **WhatsApp** a diario, varias veces al día.

La vez que nos reunimos no paró de hablar de los polvos y de lo espectaculares que eran para bajar de peso; me mostraba fotos y más fotos antes/después de distintas personas y me ofrecía descuentos si compraba en ese momento **packs** mensuales para un año, que podía pagar con tarjeta en cuotas. Incluso podría transformarme en distribuidor y venderles a todos mis conocidos… ¡Estuvieran gordos o no!. Ella no paraba de hablar y yo lo único que hacía era mirarla, mirarla y darme cuenta de que no estaba interesada en mí como persona, sino como cliente… Lo único que en realidad quería era venderme algo y cumplir sus metas de ventas. Nunca logré nada con ella: ni siquiera supe si estaba pololeando o no. Tampoco me sirvieron sus famosos polvos para bajar de peso.

A lo mejor este Peter terminaba haciendo lo mismo y yo no era más que un número en su meta de ventas mensual, pero ¿por qué me parecía tan familiar? ¿Y por qué aparecía justo ahora?. Tenía un día entero para decidir qué hacer: si acaso ir o no al parque al día siguiente. Terminé ese día de revisar los reportes y, antes de irme a mi casa, decidí pasar al bar a un *happy hour;* si el encuentro de mañana con este Peter tenía algo que ver con mi peso, de seguro no podría volver a entrar a un bar por mucho tiempo.

Esta sería mi última noche.

6

Desvelado

Eran las cuatro de la mañana y no podía dormir.

> «Creo que comí demasiadas alitas de pollo… ¿o fueron las quesadillas? ¿O tal vez las cervezas? Creo que se me pasó la mano con esto de *la última noche*», me descubrí pensando. «¿Y qué voy a hacer? ¿Iré o ni iré al parque?»

Ya he pasado por esto antes. Es decir, no esto de que aparezca un tipo de la mitad de la nada y me ofrezca ayuda, sino lo de querer bajar de peso y que no vuelva a resultar. Siempre empiezo como avión para, al poco tiempo, andar muerto de hambre; todo el día pensando en comer, con ataques de antojo por cosas dulces. Y como no debo, me pongo mal genio. Lo peor es que siempre que abandono una dieta y vuelvo a comer como antes, termino pesando todavía más de lo que pesaba cuando empecé la dieta.

¿Y en las tardes? Cuando llego a mi casa después de la oficina, una vez que empiezo no puedo parar de comer: maní, papas fritas, pan con mantequilla, queso y litros de bebida o de cerveza. Recuerdo que cuando vivía con mis padres llegaba en la tarde de la oficina, abría el refrigerador y me comía todos los restos de comida que encontraba del día anterior: pizzas, tallarines, arroz, carnes. No importaba nada… si había quedado alguna porción del almuerzo o la comida anterior, ni siquiera la calentaba, me la comía directamente del refrigerador aunque estuviera helada. En realidad, ¿quién quiere hacer dieta por el resto de su vida?

Yo no tengo fuerza de voluntad para hacer dietas, pero pensándolo mejor… ¡No fui siempre así de obeso!

De chico era flaco, estoy seguro. Además, están las fotos del colegio, en las que se ve que tenía compañeros que eran harto más guatones que yo. Me acuerdo de que no tenía problemas con respecto a cuánto ni a qué comía. En verdad, ¡me lo comía todo! Pero el peso no era tema, nunca lo fue… hasta hace siete años, cuando terminé de estudiar: de un día para otro sentí que la ropa me quedaba más apretada y, cuando quise comprar ropa nueva, la talla que usaba normalmente ya no me entraba.

—¿Cambiaron las tallas en la ropa? —pregunté una vez en una tienda. Yo siempre había usado pantalones talla 34 y camisas L, lo que estaba muy bien para mi altura de 185 cm, pero ya no me cerraban. Recuerdo que la vendedora me miró con cara sarcástica y me dijo:
—Mmm… Todos preguntan lo mismo, pero no, las tallas no han cambiado —sin contestar nada, debo haberme puesto rojo como un tomate de vergüenza.

Después lo comprendí, claro, los pantalones talla 34 que tenía habían **crecido** conmigo, pero si quería comprar pantalones nuevos tendría que ser una talla más. Y así fue: aumenté de talla en talla hasta llegar a tener que mandarme a hacer la ropa.

¿Cuántas dietas habré hecho en mi vida?

¿Y desde cuándo?

¿Cuándo empecé con los médicos y nutricionistas? Ah, sí, fue cuando tuve que comprar pantalones de la talla 40. Decidí pedir ayuda profesional y tuve que hacerme exámenes de laboratorio que mostraron lo que a simple vista era bastante evidente: tenía alta el azúcar en la sangre («Eres prediabético», me dijeron), alta la presión arterial, alto el colesterol y también los triglicéridos.

—¿Qué edad tienes? —me preguntó el médico.
—25 años.
—Si me hubieran entregado los resultados de estos exámenes sin decirme de quién eran y me hubieran preguntado qué edad tendría el paciente, habría dicho que entre 65 y 70 años —me dijo, mirando por sobre sus anteojos de lectura—. El problema es que, si sigues así, José, no vas a llegar a vivir 65 años —sentenció.

No podía ser. No lo podía o no lo quería creer. Los médicos son tan exagerados, pero… si hubo algo que me hizo pensar, fue que a los únicos que había escuchado hablar sobre el azúcar en la sangre o el colesterol era a mis viejos que andaban… ¡por los 60 años!

—Te voy a poner en una dieta baja en calorías, con la que vas a evitar las grasas y las masas, y cuando comas pan o arroz tendrá que ser integral —dijo el doctor. ¿Haces algún tipo de ejercicio?

—No, ninguno.
—OK, entonces vas a tener que empezar a trotar o a andar en bicicleta.
—Trotar yo creo, doctor, porque no tengo bicicleta.
—Me parece bien. Pide hora para quince días más y vemos tu avance. ¿Te parece?

Esa fue mi primera dieta oficial y, según el médico, todo lo que había hecho antes para tratar de bajar de peso había sido una pérdida de tiempo, plata y un riesgo para mi salud.

—Ninguna de las dietas de moda que circulan por ahí tiene respaldo científico, es balanceada o saludable, ni se ha demostrado que sean efectivas, porque si lo fueran, bueno, no seguirían subiendo los índices de obesidad como están subiendo actualmente —dijo tajante.

Por lo menos este doctor fue simpático. Al final terminé por perder la cuenta de cuántos me retaron[3] porque, según ellos, yo era un mentiroso. «José, perdóname, pero no creo que estés haciendo la dieta al pie de la letra», fue lo más suave que me dijeron. «¿Estás seguro de que corres las veces y el tiempo que dices?», también me preguntaron, y cuando respondía que estaba haciendo todo en forma estricta, tal cual me lo habían indicado, me miraban con cara de incredulidad. «No puede ser, José, si comieras lo que te indiqué e hicieras ejercicio tendrías que haber bajado por lo menos 5 kilos desde el último control, ¡pero estás pesando lo mismo! ¿Te das cuenta de que si no cambias tus hábitos te puedes morir?». Con toda esa **motivación**, al final, dejé de ir a los médicos. ¿A quién le gusta que lo reten de entrada?

Después de eso, me puse en campaña para conseguir el dato de un médico que no preguntara nada y que recetara pastillas, esas que tienen una estrella verde en la caja y con las que la receta queda retenida.

—¿Cómo están tus números? —preguntó el doctor, que tenía la pared llena de diplomas.
—Me imagino que no deben estar muy bien, por todo el sobrepeso que tengo —respondí.

---

3 «Reprender» o «regañar».

Me pidió el nombre y mi número de carné de identidad.

>—OK, con esto —dijo mientras escribía la receta— vas a andar perfecto. Te tomas una en la mañana, apenas te despiertes, y otra a media tarde. Mientras las estés tomando no puedes tomar nada de alcohol.

No me dijo qué podía comer o no comer. Una consulta de cinco minutos, una receta retenida y que pase el siguiente. ¡Ni siquiera me tomó la presión!

Si alguna vez tuve miedo por tomar algo, fue esa vez.

Me tomaba la primera pastilla en la mañana y quedaba prendido como ampolleta, no comía nada porque no tenía hambre y solo tomaba café para no sentir el estómago vacío. Andaba muerto de calor todo el día, sentía que el corazón me salía por el cuello y tenía sed… mucha sed.

Recuerdo haber tenido por primera vez en mi vida taquicardia… andaba aceleradísimo. No duré más de tres días tomando esas pastillas. Pensaba que me podía morir en cualquier momento. Tampoco volví a ver a ese médico.

Una vez que comienzas a comer demasiado, se convierte en un pésimo hábito y solo crece y crece, y tú con él. El problema fue que el peso pasó a ser una parte tan importante de mí que comencé a obsesionarme y no pensaba en otra cosa; comenzó a afectar el resto de mi vida e incluso no quería ni siquiera salir para no tener que comer.

Tampoco me gustaba correr… porque no quería que vieran cómo se sacudían mis pliegues de grasa. Yo realmente quiero perder peso, ¡pero no sé cómo hacerlo!

Para mí, yo soy el que está fallando, y para el resto yo soy… ¡solo un obeso más!

¿Y ahora? ¿Por qué no poner fin a todo este tiempo de sufrimiento con una cirugía? ¿Iré o no iré al parque?

7

El primer encuentro

«Siendo las 17:45 y habiendo terminado todo lo que tenía para hoy, me retiro, señores», pensé mientras apagaba mi computador.

«¡Llegó el momento! En quince minutos más me reuniré con este tal Peter y veremos qué es lo que tiene que ofrecer, aunque lo más importante es otra cosa: ¿qué es lo que me va a pedir?»

Crucé la calle y ahí estaba esperándome, como habíamos acordado. ¿Por qué me resultaba su cara tan familiar? Estaba seguro de conocerlo o haberlo visto antes, pero ¿dónde? Ya me voy a acordar.

—¡Hola! —me dijo, extendiéndome una mano y apoyando contra mi hombro la otra, donde tenía una botella de agua—. Qué bueno que viniste.
—Hola, Peter —respondí tratando de ser lo más neutro posible, para mantener la distancia.
—¿Sabes que estamos en desventaja? —dijo Peter, algo serio.
—¿Por?
—Tú sabes mi nombre, pero aún no me has dicho el tuyo —dijo relajando la cara y sonriendo.
—¡Tienes razón! —respondí—, ayer no te dije mi nombre. Me llamo José Pedro Gómez, y mira qué coincidencia: de chico me decían también «Peter» como sobrenombre.

«Mmm… hasta ahí no más me duró la distancia», pensé.

—¿Ah sí? ¿Y cuándo dejaron de llamarte así?
—Cuando salí del colegio y comencé a estudiar. Como los profesores me decían siempre «José Gómez» mis compañeros me terminaron llamando «Cote». Pero más tarde, cuando entré a trabajar en una oficina de abogados, que son algo formales, pasé a «José» de nuevo, y así me han llamado en los trabajos en que he estado.
—¿Y cómo quieres que te llame?
—«José».

«Aquí vamos de nuevo, a mantener la distancia, sin emoción», seguía pensando.

—OK, José, te felicito por venir. Has dado el primer paso, que es además el más importante de todos. Porque si tú no quieres cambiar la manera en la que estás viviendo, no hay nada ni nadie que te pueda obligar. ¿Te gusta caminar? —preguntó Peter.
—No. La verdad, no mucho. Aunque lo hago todos los días para llegar a mi trabajo.
—¿Te parece que caminemos mientras conversamos?
—Sí, no hay problema.
—Bien, antes que nada, te quiero hacer algunas advertencias —dijo Peter, comenzando a caminar.
—¿Me tengo que preocupar? —pregunté, deteniéndome.
—No, no es nada grave —respondió, sonriendo.

8

Cinco advertencias

1. No soy médico

—La primera advertencia que te voy a hacer —dijo Peter, mirándome seriamente— es que yo no soy médico, ni nutriólogo, ni nutricionista y tampoco científico, y todo lo que te voy a decir no es una recomendación médica. Yo soy una persona igual que tú, que se cansó de estar enferma por seguir recomendaciones que lo único que hicieron fue agravar su situación. Las herramientas que quiero compartir contigo se basan en la información que he recopilado y experimentado conmigo mismo en los últimos tres años, así como con mis clientes, y son las que me permitieron finalmente (después de trece años de búsqueda) mejorar mis indicadores de salud, bajar de talla y mantenerla en el tiempo. Al igual que tú, yo también probé de todo.

—¿Tú también tuviste sobrepeso? —pregunté un poco extrañado, porque la verdad es que parecía una de esas personas que siempre han sido flacas.

—Sí, José, yo llegué a tener 30 kilos de exceso de peso en forma de grasa corporal, fui prediabético, hipertenso y tuve los triglicéridos por las nubes y el HDL por el suelo.

—Si no me lo dices, jamás lo habría sospechado —respondí.

—Por lo tanto, José, si quieres, puedes consultar con tu médico cualquier sugerencia de entre las que vayamos a conversar. Eso sí, te recomiendo que antes le hagas estas dos preguntas a tu médico: ¿cuántos huevos y mantequilla puedes comer al día? Si te pone un límite o restricción para cualquiera de estos alimentos… ¡busca un médico que esté actualizado! El objetivo de cualquier médico debería ser que mejores los indicadores que ellos mismos han definido como saludables y que elimines el exceso de grasa corporal. ¿Qué pasa si logras eso haciendo algo diferente a lo que recomiendan?

2. No somos todos iguales

—La segunda advertencia que quiero hacerte es un poco obvia, pero va igual: ¡no somos todos iguales!

—¿De verdad? —pregunté en tono sarcástico, tratando de hacerme el divertido.

«Mmm… se me olvidó de nuevo que tenía que mantener la distancia. Mejor dejo de pensar en cómo actuar y soy espontáneo no más», me dije.

—Te ríes, José, pero piensa lo siguiente: cuando entregas exactamente la misma dieta a todas las personas, cuando recetas exactamente los mismos medicamentos o cuando los laboratorios fabrican exactamente el mismo medicamento para todas las personas en diferentes partes del mundo… ¿no están en realidad asumiendo que todas las personas somos exactamente iguales?

—En realidad no había pensado en eso, pero tienes razón. Cuando vas a una consulta te miden, calculan tu sobrepeso, te dan recetas para los medicamentos y los exámenes que tienes que hacerte y te dicen que comas menos y hagas más ejercicio.

—Exactamente, a eso me refería —siguió Peter—. Hay personas que pueden comer de todo lo que quieran y en la cantidad que quieran, y existen otras personas que parecemos engordar con solo ver la comida, especialmente las cosas dulces —terminó, poniendo cara de malicia.

—Yo soy una de esas personas. Creo que engordo con el aire.

—El aire no engorda José. Lo sabes, ¿verdad?

—Sí, sí lo sé, pero es más fácil buscar culpables afuera que reconocer nuestros propios errores o defectos —respondí, medio avergonzado.

—Eso también lo podemos ver, si quieres, en su momento. Pero déjame terminar la idea. El exceso de grasa corporal es la manera más clara que tienes para ver de qué manera lo que estás comiendo te está afectando; sin embargo, todos conocemos a alguien que *se come todo* y tiene la talla perfecta. Lo que no estás viendo en esas personas es cómo están sus indicadores de salud, que en adelante abreviaremos como IDS: azúcar en la sangre o glucemia, triglicéridos y presión arterial, entre otros. Si conoces a alguien delgado que se come todo y sus IDS son «normales» o «saludables», lo único que eso significa es que esa persona está mejor adaptada a lo que está comiendo. Ese no es tu caso, no fue el mío ni es el de millones de personas en todo el mundo. Esas son las dos caras de una misma moneda —siguió diciendo Peter— y ya no importa si somos delgados u obesos, lo que importa es cómo la forma en que estamos comiendo afecta nuestra salud. Entonces, dado que somos todos distintos, es razonable pensar que una sola dieta no debe funcionar para todos por igual. Si te abres a esa posibilidad, tu obligación es experimentar y descubrir cuál es la dieta «José Pedro Gómez» que hace que te mantengas en tu talla ideal y con tus IDS en rangos normales.

—¿Una dieta con mi nombre? —arrugé el ceño.
—Exacto, esa es la manera en la que tú tienes que comer y que hasta ahora no has descubierto, porque sigues teniendo exceso de grasa corporal. Lo bueno es que con la experiencia que tienes en dietas…
—¿Experiencia? —interrumpí a Peter—. ¡Yo diría que tengo un postgrado!
—Tienes mucha razón, pero eso es una gran ventaja.
—¿Ventaja? ¿Haber hecho cuánta dieta existe para seguir obeso? —pregunté sorprendido.
—Sí, porque ya sabes cuáles dietas no te funcionan y no permiten eliminar tu exceso de grasa corporal. Podrías estar a punto de descubrir una manera de comer que seguramente no has oído hasta ahora y que puede ser la solución que has estado buscando todos estos años. Así lo fue para mí, tal como para mis clientes y varios miles de personas por todo el mundo.

3. Todo lo contrario a lo que has escuchado

—La tercera advertencia, José, es que las recomendaciones del programa que te voy a proponer son todo lo contrario a lo que has escuchado y, por alguna razón, no se están difundiendo en nuestro país. Las recomendaciones que se están haciendo en Estados Unidos y Europa, incluso en Sudáfrica, están ayudando a cientos de miles de personas a eliminar su exceso de grasa corporal y mejorar sus IDS cuando las siguen, pero no están siendo difundidas en nuestro país. O no de una manera en que podamos entenderlas. Si sumas a lo anterior la cantidad de información contradictoria que se publica (todos los días sale un nuevo estudio médico que echa por la borda lo que había concluido el anterior), al final no sabes qué hacer, por lo que todo sigue igual en un eterno statu quo.
—Fíjate, José —prosiguió Peter—, en la estructura con que se publican los estudios médicos en la prensa: primero, un título que llama la atención como, por ejemplo, «El colesterol ya no es un riesgo para la salud»; luego viene la descripción de dónde, cuándo y cómo se hizo el estudio, en qué centro, con cuántos pacientes y dónde fueron publicados los resultados, normalmente en alguna revista de salud prestigiosa. Después entrevistan a los médicos y nutricionistas de las principales clínicas en Santiago y el comentario de ellos es algo así como: «Sí, es verdad, el colesterol ya no es tema, pero hay que evitar la mantequilla porque tiene grasa saturada». Si el estudio describía específicamente que el colesterol y las grasas saturadas no eran de riesgo para la salud, ¿no entendemos o no queremos entender? A esto me refiero

con el statu quo, con que todo siga igual. Los medios de comunicación, por su parte, también tienen gran responsabilidad de lo que está pasando con respecto a la obesidad por la información que entregan, que pareciera proceder de Estados Unidos, pero de hace cuarenta años. Ya te voy a explicar a qué me refiero con eso más adelante.

4. Confía y desconéctate de lo y los demás

—La cuarta advertencia es que, si decides embarcarte en este programa, debes confiar, apegarte a él al 100% y desconectarte de todo lo demás. No puedes estar **picoteando** de todo lo que dicen la familia, los amigos y medios como revistas, periódicos, radio, televisión o Internet, porque te vas a volver loco y posiblemente boicotees el programa haciendo que fracase. Por ejemplo, ¿cuál crees tú que es el principal objetivo de los programas de televisión de la mañana?
—¿Entretención? —pregunté, medio dudando.
—Exactamente, entretención, y eso no necesariamente significa educación. Por eso, cada cierto tiempo, aparece una dieta nueva o distinta, y así nos mantienen entretenidos. Gordos, pero entretenidos.

5. No lo comentes hasta que hayas obtenido resultados

—La quinta advertencia es que, si aceptas mi ayuda para implementar el programa, mantengas nuestra relación y lo que vas a aprender en forma reservada. Como ya has pasado por tantas dietas que no te resultaron, si le cuentas a tu familia o a tus amigos que vas a comenzar una nueva, de seguro que te van a mirar, van a voltear los ojos y te van a decir: «¿Otra dieta más?»
—¿Y cuál es el problema con eso? ¿No se supone que tenemos que contarle a los que nos rodean que nos estamos cuidando, para que nos apoyen?
—Normalmente, sí, pero el problema es que después de la exclamación viene una serie de comentarios como «¿Para qué haces dietas si ya has hecho otras y no te han resultado?» o «De seguro vas a terminar pesando más que cuando partiste cuando la dejes». Y de verdad, José, ¡eso sí es un problema! Porque cuando empiezas algo nuevo, no importa lo que sea, lo que menos necesitas es alguien que te diga que no te va a resultar o que vas a fracasar.
—Eso que dices ya me ha pasado… en la casa de mis viejos y con mi hermano.
—Me lo imaginaba. Por eso, mi sugerencia es que si decides tomar el pro-

grama lo hagas sin mencionarlo a nadie y así no te llenas de comentarios negativos antes de partir. Entonces, José, una vez hechas las advertencias, ahora viene la propuesta.

9

Propuesta

Propongo entregarte las herramientas para que entiendas cómo funciona tu cuerpo y lo puedas manipular con lo que comes, de modo que, en vez de almacenar grasa corporal, la elimine.

Además, te acompaño en el proceso para que lo implementes.

10

Traducción de la propuesta

Dicho de otra manera, vas a aprender todo lo que necesitas para:

- Entender cómo hace tu cuerpo para almacenar grasa corporal y qué hacer para eliminarla.
- Sin contar calorías.
- Sin pasar hambre.
- Sin necesidad de fuerza de voluntad.
- Sin incontrolables ataques de ansiedad por dulces.
- Comiendo de todo, incluso lo que prohíben las otras dietas.
- Sin culpa.

¿Y cuánto me va a costar?

—¿Y cuánto me va a costar?

—¿Cuánto te va a costar seguir las indicaciones o cuánto te va a costar mi asesoría? —dijo Peter, sonriendo.

—Ahora que lo mencionas, ¡ambas!

—Con respecto al programa, te puedo adelantar que posiblemente lo que más te va a costar va a ser comer todo lo que vas a tener que comer. Con respecto a mis honorarios, ¿te parece que lo dejemos en una cuota de un tercio de tu sueldo mensual?

—¿Cómo sabes mi sueldo? —pregunté con cara de sorpresa.

—José, va a sonar extraño lo que te voy a decir, pero te conozco mucho más de lo que crees. Incluso me atrevería a decir que tal vez te conozca más de lo que tú te conoces a ti mismo. No te lo puedo explicar ahora, pero como te dije en la cuarta advertencia, confía y ten paciencia, que ya llegará el momento en que podré explicarte todo.

—¿Sabes que lo que me estás pidiendo es bastante difícil de aceptar? —dije mirándolo fijamente a los ojos.

—¿Qué parte? ¿El tercio de tu sueldo? ¿Que confíes? ¿O que tengas paciencia? —dijo Peter, sonriendo nuevamente.

—Ahora que lo dices así… creo que las tres partes —dije, sonriendo también.

¿En qué consiste esta dieta?

>—¿Y en qué consiste esta dieta? —pregunté.
>—Buena pregunta. Primero que nada, no es una dieta.

La palabra «dieta» tiene desde el inicio connotaciones negativas, tales como «restricción» o «prohibición», lo cual genera ansiedad incluso antes de empezar. Eso de **no poder** o **tener que** comer esto o lo otro produce resistencia y termina por no funcionar.

>—Dímelo a mí —respondí—, además de todo el sentido de culpa que se genera cuando nos **salimos**. Entonces, si no es una dieta, ¿qué es?
>—Me gusta llamarlo «Programa de Manipulación Alimenticia».
>—¿Manipulación alimenticia? —repetí.
>—Sí, la idea es aprovecharnos de nuestro diseño genético para que el cuerpo haga exactamente lo que queremos que haga: **eliminar el exceso de grasa corporal** en vez de dejar que siga con lo que está haciendo actualmente, que es **acumular exceso de grasa corporal.** Y para eso hay que empezar por sanar a nuestro cuerpo, para que pueda volver a funcionar como sabe hacerlo desde hace millones de años —dijo y continuó, ahora más interesado—: Dime, José, todo lo que has hecho en tu vida para tratar de eliminar tu exceso de grasa corporal, ¿lo has hecho solo?

Entrenador Nutricional Personal

>—Bueno, solo y con médicos o nutricionistas que te atienden una vez al mes.
>—Entonces, a lo mejor lo que necesitas es alguien que te acompañe en el proceso de cambiar tus hábitos.
>—¿Alguien como un **personal trainer**? —pregunté, dudando porque no sabía si realmente eso existía.
>—Exacto, un personal trainer, coach o entrenador personal. En realidad, el nombre no importa, pero eso es lo que quiero hacer por ti. En vez de obligarte a hacer ejercicios, te voy a acompañar para que sigas el proceso de manipulación alimenticia y así puedas cambiar tus hábitos.

¿Y cómo lo haríamos?

—Suponiendo que me decidiera a tomar tu programa... ¿Cómo lo haríamos? ¿Cómo me entregarías las «herramientas» y cómo me acompañarías para que las implemente? —pregunté.
—Hay diferentes maneras. Con algunos de mis clientes nos reunimos en persona, tres o cuatro veces a la semana; con otros, que tienen una agenda más pesada, tenemos reuniones vía Skype o FaceTime, sobre todo cuando viven fuera de la ciudad o del país.
—¿Tienes clientes fuera del país? —pregunté, sorprendido.
—Sí, José; si tienes un computador, o incluso un teléfono y conexión a Internet, puedes conectarte con todo el mundo. Como para estar conectado uso WhatsApp o Messenger de Facebook, lo único que necesito es estar despierto a la misma hora que mis clientes cuando los estoy apoyando.
—¿Y cómo lo harías conmigo?
—Me adapto a tu agenda. Si quieres nos podemos reunir todos los días o día por medio; podemos hablar por teléfono o a través de alguna de las aplicaciones que te mencioné... la verdad, como tú quieras —dijo Peter.

¿También veríamos las emociones?

—Y... ¿también veríamos las emociones? —pregunté.
—¿A qué te refieres? —preguntó Peter.
—Bueno, además de médicos y nutricionistas, también pasé por psicólogos, y de eso era justamente de lo que hablábamos en las sesiones: de que una de las razones por la que comíamos cómo comíamos tenía que ver con la manera en que nos sentimos en relación a nuestra vida y a nosotros mismos, respecto a la pareja o a la falta de ella; con la familia, el trabajo y cómo esos «vacíos» nos generaban estrés y hacían que tuviéramos tanta ansiedad y comiéramos tanto, o con tanto descontrol.
—¿Y cómo te fue con eso? —preguntó Peter, interesado.
—Lo entendí, incluso como ves todavía lo recuerdo, pero mi obesidad me delata... No logré ponerlo en práctica.

11
Me lo como todo

Sigo comiendo con una ansiedad que no puedo controlar, especialmente en la noche, tarde, antes de ir a dormir y los fines de semana cuando voy a la casa de mis papás.

Parto con algo tan simple como una cerveza, me dan ganas de comer maní, y si como maní, ¿por qué no unos quesitos? Y ya que estamos aquí, otra cervecita, unas galletitas con algún acompañamiento; en ese punto, vengan las papas fritas, los nachos y todo el aperitivo. Y si el aperitivo estuvo entretenido, sigamos con el pan con mantequilla entonces; repetición de tallarines, lasaña o pizza —la comida preferida en la casa de mis viejos—, y de ahí al infaltable helado de postre.

Siento que *con solo probar* se desata dentro de mí algo que no me permite dejar de comer y tomar hasta que estoy que reviento.

> —¿Y? Después de esa comilona, te apuesto que prometes partir a dieta el lunes, ¿o no? —me preguntó Peter.

12

El lunes empiezo

—Sí, casi todos los lunes me comprometo a ponerme a dieta, pero... tú sabes. Eso no me dura más allá del lunes en la mañana cuando me salto el desayuno.

—Estimado José, si bien el que acumules grasa en tu cuerpo puede estar relacionado con factores emocionales (como, por ejemplo, querer llenar vacíos en tu vida, querer protegerse de los demás con pensamientos como «Las personas son malas y engordo para ser grande y que no me dañen» o «Me recompenso con dulces ante el que los demás no me reconozcan»), a la hora de la verdad, realmente es la manera *cómo* nos alimentamos desde donde obtenemos la materia prima que utiliza nuestro cuerpo para responder a nuestras emociones... ¿Crees acaso que sea posible aumentar la grasa corporal sin comer? —preguntó Peter.

—Si le hacemos caso a eso de que «la mente domina el cuerpo», tal vez sí se pueda —respondí, pensativo.

—Exactamente, y es tan así, ¡que el estrés de verdad engorda!

—Entonces, para resolver mi problema de obesidad ¿tengo que volver al psicólogo otra vez?

—No necesariamente, pero fíjate que eso es lo que incluyen hoy día los programas de control de peso en las clínicas y los centros de salud, incluso cuando te operan.

Dime, José, ¿quieres que hagamos un chequeo emocional?

—¿Chequeo emocional? —pregunté, curioso.

—Sí, veamos si tienes a nivel de tu inconsciente algún bloqueo que te esté limitando, ¿te parece?

—OK —respondí.

(Si quieres hacer el chequeo que le hizo Peter a José, revisa chequeo emocional en la sección de Anexos.)

—¿Te diste cuenta, José?

—Sí, Peter, claramente.

—Ese bloqueo emocional que tienes también lo vamos a trabajar. ¿OK?

—OK —respondí, sorprendido por lo que me pasó en el chequeo.

—Dime, José, ¿con qué energía te estás conectando cuando sales de tu casa en las mañanas?

13

Conexiones eléctricas

—No te entiendo, Peter.
—Imagina que hay un tendido eléctrico, como el que usan los troles en Valparaíso, pero en vez de una, hay muchas líneas eléctricas, y todas son de distinto color: negras, azules, verdes, rojas, rosadas, naranjas, amarillas, blancas, etc.; siendo las líneas de colores oscuros las de energía más negativa y las líneas de colores claros las de energía más positiva. Ahora visualiza que todos los días sales de tu casa con una mochila imaginaria de la que sale una antena con la que te conectas a estas líneas de energía. Si la línea de color negro corresponde al egoísmo, la vibración más baja y más negativa del ser humano... ¿cuál crees que es la vibración más alta, más blanca?
—¿La caridad?
—Es una parte. La vibración más alta corresponde al amor. Entonces, cuando sales en la mañana, ¿a qué línea de vibración te estás conectando? Y esto es muy importante, porque las personas que están vibrando en la misma frecuencia que tú también se conectan a la misma línea de color.
—Nunca había pensado en esto, Peter.
—¿Quieres saber a qué línea estás conectado? Entonces mira cómo son las personas que te rodean... ¿Estás rodeado de personas negativas, resentidas que pasan todo el día criticando? ¿O estás rodeado de personas alegres, felices, agradecidas de la vida? Las personas que te rodean son un reflejo de la frecuencia en la que estás vibrando, José, ya sea que estés resentido o feliz: eres tú. ¿Quieres cambiarte de línea de energía...? Primero tienes que darte cuenta en qué línea estás. Segundo, tienes que comenzar por conectarte tú, todas las mañanas, a la línea en la que quieres vibrar el resto del día.

¿Qué pasaría si de todos los problemas que tienes hoy en tu vida pudieras cambiar uno?
¿Qué pasaría si pudieras cambiar tu talla?
¿Cómo afectaría eso al resto de los problemas que crees que tienes?

14

Cambio de talla, ¿cambio de vida?

—La verdad es que, si no tuviera todo este sobrepeso, creo que mi vida sería bastante mejor —respondí.
—Yo también creo lo mismo, José. Si estamos sobrepasados, estresados, ansiosos, desilusionados o desmotivados y además somos obesos, lo que significa que estamos cansados todo el tiempo y no podemos hacer ejercicio aunque queramos, porque nos duele el cuerpo; la ropa no nos queda bien y salimos todos los días odiando nuestro cuerpo y a nosotros mismos desde que nos levantamos hasta que nos acostamos, todo por no ser capaces de controlarnos frente a la comida y la bebida…

¿Qué pasaría si tuvieras los mismos desafíos en tu vida, pero tu peso y talla fueran los ideales?

¿Te sentirías bien contigo mismo, tendrías más energía, podrías caminar o hacer algún deporte, lo que haría que bajes el estrés, que veas la vida desde una perspectiva diferente y que lentamente comiences a mejorar tu salud, y con ella, tu calidad de vida?

De eso se trata este viaje.

15

De eso se trata este viaje

Yo creo que es posible iniciar un proceso de superación personal a partir de un cambio en nuestra composición corporal, el cual, una vez obtenido, nos permitirá utilizar toda la energía de nuestra autoestima mejorada para ajustar todos los aspectos del resto de nuestra vida; es decir, si bajas de talla y te sientes bien contigo mismo, vas a comenzar a ver la vida de forma diferente, más alegre, y eso va a hacer que mires tus otros desafíos de forma más positiva.

¿Y cuándo obtendría resultados?

—Depende —se apuró a responder Peter. ¿Recuerdas la segunda advertencia?
—Sí: «No somos todos iguales».
—Exacto. Lo que significa que cada persona responde distinto y todo dependerá de factores diversos. Por ejemplo, ¿desde cuándo tienes exceso de grasa corporal? ¿Cuándo comenzaste a hacer dietas? ¿Qué tipo de dietas hiciste? ¿Por cuánto tiempo?

De todas maneras, independiente de las respuestas a estas preguntas, lo más importante de todo y la clave para que obtengas los resultados que estás buscando, es que quieras realmente hacer el cambio. Para lo cual, yo te pregunto a ti...

¿Cuánto estás dispuesto a cambiar?

—De 1 a 10, ¿cuánto estás dispuesto a cambiar?
—¿A qué te refieres? —pregunté.
—Me refiero a que puede que antes de conocerme no hayas sido responsable de tu obesidad porque nadie te lo dijo. O lo que es peor: porque lo que te dijeron que hicieras estaba equivocado. Lo importante es que entiendas que una vez que sepas lo que tienes que hacer, ¡debes hacerlo! Esa será la única manera en la que podrás obtener resultados. Por eso, de 1 a 10, ¿qué tan importante es esto para ti?

—En este momento es claramente un 10 —respondí, seguro de mí mismo—, sobre todo porque creo que ya toqué fondo y no me queda ninguna otra alternativa.

—Estimado José, eso es todo lo que necesitaba escuchar de ti.

Como te dije cuando llegaste, si tú no quieres hacer el cambio nadie lo va a hacer por ti, y saber lo que hay que hacer no basta: ¡hay que hacerlo!

Aquí no hay espacio para «Lo voy a intentar» o «Voy a ver si me resulta». Con esa disposición fracasaste antes de empezar, porque estás partiendo desde la victimización, y lo único que estarías buscando son excusas de por qué no fuiste capaz de hacer el cambio: «Es que tuve muchas visitas», «Es que tuve que comer afuera por trabajo», «Es que no sabía qué comer», «Es que pasé mucha hambre», «Es que este programa no es para mí». Es que, es que, es que…

En cambio, si comienzas desde: «A partir de hoy tomo el control de mi vida y decido qué y cuándo comer», «A partir de ahora mi prioridad es mi salud y sentirme bien» y «A partir de ahora inicio un nuevo estilo de vida», comienzas desde una situación de poder, no de víctima, y eres tú el que está a cargo de tu vida, no los demás, no las situaciones de afuera.

Una vez que hagas los cambios que necesitas hacer, podrás volver a tomar el control de tu cuerpo y de la vida que quieras vivir.

¿Y de verdad crees que podré hacer el cambio?

Pregunté, dudando.

—Muy buena pregunta, José. Dime, ¿estarías dispuesto a hacer una dieta por el resto de tu vida?
—¿La verdad? —pregunté—. No, no lo haría, aunque reconozco que algunas de mis compañeras de trabajo viven a dieta sin salirse para nada. Yo no sería capaz.
—¿Estarías dispuesto entonces a hacer una dieta por un año? — preguntó Peter nuevamente.
—No, no creo que pueda lograrlo.
—Y… ¿estarías dispuesto a hacer una dieta por un mes?
—Bueno, creo que es lo normal cuando haces una dieta: vas de mes a mes; pero como te comenté, nunca tuve la fuerza de voluntad para durar tanto.
—Y ¿estarías dispuesto a hacer una dieta por una semana?
—¿Una semana…? —pregunté, extrañado— ¿y que funcione? O sea, ¿que

sirva para bajar de peso? Bueno, eso sí que lo puedo hacer, ¡sin ningún problema! —respondí, alegrándome de que tal vez en eso consistía el programa:

Hacer una dieta por una semana...

16

Dieta por un día

—Entonces, José, ¿estarías dispuesto a hacer una dieta por un día?

—¿Una dieta por un día? No creo que se pueda lograr mucho con un día de dieta.

—Pero independiente de lo que creas, ¿podrías hacer dieta por un día? —volvió a preguntar Peter.

—Sí, claro, ¿por un día? ¡Puedo hacer cualquier cosa!

—Entonces, ese es el compromiso que tienes que tomar contigo mismo: que *por un día* vas a seguir las recomendaciones al pie de la letra. Una vez que termine ese día evaluarás cómo te sentiste física, emocional y anímicamente, y podrás decidir si quieres seguir al día siguiente haciendo lo mismo —dijo Peter.

—Bueno, la verdad, Peter, ir viendo de día en día cómo me voy sintiendo no me parece un compromiso que sea muy difícil de tomar —respondí, comenzando a pensar que tal vez esto sí podría resultar.

17

El dilema

—José, entonces, estás frente a un dilema.
—¿Dilema? ¿Qué dilema? —pregunté.
—Tendrás que elegir entre tu comodidad o tu salud. Es decir: seguir haciendo lo mismo, sin ningún cambio o decidir mejorar tu salud para eliminar definitivamente tu exceso de grasa corporal.

«Pero... si sigo haciendo lo mismo, no voy a bajar de peso ni mejorar mi salud», pensé sin decir nada.

—¿Qué vas a elegir? ¿Comodidad o salud?

Seguimos caminando por un buen rato en el que Peter se quedó en silencio, me imagino para que yo tuviera tiempo de pensar. Y eso hice.

18

¿Qué es lo que me ofrece Peter?

Peter me ofrecía un programa diferente a todo lo que había hecho anteriormente, que no dependería de mi falta de fuerza de voluntad, en el que al parecer no pasaría hambre, ya que lo que comería haría que eliminara estos kilos de grasa que me tienen enfermo y no tendría que volver nunca más a preocuparme por mi peso. Además, decía que me acompañaría para que hiciera los cambios que necesitaba a cambio de un tercio de mi sueldo… y lo mejor es que tendría que enfocarme solo en cumplir el programa por un día, siempre por un día.

19

Algo que confesar

—Así como me hiciste las advertencias anteriores, yo tengo que hacerte una confesión, Peter —dije, rompiendo el silencio.
—Dime, José.
—Ayer fui a una clínica a averiguar de qué se trataba la operación bariátrica —continué, medio avergonzado.
—¿Y cómo te fue con eso? —me preguntó, mirándome seriamente.
—Te voy a ser sincero. Hoy en la mañana pensé que esa sería mi «cartita bajo la manga» para rechazar cualquier cosa que me ofrecieras: te iba a decir que desde hace tiempo me había resignado a ser obeso y que por eso me había dejado estar; que había perdido la esperanza, porque ya lo había intentado todo y nada me había resultado; que ya había tocado fondo, que estaba agotado con mi exceso de peso, que, como lo mencionaste tú hace un momento, odiaba mi cuerpo; que tenía rabia, rabia con todos aquellos que son flacos y...

¿Por qué yo no?

—Te iba a decir que ya había perdido la esperanza y que la única solución que veía era entrar al pabellón, que me corchetearan la guata ¡y listo! No podría comer nada por un año y finalmente me habría sacado de encima todos estos kilos de grasa que me sobran, pero...
—¿Pero? —preguntó Peter.
—Pero después de escuchar lo que me has dicho, las advertencias, la propuesta y cómo lo haríamos, fue como si hubieras prendido una lucecita en medio de mi oscuridad; supe que existía una alternativa y que yo no tenía por qué vivir así, resignado con mi obesidad. Fue una luz de esperanza con la que me dieron ganas de intentarlo nuevamente. Si hay una posibilidad, aunque sea mínima, de que haciendo lo que me dices pueda cambiar, ¡la quiero intentar! Y estoy dispuesto a hacer el esfuerzo, aunque sea lo último que haga.

20

Sí, acepto

—Bueno, José, si crees que operarse es la solución, piensa que esa alternativa siempre estará ahí. Ya sea que quieras mejorar tus índices de salud, o bien eliminar tu exceso de grasa corporal, quiero que sepas que estoy aquí para ti. Uno de mis objetivos es ayudarte a superar lo que sea que te haya estado reteniendo para obtener los resultados que has estado buscando, y tengo una sola y simple respuesta para ti: ¡Tú puedes lograrlo! ¿Por qué? ¡Porque te lo mereces! Recuerda, tú mereces vivir la vida que quieras.

Y continuó:

—Tus obstáculos son únicamente tuyos y me encantaría ayudarte a superarlos, cualesquiera que ellos sean. Al igual que tú, yo pasé por gran parte de lo que tú has pasado, lo que estás pasando y lo que vas a pasar: yo ya estuve en tus zapatos, y por eso tengo la certeza de que si sigues el programa obtendrás los mismos o mejores resultados que obtuve yo. Lo que nos une es mi pasión por ayudar a personas que lo han intentado todo y nada les ha resultado, y tus ganas de superarte a ti mismo, tus ganas de querer vivir mejor y de forma más saludable, para que, al final, eso te permita ser feliz.

Lo que te estoy proponiendo es un sistema probado que resulta en el 100% de quienes siguen las recomendaciones, y que es muy efectivo para quienes realmente quieran ganar en su vida. Esto no es para quienes crean que necesitan demostrar que son incapaces de hacer un cambio en su vida o para quienes quieran seguir haciendo el papel de víctimas para que el mundo les tenga compasión, ni tampoco para aquellos que quieran boicotearse a sí mismos llamando la atención... Por lo tanto:

¿Quieres ganar este desafío?

—¿Aceptas este compromiso contigo mismo?
—¡Sí, acepto!

21

Mi compromiso

Yo_____, me comprometo a seguir el Programa de Manipulación Alimenticia al 100%.

Me comprometo a desconectarme de todo lo que tenga que ver con alimentación y dietas, así como de las recomendaciones de: Internet, dietas de moda, revistas, libros, prensa, televisión, radio, amigos, familia, etc.

Me comprometo a tomar mis medidas y a abrir una cuenta en www.myfitnesspal.com para cargar la información, por al menos una semana, de los alimentos que como diariamente, a fin de darme cuenta de los porcentajes de macronutrientes (grasas, proteínas y carbohidratos) que estoy comiendo. Las calorías y proyecciones de peso no son relevantes en el uso de la aplicación. Me comprometo a caminar por lo menos 30 minutos diarios.

Si quiero y decido hacer ejercicio, éste será principalmente de resistencia (en máquinas, con pesas o con mi propio peso corporal), pero no 100% aeróbico.

_____
Firma / Fecha

Mis medidas

Es importante que tomes tus medidas, ya que si no sabes dónde comienzas no podrás ver tu avance. Por lo tanto, antes de empezar con el programa debes anotar lo siguiente:

	Día 1	Día 10	Día 20	Día 30
Peso (kg):				
Altura (cm):				
Cuello (cm):				
Muñeca (cm):				
Cintura (cm):				
Cadera (cm):				
Muslo (cm):				

Toma las medidas en la mañana, el mismo día de la semana, en ayunas y con la misma ropa. El peso lo debes anotar en kilos y las medidas del cuerpo en centímetros.

Tómate también una **selfie** en ropa interior: primero, de frente en el espejo del baño; después, de costado y desde atrás. Luego, tómate otra foto del primer plano de tu cara y cuello, tanto de frente como de costado. Guárdalas.

22

¿Quién es José Pedro Gómez?

—José, quiero agradecer la oportunidad que me das de ayudarte y a la vez felicitarte, porque has tomado el segundo paso: comprometerte contigo mismo, que es uno de los más importantes. Así es que dime: ¿quién es José Pedro Gómez? —preguntó Peter, comenzando a caminar.

—Bueno, tengo veinticinco años, soy analista contable y trabajo en un estudio de abogados. Soy soltero, no tengo pareja, ni la he tenido en los últimos cuatro años. Comencé a tener problemas de peso hace unos siete, y he mantenido el peso que tengo hoy desde hace tres años. Ya te conté que debo tener un postgrado en dietas, polvos, suplementos, hierbas, frutas exóticas, secretos de la naturaleza, hipnosis, imanes en las orejas, médicos y drogas con receta retenida, además de nutricionistas y psicólogos, también con receta retenida. He perdido varias inscripciones a gimnasios y tengo un par de zapatillas botadas en alguna parte de mi departamento. Me he comprado y leído cuanto libro ha salido, seguido cuanto consejo sale en revistas para hombres y para mujeres, incluso estoy suscrito a sitios de Internet que te envían periódicamente un menú semanal, pero... ¡nada me ha dado resultado! No tengo vuelta: ¡yo no puedo bajar de peso! Por eso es que quería operarme —terminé diciendo, agotado por haber recordado toda mi vida de gordo, por todo lo que he pasado en tan poco rato.

—Como te dije cuando nos conocimos, José, el problema no eres tú, son las recomendaciones que has estado siguiendo, y eso está a punto de cambiar —dijo Peter, apoyando su mano en mi hombro—. Por otra parte, operarse es una decisión muy seria y, dependiendo del tipo de operación, no hay vuelta atrás.

—Sí, lo sé, Peter, pero llegué a un momento en mi vida en el que estoy harto de mi cuerpo... Creo que no te lo he dicho antes, pero cuando me salgo de la ducha en la mañana dejo el espejo del baño empañado para no ver los pliegues de grasa colgando de mi cuerpo deforme, y no lo desempaño hasta que vuelvo al baño vestido. Esto es lo que vivo todos los días de mi vida y, como decías tú, salgo todos los días odiando mi cuerpo, seguramente conectado a una línea de muy baja frecuencia. De verdad creí que ya no me quedaba ninguna otra alternativa que operarme.

—No sé si estás de acuerdo o no, José, pero yo soy de la opinión de que todo pasa por algo. A lo mejor este no es el momento de operarse, sino de tratar algo distinto a todo lo que has probado antes. Sea como sea, te quiero agradecer nuevamente por compartir conmigo, un desconocido, tu vida con tanto detalle —dijo Peter amablemente.

¿Qué sabes sobre dietas?

—Ahora, José, ya que tienes un máster en dietas —dijo Peter, sarcástico—, cuéntame: ¿Qué tanto sabes?, ¿qué habría que hacer para bajar de peso, independiente de que lo hayas hecho y no te haya resultado?

—Bueno, creo que comer menos de lo que uno come, tratar de que sea comida saludable y balanceada, que incluya carnes blancas, pescados, legumbres, granos integrales, verduras, ensaladas y frutas; comer cada dos o tres horas para acelerar el metabolismo y llegar sin hambre a las comidas principales, evitar la grasa, el alcohol y el azúcar, así como las cosas dulces; además, hacer más ejercicio —respondí de memoria.

—¿Y qué me dices de las calorías?

—Ah, sí claro, comer cosas que sean bajas en calorías.

¿Las hiciste?

—Dime, con una mano en el corazón: ¿hiciste alguna vez exactamente todo lo que me acabas de decir?

—La verdad, sí, lo hice y a conciencia, pero partía como caballo de carrera y llegaba como burro. Después de dos o tres semanas de dieta estricta, me invitaban a un cumpleaños o iba el fin de semana a la casa de mis padres y terminaba saliéndome. Una vez que me salía, mandaba todo a la punta del cerro y decía: «Me salí... El lunes parto de nuevo». Nunca pude durar mucho. Lo peor era andar todo el día muerto de hambre pensando en comida y tratando de controlar los ataques por comer cosas dulces. También cuando nos teníamos que quedar hasta más tarde en la oficina por algún proyecto y alguien pedía pizza y palitos con ajo: imposible resistirse.

—¿Y qué ejercicio hiciste junto con tus dietas?

—Salir a trotar. Claro que tenía tanto sobrepeso que siempre terminaba con dolores en las rodillas después de un tiempo. También fui alguna vez al gimnasio y trataba de caminar rápido en la trotadora por unos 45 a 60 minutos. Hoy día no estoy haciendo ninguna dieta ni tampoco ejercicio

—OK, José, me queda claro. Otra pregunta...

Hambre

—¿Qué ha sido lo peor de todas las dietas que has hecho?
—¿En una palabra?
—Sí, en una palabra.
—¡Hambre! ¡Hambre! ¡Hambre!
—Oye, ¡esas son tres!
—Sí, igual que las dos preguntas que me hiciste ayer —respondí, sin poder contener la risa.
—Gracias por recordármelo —dijo Peter. Sigamos con las preguntas, entonces...

Síntomas: Resistente a la insulina

—¿Tomas desayuno siempre?
—No, no siempre. Hoy, por ejemplo, no alcancé.
—Y cuando tomas desayuno, ¿te da hambre o sueño a media mañana?
—¡Siempre! Si no fuera por un par de cafés, creo que no podría concentrarme.
—¿Te pones de mal humor si te atrasas en salir a almorzar?
—Sí.
—¿Te da sueño después de almuerzo? ¿Como que te gustaría dormir una siesta si pudieras?
—Sí, también. ¿Cómo sabes tanto de mí? ¿Me has estado siguiendo? —pregunté, extrañado.
—Ja, ja, ja. José, ¿cómo podría haber estado todo el día contigo en tu oficina sin que me hubieras visto? No, no te he estado siguiendo. Las preguntas que te hice son para detectar si tienes síntomas de resistencia a la insulina y si, con ello, el exceso de grasa corporal es la confirmación. Los temas sobre resistencia a la insulina la veremos en los próximos días, pero desde ya te advierto que ahí está la clave de tu sobretalla.
—Si me hubieras preguntado si sabía si tenía resistencia a la insulina... te habría dicho que sí.
—¿Pero sabías los síntomas?
—Ah, ¡no!
—Por eso te los pregunté. Ahora ya los sabes. Próxima pregunta...

¿Qué día es hoy?

—¿Qué día es hoy? —preguntó Peter, deteniéndose nuevamente.
—Miércoles —respondí.
—Bueno, ¿quieres empezar mañana?
—¿Mañana? ¿No que las dietas se comienzan los lunes? —pregunté.
—¡Exacto! Vivimos con eso de que «el lunes partimos la dieta» para justificar el descontrol con que tomamos y comemos el fin de semana, como me contaste que te pasaba a ti, pero ¿a quién engañamos?
—¿A nosotros mismos?
—Sí, José, a nosotros mismos, porque, aunque comencemos la dieta el lunes no nos dura más que un par de días o hasta el próximo evento en el que nuevamente nos descontrolemos y vayamos otra vez con el famoso lunes. Pero no es culpa tuya, y eso, lo vamos a ver más adelante. Ahora, dado que esta vez no vas a empezar con una dieta, ¿recuerdas?, sino con un **Programa de Manipulación Alimenticia** con el que vas a manipular a tu cuerpo para que elimine el exceso de grasa corporal… ¡Puedes, si quieres, partir mañana!

No me pude aguantar y me sonreí.

—¿De qué te ríes? —preguntó Peter.
—Es que ayer, pensando en que lo que hablaríamos tenía que ver con hacer una dieta, pasé por un **restobar** después de la oficina y creo que me fui al chancho[4] con las alitas de pollo, las quesadillas y la cerveza.
—No te preocupes por eso: tendrás tus días de alitas de pollo, quesadillas, cerveza (eso sí, sin alcohol) o vino, y también podrás agregar helados. ¿Te gustan los helados? —preguntó.
—¿Helados? ¿Es broma? No me gustan los helados… ¡Me encantan! Especialmente el de chocolate suizo y el de **Nutella** —respondí, casi salivando.
—Ah, ¿te gusta el chocolate? ¡Perfecto! También **tendrás** que comer chocolate en el programa —dijo Peter.

Lo miré con cara de duda…

—Me tinca que me estás tomando el pelo, Peter. Es una broma, ¿no es cierto? —pregunté, tratando de ponerme serio.

---

[4] Expresión chilena que significa «comer demasiado».

La última dieta de tu vida

—No, José, no te estoy tomando el pelo, todo lo contrario. La verdad, me importas mucho, por lo que no podría jugar contigo así. Todo lo que mencioné está incluido en el programa y la clave es aprender a usarlo. Una vez que entiendas cómo funciona tu cuerpo y aprendas cómo manipularlo tendrás todas las herramientas para desconectarte por el resto de tu vida de cualquier nueva dieta, pastilla, gotas o suplemento que inventen, porque te sentirás tan bien con tu nuevo estilo de vida que la comida dejará de ser tema.
—Que la comida no sea tema sí que sería, ¡un gran tema! —respondí ilusionado.
—Sí, José, ese es mi objetivo: que no vuelvas a necesitar otra dieta ¡nunca más en tu vida! Entonces… ¿quieres partir mañana?

¿Qué tengo que hacer?

Pregunté, ansioso.

—La verdad, es muy simple, José: tienes que acostarte todos los días a las nueve de la noche sin mirar ninguna pantalla de teléfono, tableta, computador o televisor; dormir ocho horas efectivas, levantarte a las 5:30 de la mañana a meditar por 30 minutos, darte baños en una tina con agua helada y cubos de hielo, tomar dos litros de agua helada en ayunas, correr 10 km diarios, hacer ayuno por 24 horas cada tres o cuatro días… Cuando tengas que comer, que será casi nunca, comer solo lo permitido y esto por el resto de tu vida —dijo Peter, mirándome seriamente.
—Es una broma, ¿verdad? —pregunté realmente preocupado, ya que más que un programa de manipulación alimentaria me parecía la agenda diaria de un monje tibetano. Justo cuando estaba en eso Peter se largó a reír, soltando una gran carcajada.
—José, José, José… Perdóname, pero ¡no me pude aguantar! Ahora va en serio…

23

Método Grez
Programa de Manipulación Alimenticia

REGLA DE ORO

«Come comida real y evita, en lo posible, la comida procesada.»

Al igual que para ver tu avance físico, necesitas tomar medidas y anotarlas; también necesitas hacerte un examen para ver cómo están tus indicadores de salud, ya que, si no sabes que están alterados no podrás tomar las medidas necesarias para rectificarlos.

Deberías hacerte un examen completo de laboratorio, por lo menos una vez al año, pero no uses el que «todavía no tengas tu examen de salud» para no comenzar con el programa. Puedes partir igual.

INDICADORES DE SALUD IDEALES (IDS)

Síndrome metabólico + insulina

Glucemia (azúcar en la sangre) en ayunas:
entre 70 mg/dL y 80 mg/Dl

Hemoglobina Glicosilada (promedio de azúcar en la sangre 3 meses)::
Menor o igual a 5%

Insulina en la sangre en ayunas:
entre 1, 9 uU/mL – 15 uU/mL

HOMA:
entre 0,4 – 3,7

HOMA IR:
entre 1,4 – 2,6

Presión arterial:
120 mmHg – 70 mmHg

Triglicéridos:
menos de 150 mg/dL

Colesterol HDL:
sobre 60 mg/dL

Relación Triglicéridos / Colesterol HDL:
Igual o menor a 2

Contorno cintura:
Menor o igual a la mitad de la altura
¿Mides 160 cm?
Tu cintura ideal es 80 cm o menos

Si tienes la talla que quieres y tus IDS están dentro de los rangos normales,

¡te felicito!

Perteneces al 5% de la población mundial que es considerada saludable de acuerdo a los parámetros anteriores.

¡Sigue haciendo lo que sea que estás haciendo!

PROGRAMAS

La alimentación es el primer y más importante pilar del Método Grez y las recomendaciones están descritas en cada uno de los programas, que han sido elaborados para distintos casos.

PROGRAMA N° 1

Si tienes la talla que quieres, pero tus indicadores de salud (IDS) están fuera de rango:

> Evita comer fruta y/o cualquier tipo de carbohidrato, refinado o integral, durante la primera media parte del día; es decir, entre el desayuno y las 6 de la tarde. Consúmelos solo en la tarde/noche.

PROGRAMA N° 2

Si tienes exceso de grasa corporal leve y tus indicadores de salud (IDS) están fuera de rango:

> Evita comer fruta y/o cualquier tipo de carbohidrato, refinado o integral, durante 6 días consecutivos, y consúmelos el séptimo día a partir de las 6 de la tarde.

PROGRAMA N° 3

Si tienes gran exceso de grasa corporal, tus indicadores de salud (IDS) están fuera de rango y quieres realmente generar un impacto en tu talla y en tu salud:

> Evita comer fruta y cualquier tipo de carbohidrato, refinado o integral, hasta que llegues a tu talla o mejores tus IDS.

Los alimentos que están en la categoría de los carbohidratos —en adelante, los llamaremos CHO— y que tienes que evitar absolutamente, en forma estricta, especialmente en la primera mitad del día, es decir, al desayuno y al almuerzo. Los CHO son todos aquellos que contienen almidón, suben el azúcar en la sangre y te hacen segregar insulina, como, por ejemplo:

- Todos los azúcares: azúcar de mesa, miel, manjar, mermelada (light), etc.

- Productos en base a harina (sean o no integrales): pasteles, masas, pastas, tallarines, pizza, etc.

- Cereales: arroz, avena, barras de cereal, cebada, granola, maíz, quínoa, trigo, etc.

- Todos los tubérculos, tales como: las papas, betarragas, zanahorias, etc.

- Todas las legumbres: habas, lentejas, porotos, garbanzos, maní[5].

A esta lista vamos a agregar algunos alimentos que no son CHO propiamente tales, pero que contienen lactosa, que también es un tipo de azúcar. Entre ellos se encuentran principalmente los lácteos: leche, ricota, yogur y helados.

Por otra parte, también tendrás que evitar los jugos de fruta y las frutas, porque contienen fructosa —otro tipo de azúcar—, que además no puede ser absorbida por las células musculares y se va directo al hígado para ser almacenada como grasa corporal.

Con respecto a los líquidos, toma agua con o sin gas, agregándole, si quieres, unas gotas de jugo de limón natural, menta y jengibre. También puedes tomar té, mate o café. Para endulzar, usa estevia 100% pura.

Evita las bebidas y jugos *light* o *zero*, en botella o en sobre, así como el alcohol: cerveza, pisco, ron, etc.

---

5 Sí, el maní es una legumbre, no un fruto seco.

24

Un desayuno saludable

—Pero… ¿no se supone que el pan integral, los cereales, el yogur y las frutas son parte de un «desayuno saludable»? —pregunté, confuso.

—Los son, siempre y cuando estés adaptado, y con adaptado me refiero a…

—¿Tener la talla adecuada y estar sano? —interrumpí, para que viera que lo estaba siguiendo.

—Exacto, José, y dado que tú no estás adaptado y el objetivo es eliminar tu exceso de grasa corporal junto con mejorar tus IDS, entonces no te conviene comer estos alimentos ni en la mañana ni a la hora de almuerzo, ni tampoco en la noche.

—Pero, ¿no se supone que aportan fibra? —insistí.

—Sí, una parte es fibra, pero el problema es que con un 5% o 10% de fibra viene un 50% a 55% de carbohidratos que vas a convertir en glucosa (azúcar) una vez que los digieras. Una rebanada de pan integral sube el azúcar en la sangre igual que 3 cucharaditas de azúcar. No te preocupes por la fibra, que vas a tener de sobra.

—OK, Peter, debo reconocer que esto es nuevo para mí. Nunca lo he hecho antes.

—La explicación de por qué son necesarias estas recomendaciones te las iré dando en los próximos días, a medida que nos juntemos, así que, por ahora, aplica la cuarta advertencia.

—«Confía» —respondí.

25

Alimentos diferidos

—Sí, José, confía, porque a diferencia de todas las típicas dietas que has hecho, en estas recomendaciones no hay alimentos «permitidos y prohibidos», sino que solo están *diferidos*, o sea, que puedes comerlos al final del día, y eso es lo que te espera una vez que te sanes:

Comer de todo, pero en el momento adecuado… ¡esa es la manipulación!

Cuando llegues a la talla que quieres y tus IDS estén en rangos normales —esto normalmente ocurre al mismo tiempo—, podrás incluir los CHO al final del día de acuerdo al programa N° 1, pero siempre poniendo atención en que tu talla e IDS se mantengan normales.

Si comienzas a subir de talla o se altera algún indicador, tendrás de reducir la frecuencia de consumo de CHO. La explicación de por qué pasa esto también te la daré más adelante.

26

¿Qué voy a desayunar?

—Entonces, si elimino el «desayuno saludable», ¿no voy a desayunar?
—No exactamente, José, aunque saltarse el desayuno no tiene ningún problema, e incluso te diría que podría hasta ser beneficioso, pero eso es algo que veremos con detalle también más adelante. Por ahora, te diré que en la mañana priorices los alimentos grasos.
—¿Grasa? ¿En la mañana? ¡Pero si la grasa engorda! —respondí, creo que hasta violentamente.
—Eso es lo que te han dicho desde hace 40 años, José, y es uno de los mayores mitos que se han inventado en la historia de la humanidad; no te preocupes, te contaré cuál es el origen de esa creencia en nuestra próxima reunión. Por ahora, créeme cuando te digo que la grasa es la clave para mejorar tus IDS y eliminar tu exceso de grasa corporal —dijo Peter, mirándome.
—Ahora entiendo a qué te referías con la tercera advertencia. Esto es completamente diferente a todo lo que me han dicho que haga —dije, convencido.
—Y estás a punto de descubrir por qué lo que has hecho no te ha funcionado, amigo mío.
—OK, Peter, entonces… ¿qué tengo que desayunar?
—Como te decía, en la mañana tienes que priorizar alimentos grasos como: mantequilla, huevos, tocino, palta, aceite de oliva, aceitunas, crema, entre otras alternativas que encontrarás en la lista que te voy a entregar. Con un desayuno así no deberías necesitar ninguna colación a media mañana, o, dicho de otra manera, si necesitas una colación, entonces quiere decir que no comiste lo suficiente al desayuno. La idea es que el desayuno te permita llegar al almuerzo sin hambre.
—¿Cuántos huevos? —pregunté, intrigado.
—Los que quieras, lo mismo la mantequilla, el tocino y todo lo demás.
Acá no vas a contar calorías ni te vas a fijar en el tamaño de las porciones. Vas a comer hasta que estés saciado.
—Si como todo lo que dices, creo que no tendré hambre ni para almorzar —dije, riendo.
—Eso es exactamente lo que estamos buscando: deberías comer al desayuno como si no fueras a comer nada el resto del día. Una de las claves para

evitar los antojos es no tener hambre.

—¿Y qué puedo tomar en la mañana?

—¿Qué tomas normalmente?

—Café, mucho café.

— ¿Solo, **expreso**, cortado o **cappuccino**? —preguntó Peter.

—Con leche.

—Ya vimos que la leche tenía lactosa, el azúcar de la leche.

—Pero ¿y la leche sin lactosa?

—La leche sin lactosa tiene la lactosa, José: la diferencia es que la separaron mediante una enzima para que la puedas digerir. Imagina que la lactosa es un huevo entero. Lo que hicieron fue separar la yema de la clara, pero ambos ingredientes están todavía en la leche.

—¿Por eso la leche sin lactosa se siente más dulce?

—Exacto, José, la leche sin lactosa tiene todo el azúcar de la lactosa, solo que, en otra forma, pero el azúcar sigue estando en la leche, y por eso la debes evitar en esta primera etapa.

—¿Te gusta la crema?

—Sí, pero no tomo muy seguido por lo de que «la crema engorda» —respondí, dudando.

—Si quieres, le puedes agregar toda la crema para batir o crema chantilly que quieras.

—Pero ¿no tiene azúcar la crema chantilly? —pregunté curioso.

—Sí, José, pero una cantidad muy pequeña por porción. También puedes tomar té o agua de hierbas. El mate es una excelente alternativa.

—El mate me tinca[6], pero me imagino que tendría que ser ¿sin azúcar?

—Sí, sin azúcar. Puedes usar una de esas cafeteras de vidrio que tienen una rejilla que se baja para filtrar, y en vez de poner café, le pones una o dos cucharadas con mate, le agregas agua y lo tomas como si fuera un té. Le puedes agregar unas gotas de estevia al 100% a la taza cuando lo sirvas.

---

6   En español de Chile, «me parece».

27

¿Qué hay de almuerzo?

—OK, ¿y cuál es el menú del almuerzo? —pregunté con interés.

—En el almuerzo vas a incluir proteínas, o sea, carnes, pescados y/o mariscos, verduras y ensaladas. Como te adelantaba, es en las verduras y ensaladas, que también son carbohidratos, donde están todas las fibras que vas necesitar, pero sin el adicional de almidón que tienen los granos, tubérculos y legumbres.

Las carnes deberían ser grasas también, no magras, y si no tienen mucha grasa le puedes entonces agregar mantequilla. Aquí puedes incluir paltas otra vez, aceite de oliva y aceitunas.

—Salvo por la grasa y los aceites, me parece un almuerzo típico de dieta —respondí.

—Sí, pero la grasa y los aceites y la cantidad que comas es lo que hará la gran diferencia en comparación con un menú de dieta de bajas calorías tradicional. Igual que al desayuno, trata de almorzar como si no fueras a cenar, y come hasta estar saciado. La idea es que llegues sin hambre a la cena.

—Peter ¿y comer tanta grasa no va a hacer que mi hígado se ponga más graso?

—No, José, porque el hígado graso no es graso por el exceso de grasa, es graso por el exceso de azúcar… el exceso de azúcar que no es absorbido por las células se va al hígado, para ser convertido en grasa. Lo veremos con más detalle más adelante… ¿Me comentaste que te gustaba el chocolate?

—Sí, ¡me encanta!

—Bueno, podrás comer un cuadrado o dos de chocolate de postre, siempre y cuando sea de 85% o más de cacao.

—No era exactamente el chocolate que tenía en mente —respondí, arrugando el ceño.

—Es cuestión de costumbre… una vez que disminuyas el azúcar en tu dieta verás que ese tipo de chocolate es todo lo que necesitas.

28

¿Y de cena?

—¿Y para la cena? —pregunté.
—Depende.
—¿Depende de qué?
—Depende si tienes hambre o no.
—En la noche **siempre** tengo hambre —respondí, alargando muy especialmente la palabra **siempre**—, incluso me dan ganas de comer antes de acostarme, aunque haya cenado temprano. Es algo que no puedo evitar.
—Siempre **has** tenido hambre —me dijo—, pero nunca has comido de la manera que te estoy proponiendo, por lo tanto, te invito a que lo descubras mañana una vez que comas todo lo que conversamos. ¿Te parece?
—OK, me parece interesante el desafío, pero supongamos que sí tengo hambre, ¿qué voy a cenar?
—Bien; de menos a más, te diría que si no tienes hambre puedes tomarte un té de hierbas, ojalá alguna que sea relajante como la lavanda, la melisa u otra que te agrade. Evita el café, el té o el mate, ya que interferirían con tu sueño. Si quieres cenar algo puedes comer básicamente lo mismo que al almuerzo, pero en esta oportunidad, disminuye las grasas, puedes aumentar las proteínas, agregar verduras y ensaladas.
—Eso sí que se parece a una cena de dieta típica —insistí.
—Tienes razón, José, pero tendrás que descubrir cómo llegas a esa cena: muerto de hambre, como en las típicas dietas, o sin muchas ganas de comer —dijo Peter.
—No me has dicho nada sobre qué puedo tomar. —Me imagino que lo sospechas...

Agua

—¿Bebidas *light*? —pregunté, poniendo cara de maldad.
—¡Ja, ja, ja!, claramente lo sabes —dijo Peter, riendo de buena gana—. Agua, José, ¡harta agua! Puedes tomar agua mineral con gas y le agregas algunas gotas de jugo de limón natural. También le podrías agregar menta y/o jengibre. Debes evitar las bebidas y jugos *light,* así como los jugos de sobre.

Si la alimentación es el pilar más importante del programa, el agua será el segundo pilar. Necesitas tomar a lo menos unos 30cc. por cada kilo de peso que tengas, ya que es el agua la que permitirá eliminar tu exceso de toxinas y grasa.

Sugerencias

- Adopta una botella de 1 litro para llevar siempre contigo y puedas rellenar; así sabrás cuantas botellas tomas al día.
- Pon un gran jarro de agua al lado de tu monitor. Esa es la mejor manera de acordarse de tomar agua.
- Pon la alarma de tu reloj o teléfono para que te avise cada hora, para acordarte de tomar 1 o 2 vasos de agua cada vez que suene la alarma.
- Cada vez que vayas al baño, toma dos vasos de agua. Una manera de comprobar que estás tomando suficiente agua es el color de tu orina: mientras más clara sea, mejor, mientras más oscura, significa que no estás tomando lo suficiente.
- No esperes a tener sed para tomar agua. Si tienes sed, ¡ya estás deshidratado! Y esa es una de las causas más frecuente del dolor de cabeza.
- Cuando salgas a comer afuera puedes tomar agua mineral con gas y agregarle algunas gotas de jugo de limón natural. Puedes también pedir hojas de menta y jengibre, unas gotas de estevia 100% pura y tendrás una versión *más* saludable y natural de una bebida industrial. También puedes hacer lo mismo cuando estés en tu casa.
- Evita las bebidas y jugos *light,* así como los jugos de sobre. Vamos a ver el porqué de esto, un poco más adelante.

—OK, Peter, me parece entretenido el desafío.
—Qué bueno, José, porque ahora que sabes qué, cuánto y cuándo comer, y que además tienes que tomar agua, solo queda una cosa más que tendrás que hacer para comenzar el programa—dijo, mirándome seriamente.
—¿Ahora sí me tengo que preocupar?
—No, José, no hay nada en el programa por lo que tengas que preocuparte —dijo Peter sonriendo.
—Bueno, dime, entonces, ¿qué más tengo que hacer para empezar?
—Desintoxicarte: El programa empieza con lo que llamo una **des- intoxicación.**

29

Desintoxicación

—¿Una desintoxicación? —repetí extrañado—, ¿cómo con las drogas?

—Sí, algo similar, aunque te aseguro que te va a doler mucho menos y te va a salir mucho más barato de lo que te costaría internarte en una clínica para desintoxicarte por drogas o alcohol —contestó Peter sonriendo.

—¿Y en qué consiste y cuánto dura esta desintoxicación? —pregunté con un tono de voz preocupado y temiendo que esta parte del programa fuera similar a la de las dietas que nunca me funcionaron y que nunca pude terminar.

—Consiste en que vas a eliminar completamente por 10 días de tu lista de alimentos los carbohidratos que suben el azúcar en tu sangre y te hacen segregar insulina, por lo tanto, en esos días vas a priorizar el consumo de grasas, proteínas en forma moderada, verduras y ensaladas —respondió Peter, y continuó—: El objetivo de la desintoxicación, además de lo obvio, que es comenzar a reducir el azúcar en tu cuerpo, es también el darte el tiempo de escucharlo, de «sentir» qué te dice. Llevamos tanto tiempo enfermos, con dolor, sintiéndonos más cansados en la mañana después de dormir que cuando nos acostamos, que ya no nos damos cuenta ni sentimos los efectos que los alimentos producen en nuestro organismo, y tampoco hacemos caso de las señales que nuestro cuerpo nos envía. Tuve una vez una cliente que todos los días en la mañana, después de tomar desayuno, se le inflaba el estómago como globo. Desde el primer día de la desintoxicación dejó de inflarse, pero… ¿sabes cuándo se dio cuenta?

—¿Cuándo terminó la desintoxicación? —pregunté, tratando de adivinar.

—La mañana que volvió a comer carbohidratos al desayuno, cuando celebró el día de la madre, y solo fue pan integral con mermelada. Se hinchó como un globo y recién ahí se dio cuenta de que llevaba bastante tiempo sin inflarse. Por lo tanto, cuando cambias la manera en que comes y bebes y vuelves a tus antiguos hábitos, te das cuenta de lo que hace realmente la comida en tu cuerpo.

El mismo efecto ocurre cuando, por ejemplo, dejas de tomar bebidas gaseosas con azúcar por un tiempo y te acostumbras a tomar bebidas *light*. Si vuelves a tomar la bebida con azúcar nuevamente la sientes demasiado dulce. Eso es lo que estamos buscando con la desintoxicación, que te des el tiempo para conectarte nuevamente con tu cuerpo.

—¿Solo por 10 días? —pregunté.

—Solo por 10 días —repitió Peter—. Después de ese plazo tendrás lo que llamo tu «día chancho».

—*¿Día chancho?* —repetí, algo sorprendido.

30

Día Chancho

—Sí, le llamo «día chancho»[7] al día en que puedes comer de todo lo que no comiste la semana anterior, y con **de todo** me refiero a azúcar y CHO tales como pan, galletas, queques, pasteles, palomitas de maíz, papas fritas, masas, pasta, pizza, arroz, helados, etc. Pero ojo, no es lo mismo comer «de todo lo que no comiste» que comerse «todo lo que no comiste». ¿Me entiendes?

—¿Un poco de todo lo que uno quiera?

—Exacto. La idea es que ese día puedas comer de todos los antojos que tuviste en esos diez días y que comas hasta estar saciado, no hasta reventar. Por eso, si quieres comer, por ejemplo, pizza, torta de mil hojas con manjar y helados, no te comas toda la pizza porque no podrás comer las otras cosas que quieres. ¿Entiendes?

—¿Y no voy a volver a subir todo el peso que bajé en los días anteriores con ese *día chancho*? —pregunté, preocupado.

—¿Peso? Posiblemente —respondió Peter— pero recuerda que lo que importa no es el peso, sino tu talla, y te dejo con la curiosidad para que descubras por ti mismo qué pasa con tu cuerpo al día siguiente del *día chancho*. ¿Te parece? — preguntó Peter, sonriendo.

—Me preocupa, pero… voy a confiar en ti —respondí—. ¿Y desde qué hora puedo partir mi *día chancho*? —pregunté, algo intrigado.

—Desde las 6 de la tarde. Puedes partir tomando té con todas las cosas dulces o saladas que te gusten y seguir así hasta acostarte. Pero recuerda: *no se trata de comer hasta reventar…*

—Solo hasta estar saciado —interrumpí. —Bien, José, lo entendiste.

—¿Y ese día también puedo tomar alcohol?

— Todo lo contrario, José. Ese día es justo el día en que no puedes tomar alcohol porque perderás todo el esfuerzo que hiciste con la desintoxicación. Lo que sí puedes tomar es cerveza sin alcohol ya que solo tiene CHO, que están permitidos esa tarde/noche.

---

7   El día chancho también se puede llamar «día trampa».

Aprovecha de celebrar

El *día chancho* es una excelente oportunidad para salir a comer afuera con tus amigos y para asistir a cumpleaños o celebraciones, ya que puedes comer de todo sin preocuparte de que te pregunten si estás o no a dieta.

—Eso me parece muy bien —dije a Peter, cerrando un ojo—, pero, ¿cómo sigo al día siguiente?

Al día siguiente

—Al día siguiente de tu *día chancho*, tendrás dos posibilidades: una es que, dado todo lo que comiste en la tarde y noche del día anterior, no tengas hambre al desayuno, por lo que podrías saltarte el desayuno y ese día partir comiendo desde el almuerzo; la otra es que tomes desayuno como un día normal volviendo al programa original, es decir, priorizar alimentos grasos durante la primera parte del día y después, al almuerzo, incluir proteínas, grasas, verduras y ensaladas, y en la noche cenar solo si tienes hambre. Si lo miras en un rango de 30 días, en realidad vas a comer absolutamente de todo, incluso lo que muchas dietas te prohíben de por vida. La clave está en lo que vamos a conseguir que tu cuerpo haga comiendo de esta manera.

—Y… ¿sigo repitiendo el día chancho cada 10 días? — pregunté con curiosidad.

—Yo creo que esto te va a gustar, José —dijo Peter, sonriendo—: dependiendo del exceso de grasa corporal y el programa que elijas, tus días chanchos se podrán repetir cada 30 días, cada 15 días, o bien cada 7 días después de la desintoxicación.

—Me está gustando mucho lo que me dices, Peter. Y como te dije hace un momento, nunca antes he hecho algo así.

—Esas fueron mis primeras promesas, José, ¿recuerdas? «Harás algo que nunca antes has probado» y «no pasarás hambre». Entonces, José, cómo te pregunté hace un rato:

¿Crees que puedas seguir estas recomendaciones *solo por un día?*

31

Solo por un día

—¿Solo por mañana? —pregunté.
—Sí, solo por mañana.
—¡Creo que no voy a tener ningún problema! —dije, confiado.
—¡Perfecto! Esa es tu meta para mañana: comer solo los alimentos que te recomendé y evitar cualquier otro, solo durante el día de mañana. Aquí tienes una lista que te he preparado para que puedas comprar lo que no tengas en tu casa:

LISTA DE COMPRAS

GRASAS

Aceite de coco	Crema entera para batir Leche de almendra	Mayonesa
Aceite de oliva		Queso Philadelphia
Aceite de palta / Avocado		Queso *gruyère*
	Leche de coco	Queso provoleta
Aceite de pepita de uva	Huevos	Queso reggianito
	Manteca animal	Paltas
Aceitunas	Manteca de Cerdo	Paté
Crema chantilly	Mantequilla	Salame
Crema de coco	Mantequilla de coco	Tocino

FRUTOS SECOS	OTROS
Almendras	Aceto balsámico
Coco rallado	Aceite pepita de Uva
Harina de linaza	Chocolate con 85% o más de cacao
Nueces	Cúrcuma
Castaña de cajú	Levadura
	Mostaza sin azúcar
	Salsa de soya
	Vinagre

PROTEÍNAS
Pescados y mariscos (todos)

Almejas	Congrio	Ostras
Atún	Corvina	Pejerrey
Atún en aceite	Erizos	Reineta
Bacalao	Jurel	Róbalo
Caballa	Jaiba	Salmón
Calamar	Kanikama	Sardinas
Camarones	Lenguado	Tilapia
Centolla	Locos	Turbot
Choritos	Merluza	

Carnes (todos los cortes y subproductos)

Cerdo	Jabalí	Pollo
Ciervo	Pato	Rana
Cordero	Pavo	Vacuno

FRUTAS

Coco
Limón
Palta

CARBOHIDRATOS SIN ALMIDÓN

Acelgas	Ciboulette	Nabos
Albahaca	Champiñones	Nori
Alcachofas	Chucrut	Pepino
Ají	Cilantro	Perejil
Ajo	Cochayuyo	Pimientos
Apio	Col de Bruselas	Puerros
Berenjena	Coliflor	Rábanos
Berros	Diente de dragón	Repollo
Brócoli	Espárragos	Repollo morado
Brotes de alfalfa	Espinacas	Rúcula
Brote de rabanitos	Lechuga	Tomate
Cebollas	Jengibre	Zapallito italiano

SUPLEMENTOS

Suero de leche (*whey protein*)	Multivitamínico	Potasio
Cápsulas de Omega 3	Calcio	Vitamina D3
	Magnesio	

32

Resumen del Método Grez

GRASAS

Debes incluir aproximadamente de 100 g a 150 g de grasa al día.

PROTEÍNAS

Incluir al día 1 g de proteína por kilo de peso total.
Si pesas 80 kg, debes incluir 80 g de proteínas diariamente
(80 kg × 1 g = 80 g).[1]

CARBOHIDRATOS SIN ALMIDÓN

Puedes incluir los siguientes carbohidratos sin límite de cantidad:
verduras y ensaladas.

AGUA

Toma por lo menos 30 cm^3 de agua al día por kilo de peso corporal.
Si pesas 80 kg, toma 2,4 L de agua
(80 kg × 30 cm^3 = 2400 cm^3).

CLAVES

Evita estrictamente todos los carbohidratos con almidón (granos, tubérculos, legumbres) y las frutas en la primera mitad del día: desayuno y almuerzo.
Evita siempre todos los productos *light, zero* y bajos en grasas. Tienen menos grasa, pero más azúcar y sal.
Prioriza consumo de alimentos grasos al desayuno y almuerzo.
Abre una cuenta en www.myfitnesspal.com (está en español) y carga todo lo que comes y tomas por una semana. No consideres información sobre calorías ni proyección de peso de acuerdo a calorías. No es relevante.
No cuentes calorías.
Come hasta estar saciad@, no hasta reventar.
Toma desayuno suficiente para no necesitar colación a media mañana.
Almuerza lo suficiente para no necesitar colación a media tarde.
Si no tienes hambre en la tarde/noche, no cenes. Toma un té relajante.
Toma agua con o sin gas con jugo de limón natural, menta y/o jengibre y unas gotas de estevia al 100%.
Toma té, mate o café. Agrégale crema para batir o chantilly al café.
Evita el alcohol durante la desintoxicación y en el día chancho.
Puedes tomar 1 o 2 copas de vino tinto 2 veces a la semana. Evita la cerveza, es pan líquido.
Puedes tomar solo cerveza sin alcohol y solo en el día chancho.
Consume 3 g (3 cápsulas de 1000 mg) de Omega 3 al día, una **con** cada comida principal.
Consume 1 cápsula de multivitamínico al día.
Duerme al menos 8 horas diarias. Apaga pantallas de teléfono, tableta, computador o televisión una hora antes de acostarte. Si cenas, cena dos horas antes de acostarte.
Si tienes problemas para dormir, prueba tomar 500 mg de magnesio antes de acostarte.
Si quieres hacer ejercicio, prioriza las pesas, las máquinas o tu propio peso corporal. Evita hacer aeróbico ya que consumes tu masa muscular.

33

Un día tipo

Estas recomendaciones son válidas tanto si tienes la talla adecuada, pero tus IDS están fuera de rango, como si tienes exceso de grasa corporal y, además, tus IDS están fuera de rango. En el caso de la cena, sí encontrarás algunas recomendaciones diferenciadas para cada caso.

DESAYUNO

Si no tienes hambre, des - ayuna a la hora de almuerzo.

Tipo de Alimentos	Priorizar	Evitar
Grasas enteras y algo de proteínas	Mantequilla, crema entera o crema chantilly, queso reggianito o *gruyère*. Manteca animal, tocino, paté, salame. Huevos enteros. Leche de coco, crema de coco, coco rallado, mantequilla de coco. Harina de linaza. Aceite de oliva, aceitunas, aceite de palta, paltas. Agua, té, mate o café (y (puedes agregar crema para batir o chantilly al café.) Puedes agregar también verduras como brócoli, espárragos y tomates.	Todo tipo de carbohidratos con almidón y azúcares: azúcar, miel, manjar, mermelada, jalea, etc. Pan refinado, pan integral, pan pita. Galletas de agua, de soda, de arroz, galletas dulces. Queques, tortas, pasteles. Cereales: avena, granola, quínoa, salvado de trigo. Frutas y jugos de frutas. Lácteos: yogur, ricota, leche. Todas las bebidas y los jugos, sean o no *light*.

ALMUERZO

Tipo de Alimentos	Priorizar	Evitar
Proteínas, grasas, verduras, ensaladas y chocolate con al menos 85% cacao	Todas las carnes, pescados y mariscos. Si comes carnes magras (pollo, pavo) agrégales mantequilla. Incluye todas las verduras, excepto las «a evitar». Incluye todas las ensaladas y agrégales aceite de oliva. Puedes comer de postre 1 o 2 cuadros de chocolate (al 85% o más de cacao). Agua, té, mate o café. Puedes agregar crema para batir o chantilly al café.	Todo tipo de carbohidratos con almidón y azúcares descritos en el desayuno, además de: Todo tipo de pasta: tallarines, lasaña, pizza. Todo tipo de granos: arroz, quínoa. Todo tipo de legumbres, incluido el maní. Papas, betarragas, zanahorias, maíz, zapallo amarillo. Frutas y jugos de frutas. Todas las bebidas y los jugos, sean o no *light*. Los lácteos (leche, helados).

CENA

Si no tienes hambre, no comas, toma un té relajante de hierbas.

Tipo de Alimentos	Priorizar	Evitar
Proteínas magras verduras y ensaladas	Todas las carnes, pescados y mariscos, preferentemente magros. Incluye todas las verduras, excepto las «a evitar». Todas las ensaladas. Puedes tomar un té relajante de hierbas como melisa o lavanda. *Si tienes los IDS fuera de rango, pero tu talla OK, puedes incluir carbohidratos con almidón de la lista «a evitar».	Todo tipo de carbohidratos con almidón y azúcares descritos en el desayuno, además de: Todo tipo de pasta: tallarines, lasaña, pizza. Todo tipo de granos: arroz, quínoa. Todo tipo de legumbres, inclusive el maní. Papas, betarragas, zanahorias, maíz, zapallo amarillo. Frutas y jugos de frutas. Todas las bebidas y los jugos, sean o no *light*.

DÍA CHANCHO

Si tienes exceso de grasa corporal y tus IDS están fuera de rango:

Desayuno	Igual que el desayuno tipo
Almuerzo	Igual que el almuerzo tipo (reducir grasas)

Tarde/noche (18h en adelante)	Permitido	Evitar
Carbohidratos con almidón, proteínas, y cerveza sin alcohol	Todo tipo de azúcares y carbohidratos con almidón: Azúcar, miel, manjar, mermelada, jalea, etc. Pan refinado. Galletas de arroz, galletas dulces. Queques, tortas, pasteles, brownies, pie de limón, donuts y otros dulces. Cereales: avena, granola, quínoa. Papas fritas, nachos, ramitas, etc. Pasta, tallarines, lasaña, pizza. Arroz, sushi, quínoa. Todo tipo de legumbres. Helados. Frutas y jugos de frutas. Bebidas y jugo.	Todo tipo de aceites y grasas: mantequilla, crema entera o crema chantilly, quesos. Manteca animal, paté, tocino. Huevos enteros. Leche de coco, crema de coco, coco rallado, mantequilla de coco. Harina de linaza. Aceite de oliva, aceitunas, aceite de palta, paltas. Evitar estrictamente cualquier trago con alcohol: cerveza, vino, pisco, ron, etc.

34

¿Qué programa elijo?

¿Ya trataste de «bajar de peso» con dietas que recomiendan alguna de las siguientes alternativas?

- Comer menos y hacer ejercicio aeróbico (andar en bicicleta, trotar, correr, bailar, nadar).

- Comer todo integral.

- Evitar la grasa y contar calorías.

- Comer fruta 5 veces al día: Desayuno, colación, almuerzo, colación y cena.

- Comer de todo, pero poquito.

- Comer cada dos o tres horas, seis veces al día.

- Comer una dieta «saludable» y «balanceada», sea lo que sea que esos conceptos signifiquen. Comer una dieta vegetariana o vegana.

- Tomar solo jugos de verduras y frutas.

- O una combinación de todas las anteriores?

¿Y? ¿Nada de eso te resultó? O por lo menos, ¿no como esperabas o no en el largo plazo?

No te preocupes, ¡no estás sol@!

En el minuto que escribo esto, hay 1000 millones de personas en el mundo desarrollando problemas de exceso de grasa corporal y/o en vías de desarrollar ese problema. Es decir, gente con sobretalla u obesidad, y no te digo esto para que te «consueles» con el mal de muchos, sino porque un altísimo porcentaje de esas personas ha seguido, al igual que tú —y por eso estás leyendo este libro— una recomendación que posiblemente ha sido equivocada… por lo menos para ellos, o por lo menos para ti. Tienes que grabarte esto en tu cabeza:

> Mi exceso de grasa corporal, sobretalla u obesidad no es culpa mía.

> Es culpa de las recomendaciones que me dieron y que seguí.

Ahora estás a punto de cambiar eso, porque tienes la oportunidad de descubrir por ti mism@ cuál es la manera de alimentarte que a ti te sirve, una vez que la puedas experimentar.

¿Cuál programa elegir?

¡La verdad, no tengo ninguna idea! Pero lo que sí sé, es que mientras mayor sea tu exceso de grasa corporal, menor cantidad de carbohidratos —que suben el azúcar en la sangre y te hacen segregar insulina— deberías comer. Esta será la manera más efectiva con la que podrás cambiar tu composición corporal, esto es, reducir el exceso de grasa corporal y mantener o aumentar tu masa muscular.

Si tienes exceso de grasa corporal leve, por ejemplo, estás pasad@ en una talla, comienza con el Programa 1.

Si tienes un exceso de grasa corporal importante, o tus indicadores de salud están fuera de rango, comienza con el Programa 2.

Si tienes un gran exceso de grasa corporal y tus indicadores están en rangos peligrosos para tu salud deberías seguir el Programa 3.

Recuerda: con este método vas a comer de todos los macronutrientes: proteínas en forma moderada (carnes, pescados, mariscos), grasas (huevos, mantequilla, paltas, etc.) y carbohidratos (verduras y ensaladas), por lo tanto, es un programa balanceado. En la medida que elimines tu exceso de grasa corporal y/o mejores tus indicadores de salud, podrás incluir otros alimentos y/o cambiar su frecuencia, pero tendrás que estar atent@ a cómo responde tu cuerpo.

35

¿Nos juntamos mañana?

—Ya tienes todo lo que necesitas para que a partir de mañana puedas empezar a manipular tu cuerpo y comenzar a quemar tu exceso de grasa corporal —dijo Peter y agregó—: también, a partir de mañana podemos, si quieres, comenzar a revisar qué hay de cierto y qué hay de mito en las recomendaciones que nos hacen actualmente sobre alimentación, partiendo, por ejemplo, por lo de que «la grasa engorda». Entonces, José, ¿nos juntamos mañana?

—Sí, ¡de todas maneras! —respondí, debo decir que bastante motivado.

—¿Misma hora, mismo lugar?

—Misma hora, mismo lugar —repetí.

—¡Perfecto! Entonces graba el número de mi celular. Si tienes cualquier duda o consulta que hacer, o si por último me quieres comentar cómo vas, me puedes enviar un mensaje. ¿Te parece?

—¡Excelente! —respondí, muy contento. Tener a Peter a un *click* de distancia me parecía una gran ayuda.

Después de eso nos despedimos y me fui al supermercado a comprar la lista de cosas que me había dado.

Qué curioso… mañana parto una nueva dieta y esta noche, a diferencia de ayer, quiero cenar algo sano.

36

Mirá vos

Mi desayuno: mantequilla, tocino, chucrut, huevos, sal, todo revuelto, un poco de queso, pimienta y orégano. Tenía razón Peter, es como comerse una pizza, pero sin la masa.

¡Ah! Las cápsulas de Omega 3 y el multivitamínico.

Bien, ahora, media porción de proteína de leche con la crema para batir y las dos cucharadas de crema de coco. Después, al trabajo.

—Hola todos —dije cuando pasé frente a la salita del café. No sé si me respondieron. Esta vez fui directo a mi oficina, dejé mis cosas y saqué mi cafetera para mate, le puse un par de cucharadas y me fui a buscar agua caliente.
—¿Café de grano? —preguntó Carmen cuando vio la cafetera de vidrio.
—No, es para hacerme un té con mate.
—¿Mate?
—Sí, a la cafetera le pongo mate en vez de café, lo dejo reposar un momento y después queda como un té.
—*Mirá vos* —me respondió imitando a una argentina.

La mañana se me pasó volando y solo me levanté para ir un par de veces al baño.

La hora de almuerzo llegó sin aviso previo. Terminé de revisar un reporte y salí a almorzar.

A diferencia de mis almuerzos de siempre, esta vez opté por una pechuga de pollo con verduras cocidas y una ensalada mixta.

—¿Me convidas un cuadrito de mantequilla? ¿O dos? — le pedí al vendedor.
—Aquí va la mantequilla y el pan.
—Solo la mantequilla, sin el pan —respondí—, también un agua mineral con gas, por favor. ¿Tienes jugo de limón? ¿Le puedes poner un poco al vaso por favor?
—No hay problema.

Qué bien quedaba el pollo con la mantequilla adicional… y el agua con jugo de limón no era tan mala como pensé que sería.

Terminé de almorzar y me fui a la oficina, donde me esperaba el postre: un cuadrado de chocolate con 85% de cacao. Eso sí que sería interesante… a mí el que realmente me gusta es el chocolate con leche.

Entonces entendí por qué era solo un cuadrado de chocolate, esto es lo más parecido a tomarse un café. Fuerte, veremos si me puedo acostumbrar.

La tarde pasó tranquila. Me hice otro mate y seguí avanzando hasta que llegó la hora de salir para reunirme con Peter.

Hoy día sabría a qué se refería con eso de los mitos.

37

Segundo encuentro

Igual que el día anterior, ahí estaba Peter. Vestido de negro o gris oscuro, con su botella de agua en la mano.

—Hola, José, qué bueno que viniste —dijo, saludándome cariñosamente—; y veo que también traes… ¡tu botella de agua! ¡Te felicito!

—¿Pensaste que te librarías de mí? —pregunté, haciéndome el serio—. Cuando comienzo algo… ¡lo hago al 100%! —terminé diciendo.

—No lo dudo, pero todos los días tienes la opción de elegir qué es lo que vas a hacer y elegiste venir… así es que te lo agradezco.

—Sí, lo sé Peter, te estaba molestando. Gracias a ti por venir también —respondí.

—¿Caminamos? —me preguntó.

—¡Caminemos! —respondí, comenzando a andar.

—¿Y? ¿Qué tal estuvo tu día? ¡Cuéntamelo todo! —dijo Peter, expectante.

—Bueno, me levanté un poco más temprano para preparar con tiempo todo lo que me recomendaste y la verdad es que alcancé sin problemas. Debo reconocer que el desayuno fue bastante contundente, normalmente no tomo un desayuno así.

—¿Y cómo estuvo tu mañana? ¿Ataques de hambre o de sueño a media mañana?

—La verdad, no me había dado cuenta, pero ahora que lo preguntas, no tuve ningún, pero ningún antojo o ataque, ni de hambre ni de sueño como suelo tener. En vez de tomar el mate en mi casa, lo dejé para la oficina.

—¿Y tu concentración? ¿Tu estado de ánimo?

—La concentración bien, como que sentí que la mañana pasó más rápido y el estado de ánimo estuvo bien también. Nada especial.

—¿Hambre?

—No, la verdad no tuve hambre y te diría que casi todo lo contrario —respondí.

—Perfecto, José, ¿y el resto del día?

—Bien, me fui a almorzar temprano, y la verdad, como te dije, no tenía mucha hambre… Es decir, quería comer, pero no estaba desesperado. Almorcé pollo con mantequilla, verduras y ensaladas, y no me pude comer el chocolate… Demasiado fuerte para mí.

—Sí —respondió Peter—, pero dale un poco de tiempo, y en la medida que bajes tu umbral de azúcar, vas a poder incorporarlo. ¿Cómo estás de hambre ahora?

—Curiosamente no tengo hambre, Peter, y eso que no tomé café en la tarde como solía hacerlo.

—Perfecto, José, entonces nos queda ver qué va a pasar cuando llegues a tu casa… si te lo vas a comer todo, como me comentaste ayer.

—No puedo asegurar nada, Peter, pero, me siento diferente hoy. Te envío un mensaje más tarde y te cuento.

—*Oká* —respondió Peter.

My fitness pal (Mi amigo en forma)

—¿Ya abriste una cuenta en www.myfitnesspal.com? —preguntó Peter.

—No, eso no lo he hecho, pero lo hago hoy día en la noche, apenas llegue a mi casa —respondí.

—El ideal sería que cargaras lo que comes apenas lo comas, ya que si lo dejas para más tarde podrías olvidar incluir todo o agregar cosas que a lo mejor no comiste. Ese es uno de los problemas de los estudios médicos que se hacen encuestando a las personas, ya que ellos no siempre se acuerdan de lo que comieron.

Se estima que las personas con sobretalla u obesas dicen normalmente que comen menos de lo que comen en realidad, o sea, comen más. Y las personas delgadas normalmente tienden a decir que comen más de lo que realmente comen, o sea, que comen menos. Es un problema de percepción. La idea no es que te obsesiones con lo que comes, sino que hagas un seguimiento por una semana o dos, de modo que aprendas a reconocer qué tanto te está aportando un alimento en cuanto a sus macronutrientes: proteínas, grasa y carbohidratos. Una vez que lo aprendas, no necesitas seguir introduciendo lo que comes. Salvo que seas un crítico gastronómico o un chef, normalmente comemos siempre lo mismo.

—OK, Peter, me queda claro.

—Y recuerda que la información que te da la aplicación respecto de las calorías y la proyección que genera para tu peso en un plazo de cinco semanas no son relevantes. Lo más probable es que te aparezca un aviso que en cinco semanas vas a pesar más que ahora, pero eso no es verdad.

—Bien, estaré atento.

—Al igual que cuándo te conocí, antes de conversar de lo que viene, te voy a hacer algunas advertencias, ¿te parece? —me preguntó.

—Sí, está bien —respondí tranquilo.

38

Nuevas advertencias

6. Demasiada información

—La primera advertencia es… —comenzó a decir Peter.
—O sea, la sexta —interrumpí.
—Precisamente, sexta advertencia —repitió Peter—: hoy en día hay demasiada información, especialmente sobre alimentación, y aunque hay algunas recomendaciones más válidas que otras, este exceso se termina por transformar en desinformación. Puedes encontrar, por una parte, libros completos y con un gran número de estudios médicos que respaldan lo esencial que es comer proteínas de origen animal, así como puedes encontrar libros que, con la misma cantidad de estudios, respaldan que puedes vivir perfectamente sin proteína animal y que solo necesitas proteínas vegetales.
—Por lo menos están de acuerdo en que tienes que comer proteínas —dije.
—En eso tienes razón, José, pero, ¿a quién le haces caso? ¿Comes o no comes proteínas animales? ¿Sigues una dieta omnívora, es decir, comes de todo, o sigues una dieta vegetariana o vegana? El problema de este exceso de información es que nos inmoviliza: como no entendemos qué tenemos que hacer, al final terminamos **haciendo nada**, y por eso termina pasando lo que te comenté en la tercera advertencia.
—¿El statu quo? ¿Que siga todo igual? —respondí.
—¡Exactamente! —dijo Peter golpeando mi hombro como felicitación.

7. Estudios médicos

—La séptima advertencia es que de todo lo que te voy a contar, en general, no me voy a referir a ningún estudio médico.
—¿Por qué? ¿Esto no se ha probado o no ha sido estudiado? —pregunté, preocupándome.
—Todo lo contrario, ¡se ha estudiado y comprobado todo! Pero el problema es que, actualmente, por cada estudio que dice que algo es verdadero hay otro que dice que lo mismo es falso.

Como botón de muestra: una semana salió en la prensa a página completa que ahora se va a recetar la cirugía bariátrica para tratar la diabetes, y a la semana siguiente salió que la diabetes se puede tratar con una dieta baja en carbohidratos... Lo que tienes que considerar cuando leas noticias o publicaciones en las que un estudio médico confirme algo verdadero o falso es: ¿Con qué especie se hicieron esos estudios? ¿Ratones? ¿Conejos? ¿Monos? No somos ni ratones, ni conejos, ni monos, y tampoco vivimos en cautiverio en un laboratorio. Los resultados a partir de estudios en animales para lo único que sirven es para formular hipótesis: si esto pasa en animales, ¿pasará lo mismo en humanos? Pero muchos estudios generan recomendaciones a los humanos a partir de los resultados en animales. «Se estudió en conejos que las comidas altas en grasas suben el colesterol», pero ¡los conejos nunca han comido grasa! Su sistema digestivo no está diseñado para metabolizar la grasa como el nuestro. Descartadas las conclusiones obtenidas en animales, en los estudios médicos en humanos tienes que preguntarte:

> *¿Quién lo financió? (Y esto no necesariamente es fácil de conseguir)*
> *¿Cómo se realizó?*
> *¿Cuántas personas participaron?*
> *¿Cuánto tiempo duró?*
> *¿Qué resultados se obtuvieron?*
> *¿Y cómo se interpretaron esos resultados?*

La mayoría de las personas no estamos capacitadas para analizar en detalle los estudios médicos ni para sacar nuestras propias conclusiones a partir de ellos. Apenas nos da para leer las conclusiones del resumen, si es que tenemos acceso a él. Para tener acceso a un estudio completo, normalmente tienes que, además de contar con los conocimientos técnicos, estar suscrito a la revista científica donde se publica el estudio. Por otra parte, hay estudios médicos que se realizan por semanas, meses o un par de años, cuando en realidad problemas como la sobretalla u obesidad se generan en décadas —y continuó, con semblante sereno, pero con un tono de firmeza que me intrigaba y convencía al mismo tiempo—: De hecho, hay estudios médicos que directamente no se publican, porque el resultado no fue lo que esperaban quienes lo financiaron o, si lo publican, lo hacen con muy poca difusión, de modo que pase desapercibido. Vamos a ver algunos ejemplos de esto cuando conversemos sobre las grasas. También hay estudios médicos que, a partir de los mismos datos y resultados que otros, han sido interpretados de manera distinta, obteniendo conclusiones absolutamente contradictorias. Por eso, siempre es tan importante saber cómo se realizó el estudio. Todo lo anterior se explica porque muchas veces hay conflictos de intereses entre lo que puede ser beneficioso para la industria frente a lo que realmente puede ser beneficioso para las personas. Por ejemplo, para la industria es beneficioso que consumas la mayor cantidad de medicamentos, ojalá durante toda tu vida, pero, ¿lo es para ti? —me miró directamente, y me quedé pensando.

Después, continuó al intuir mi confusión—: Si un estudio médico obtiene una conclusión que contradice la historia del ser humano, entonces es el estudio médico el que está errado, no la historia del ser humano. Por lo tanto, más que apelar a los estudios médicos, voy a apelar a la genética del hombre, que tiene unos tres millones de años en la tierra, y a su biología, la cual es estudiada, por ejemplo, por los niños de 16 o 17 años en el 3° año de la Enseñanza Media.

>—La verdad, Peter, de eso sí que no me acuerdo nada — respondí, un poco avergonzado—. Mi parte científica era bien malita en el colegio.
>—No te preocupes, José —dijo Peter, sonriendo—, ya que eso nos lleva, justamente, a la siguiente advertencia…

8. Esto está «en fácil»

>—La octava advertencia es que me voy a tomar ciertas licencias para simplificar en forma extrema la explicación de algunos procesos metabólicos complejos. Por ejemplo, de qué te serviría saber que:

>*El cuerpo humano puede obtener energía de dos tipos diferentes de combustible: glucosa y acetil-CoA. El acetil-CoA se puede obtener a partir de los carbohidratos, así como de otros nutrientes, como la grasa (o sea, ácidos grasos) y las proteínas (aminoácidos). No se necesita glucosa para producir la síntesis de acetil-CoA. En condiciones de bajo consumo de carbohidratos o de bajo consumo de alimentos, los ácidos grasos se convierten en la mayor fuente de acetil-CoA.*

¿Podrías hacer algún cambio en tu vida con lo que acabas de escuchar?

>—La verdad, no entendí mucho, salvo lo de la glucosa, que me dijiste ayer, cuando hablamos del desayuno, que era azúcar, ¿verdad? —pregunté, inseguro.
>—Sí, la glucosa es un tipo de azúcar, y es algo clave en el programa. La idea que quiero mostrarte acá es que cuando nos entregan información en forma muy técnica, como a veces pasa en los libros escritos por médicos, nutri-

cionistas o investigadores científicos, al final no entendemos lo que tenemos que hacer y eso, al igual que el exceso de información de la advertencia anterior, nos paraliza. Por lo tanto —siguió diciendo Peter—, voy a simplificar la explicación de varios procesos extremadamente complejos del funcionamiento del cuerpo, para que puedas entenderlos de la manera más clara posible, y así puedas asimilarlos y emprender acciones.

—¿Lo explicas con manzanitas[8]? —pregunté, sonriendo.

—Exacto, con manzanitas —repitió Peter, sonriendo también.

9. No trates de convencer a los demás

—La novena advertencia es que, cuando comiences a ver resultados, no trates de convencer a los demás de hacer lo que estás haciendo. A los demás no hay que convencerlos, ¡hay que inspirarlos! y la mejor manera de hacerlo es «siendo ejemplo».

Por eso, es importante que, una vez que comiencen a preguntarte qué estás haciendo o qué estás comiendo, te reserves los detalles y los *invites* contándoles algo en general o que alguien te ayudó a cambiar tu estilo de vida. Sin embargo, debes tener presente que el invitarlos no significa necesariamente que lo vayan a querer hacer.

Personalmente, cuando descubro algo excepcional trato de compartirlo con mi familia, mis amigos y mis conocidos.

—Sí, yo soy igual.

—Pero en este caso, dado que vas a hacer algo que es completamente diferente a todo lo que recomiendan, en vez de ayudar a quienes estén interesados en hacer un cambio en su vida vas a generar su rechazo. ¿Recuerdas lo del statu quo?

—¿Dejar que siga todo igual? — respondí.

—Exacto. En el fondo el rechazo es miedo, miedo a reconocer que en realidad tenemos libertad para, si lo queremos, ser parte del cambio, pero muchos optan porque todo siga igual. Es más cómodo pensar que todo ha sido así y seguirá siendo siempre, que asumir la responsabilidad de dejar este mundo un poco mejor que como lo encontramos —Peter se detuvo un momento y continuó—. José, una vez hechas las advertencias, entonces estamos listos para empezar, por lo que me gustaría hacerte una pregunta. Ayer,

---

[8] Expresión coloquial chilena que significa «explicar algo de la forma más sencilla posible, como se explicaría a un niño pequeño».

al preguntarte qué había que hacer para bajar de peso según lo que sabías, me dijiste que lo que había que hacer era evitar las grasas, ¿no es verdad?

—Sí, las grasas, el azúcar, las masas y el alcohol. Es lo que siempre me recetaron —respondí.

II
LOS MITOS

—Me imagino que ahora te estás sintiendo un poco como Alicia… ¿cayendo por el agujero del conejo?

—Se podría decir eso.

—Lo puedo ver en tus ojos. Tienes la mirada de un hombre que acepta lo que ve porque está esperando a despertar. Irónicamente eso no está muy alejado de la realidad. ¿Crees en el destino, Neo?

—No.

—¿Por qué no?

—No me gusta la idea de que no tengo el control de mi vida.

—Sé exactamente a qué te refieres. Déjame decirte por qué estás aquí. Estás aquí porque tú sabes algo. Lo que sabes no lo puedes explicar, pero lo sientes. Lo has sentido durante toda tu vida. Que hay algo mal con el mundo. Tú no sabes qué, pero está ahí, como una astilla en tu mente, volviéndote loco. Es este sentimiento el que te trajo hacia a mí.

—¿Sabes de lo que estoy hablando?

—¿De la Matrix?

—¿Quieres saber lo que es? La Matrix está en todas partes. Está alrededor nuestro. Incluso ahora en esta pieza. Puedes verla cuando miras hacia afuera por tu ventana o cuando enciendes tu televisor. Puedes sentirla cuando vas al trabajo, cuando vas a la iglesia, cuando pagas tus impuestos. Es el mundo que ha sido puesto ante tus ojos para cegarte de la verdad.

—¿Qué verdad?

—Que eres un esclavo, Neo. Como cualquier otro, tú naciste en esclavitud, naciste en una prisión que no puedes oler, probar o tocar. Una prisión para tu mente. Desafortunadamente a nadie se le puede decir lo que es la Matrix. Tú tienes que verlo por ti mismo. Esta es tu última oportunidad. Después de esto no hay vuelta atrás: si tomas la pastilla azul, la historia termina, te despiertas en tu cama y crees en lo que sea que quieras creer. Si tomas la pastilla roja, te quedas en el país de las maravillas y te muestro qué tan profundo va el agujero del conejo. Recuerda… Todo lo que te estoy ofreciendo es la verdad… ¡Nada más! ¡Sígueme! ¡Bienvenido al mundo real!

Morfeo y Neo, The Matrix. 2006.

I
Primer mito:
Grasa, colesterol, ataques cardiacos

Origen

—¿Y por qué crees que hay que evitar las grasas? —preguntó Peter.
—Porque cuando comemos grasa la almacenamos como grasa en el cuerpo —respondí— y, además, porque las grasas tapan las arterias y, si eso pasa, nos da un ataque cardiaco.
—¿Y sabes de dónde viene o desde cuándo se comenzó a recetar esa recomendación?
—La verdad, lo desconozco, pero me imagino que lo tienen que haber descubierto en algún estudio médico, ¿o no?
—Sí, algo de eso hay. ¿Y tienes alguna idea de dónde se hicieron esos estudios?
—No lo sé, pero me imagino que en Estados Unidos o en Europa —respondí, dudando.
—OK, José, entonces acomódate porque te voy a contar una historia… Una historia que comienza en Estados Unidos hace… ¡66 años!

Estados Unidos, 1950

En los años cincuenta, al inicio de la década para ser más precisos, la principal causa de muerte de los norteamericanos eran las enfermedades cardiovasculares, específicamente los ataques cardiacos. Un patólogo llamado Ancel Keys tenía la teoría de que **el consumo de grasa era el causante de los ataques cardiacos**, y para probarla, viajó con su señora, por casi todo el mundo, recopilando información sobre las dietas y las grasas, así como los porcentajes de muertes por ataques cardiacos de las personas en los diferentes países que fueron visitando. En 1952, Keys presentó los resultados en el ***Estudio de los siete países,*** en el cual se veía claramente que, mientras menos grasa se consumía, menos muertes por enfermedades cardiovasculares se producían.

El país con menor consumo de grasa y menor cantidad de muertes por su causa es Japón; luego siguen Italia, Inglaterra, Gales, Australia y Canadá.

¿Y el país con mayor consumo de grasa y muertes por ataques cardiacos es…?

—Me lo acabas de decir: Estados Unidos —respondí.

—Exactamente —dijo Peter.

En 1955, el Presidente de Estados Unidos, Dwight Eisenhower, sufre el primero de una serie de ataques cardiacos. Al día siguiente, su médico personal, el doctor Paul White, dio una conferencia de prensa en cadena nacional en la que recomendaba a los norteamericanos que, para prevenir los ataques cardiacos tenían que: *dejar de fumar, reducir el estrés y, desde el punto de vista de la dieta, reducir la grasa saturada y el colesterol.*

¿De dónde crees que sacó el Dr. White la recomendación de la grasa saturada?

—¿De Ancel Keys? —pregunté.

—Exacto. Si bien en los inicios de los años cincuenta se hablaba de grasas en general, Ancel Keys creía que eran las grasas saturadas las responsables del colesterol y que este, a su vez, lo era de los ataques cardiacos, para lo cual desarrolló en 1958 el estudio que te contaba, el *Estudio de los siete países*, que recopiló datos de la dieta de un total de 12.770 hombres de países tales como Estados Unidos, Finlandia, Grecia, Italia, Japón Holanda y Yugoslavia, y que fue publicado en 1970.

Gracias a que estaba haciendo su estudio, y a que en esa época su influencia era muy grande, la Asociación Americana del Corazón y el Instituto Nacional de la Salud (AHA y NIH, respectivamente, por sus siglas en inglés) comenzaron a recomendar oficialmente en 1961 evitar las grasas y el colesterol. En ese mismo año, y tras seis años de investigación, los doctores Kannel y Dawber publican los resultados del *Estudio Framingham,* en el que concluyen que *el colesterol total es un predictor confiable de ataques cardiacos.* O sea, concluyeron que, si tienes el colesterol alto, es muy probable que tengas un ataque cardiaco.

El 13 de enero de 1961, Ancel Keys apareció por primera vez en la portada de la revista *Time*, una de las más prestigiosas de Estados Unidos, en un especial titulado «Dieta y Salud», y en él fue reconocido como el padre de la hipótesis de los lípidos: *la grasa sube el colesterol y éste es el responsable de los ataques cardiacos.*

Al lado de la cara de Keys en la portada se encontraba, en un segundo plano, una silueta negra de un hombre con exceso de grasa corporal y un esquema del funcionamiento sanguíneo del corazón.

De este modo, fue ese año, cuando el 12% de los norteamericanos era obeso, el momento en que se sentaron las bases de la teoría de la grasa, salvo por un pequeño detalle…

2

Todo fue una gran manipulación

Después de la publicación de su primer estudio, Ancel Keys se dedicó a difundir y promover su gráfico y sus conclusiones por todo el mundo, hasta que, en una de sus conferencias en la Organización Mundial de la Salud (OMS) en Génova, en 1955, a un científico de nombre Jacob Yerushalmy le llamaron la atención los resultados, en tanto que no le cuadraban, ya que, por ejemplo, en Génova, la gente consume gran cantidad grasa animal y casi no tiene muertes por ataques al corazón. Lo mismo pasa en Francia, Suiza, Alemania, Suecia, Noruega y Dinamarca, que consumen casi la misma cantidad de grasa que Estados Unidos, y que, sin embargo, tienen la mitad de muertes por ataques cardiacos.

Si bien a Francia se refieren como la «paradoja francesa» —ya que los franceses son altos consumidores de grasa y a la vez son muy saludables—, no podía ser que todo el resto de los países también constituyeran una paradoja. Por definición, una paradoja es un caso que contradice la hipótesis y la hace volver a su punto de partida, y en este caso se podían señalar por lo menos cinco.

En 1957, los datos de consumo de grasa, colesterol y muertes por ataques cardiacos de los países eran de dominio público, y lo que descubre Yerushalmy es que Ancel Keys solo eligió para su publicación los siete países que confirmaban su hipótesis, dejando fuera otros quince países —entre los que estaba Chile— que consumían menos grasa que Estados Unidos, pero que tenían un alto nivel de muertes por ataques cardiacos. Los había dejado fuera porque contradecían su hipótesis.

Una vez que se ponen los datos de todos los países excluidos en el gráfico, en realidad se puede ver claramente que no hay ninguna relación directa entre el consumo de grasa, el colesterol y los ataques cardiacos.

Ese mismo año, un profesor inglés de fisiología llamado John Yudkin comenzó a difundir su hipótesis de que era el azúcar, y no la grasa, la responsable de las enfermedades cardiovasculares, pero Ancel Keys lo atacó agresivamente y, dada la influencia que tenía, la idea de Yudkin no prosperó. Al menos no en esa época.

—¿Recuerdas el Estudio Framingham?

—Sí, el que decía que si tenías el colesterol alto podías predecir que tendrías un ataque cardiaco —respondí.

—Bueno, en 1991 se confirma que el colesterol total no es un predictor de ataques cardiacos después de todo. ¿Sabes por qué?

—Ni una idea —respondí, sorprendido por todo lo que estaba escuchando.

—Los porcentajes de muerte por ataque cardiaco de las personas que consumían una dieta baja en grasas eran exactamente los mismos que las muertes de las personas que consumían una dieta normal. De acuerdo a los datos que obtuvo George V. Mann, un bioquímico y profesor universitario, después de 30 años de estudio concluyó que por cada 1% mg/dL que bajaba el colesterol, había un 11% de aumento de las muertes por enfermedades coronarias. Mann calificó a la hipótesis de los lípidos de Ancel Keys como «el mayor engaño científico de este siglo, y tal vez de cualquier siglo».

Por su parte, William P. Castelli, director del **Estudio Framingham,** escribió: «Mientras más grasa saturada se consuma, menor será el nivel del colesterol y menor será el peso corporal de una persona», pero… Esto no fue difundido con los mismos bombos y platillos con los que fue difundida la primera noticia.

—«¿Séptima advertencia?» Si no le gustan los resultados, ¿no los publique? —comenté.

—Exacto, José, ¡no querían aparecer desmintiéndose a sí mismos! ¿Qué nivel de colesterol crees que tendría Eisenhower cuando tuvo su primer ataque cardiaco? —pregunto Peter.

—No tengo idea, pero me imagino que debe haber estado sobre 200, ¿o no? —respondí inseguro.

—165 —respondió Peter—. Con ese resultado cualquier médico te diría que no tienes ningún problema de colesterol.

La verdad que no ha sido dicha es que desde la publicación del **Estudio de los siete países** de Ancel Keys jamás se ha probado en ningún estudio médico que la grasa saturada produzca colesterol o que el colesterol produzca ataques cardiacos. Ese estudio jamás se ha hecho. En 1999, un investigador italiano llamado Alessandro Menotti analizó los datos de los 12.770 participantes del estudio de Keys y se dio cuenta de que las categorías que tenían una mayor correlación con la mortalidad coronaria eran las de dulces, las que correspondían a «pastelería», y la correlación hubiera sido mucho mayor si en la categoría se hubieran incluido chocolates, helados y bebidas gaseosas, pero esos productos estaban bajo otra categoría. Por lo tanto, todo lo que sabes sobre grasas, especialmente las grasas saturadas, y todo lo que se difunde en los medios en nuestro país está basado en una manipulación…

¡Una gran manipulación!

—¿Y los médicos y nutricionistas no saben todo esto? —pregunté, más sorprendido aún.

—¿En Estados Unidos o en Chile?

—¿En ambos?

—En Estados Unidos llevan sesenta y seis años repitiendo el mismo discurso de las grasas saturadas y los ataques cardiacos, de generación en generación, auspiciado por cada gobierno de turno, gastando miles de millones de dólares en difusión. Las empresas que producen productos procesados y bebidas gaseosas financian investigaciones y gastan miles de millones de dólares en publicidad, la cual es orientada especialmente a los niños; por su parte, los laboratorios están felices con el aumento de las ventas por el aumento de las enfermedades y la prensa publica cualquier estudio que sale, ayudando a generar más desinformación. Dado que en Chile seguimos las mismas recomendaciones de Estados Unidos, no podrías esperar un resultado diferente.

Por otra parte, es poco probable que el currículo de medicina en Chile tenga un ramo que se dedique a la **Historia de las Recomendaciones**, en el que revisen el origen de lo que hoy día están recomendando; si bien es cierto que más de algún médico se debe estar preguntando por qué lo que recomiendan no funciona: cualquier persona, médico o no, que investigue un poquito lo que te acabo de contar va a descubrir lo mismo que tú sabes ahora.

Lo que acabamos de ver es el origen de toda la cadena de mitos, pero fue una sumatoria de eventos de los años 70 y 80 los que finalmente hicieron que se consolidara el discurso y las recomendaciones alimenticias que nos prescriben hoy en día… ¿Seguimos? —preguntó Peter, haciendo una pausa.

—Sí, ¡sigamos! —respondí, seguro.

La dieta va al Congreso

—A fines de los años 70 se comienza a discutir en el Congreso de Estados Unidos sobre la dieta de los norteamericanos, para lo cual se forma una comisión de salud, integrada no por médicos, sino por políticos, la cual es liderada por el senador George McGovern.

McGovern estaba en esa época siguiendo la dieta vegana de Pritikin y pensaba que todos los norteamericanos debían seguir una dieta así. A principios de los años 80, después de mucho debate, la comisión definió que los norteamericanos debían seguir las siguientes recomendaciones si querían alimentarse en forma saludable:

Reducir la grasa total, grasa saturada, colesterol, azúcar, sal y aumentar el consumo de carbohidratos a un 55% o 60% del total de calorías diarias.

O sea, lo que recomendaron fue eliminar las grasas de la dieta, y dado que tenías que seguir comiendo el mismo número de calorías, reemplazarlas por carbohidratos, es decir, «granos».

—Las mismas recomendaciones que nos hacen hoy en día —señalé.

—Sí, José, podríamos decir que si le agregas «granos integrales y hacer ejercicio» serían las mismas recomendaciones que nos hacen hoy en día, pero los médicos y científicos de esa época no estuvieron de acuerdo con esas recomendaciones como lo están hoy día. Para ellos no existían las bases científicas que respaldaran que las grasas eran las responsables de las enfermedades cardiovasculares, de hecho, presentaron ocho estudios médicos realizados con 5000 pacientes que demostraban que no había ninguna evidencia médica sólida de que la grasa en la dieta tuviera algo que ver con ataques cardiacos. **Esto salió incluso por televisión en las noticias de la época.** Sin embargo, la respuesta que recibieron de McGovern fue que «los senadores no nos podemos dar el lujo del tiempo que tienen los científicos para ponernos a esperar hasta que salga el resultado del último estudio».

Un senador de Pensilvania dijo que «los productores de huevos en vez de rechazar las recomendaciones de la comisión deberían estar desarrollando gallinas que pusieran huevos bajos en colesterol». Para acallar las críticas del cuerpo médico, el gobierno amenazó a los médicos y científicos que se opusieran a las recomendaciones de la comisión con que no recibirían fondos estatales para realizar sus investigaciones científicas. Dado que el gobierno era el principal financista y nadie se quería quedar sin fondos, terminaron, en general, haciendo la vista gorda.

Los que no lo hicieron, como el doctor Mann del **Estudio Framingham**, fueron marginados de las instituciones en las que trabajaban o les impidieron publicar investigaciones en las revistas científicas que dependían de la AHA y de la NIH, lo que terminó por arruinar sus carreras.

—¿Tanto así? —pregunté, realmente sorprendido.

—Sí, José, y esto que te puede llamar la atención continúa incluso hasta nuestros días. Un ejemplo de ello es que, si eres médico en Estados Unidos y no recomiendas lo mismo que la **Guía alimentaria para americanos**, que hoy día se llama «Mi plato», puedes perder tu licencia.

Volvamos a los 80. Por una parte, la comisión no consideró las críticas del cuerpo médico ni de los científicos, porque pensaban que estos estaban siendo influenciados por los productores de huevos, carne y lácteos, así como los productores de tabaco hacían *lobby* para tapar los efectos negativos del cigarrillo; por otra parte, la teoría de las grasas, el colesterol y los ataques cardiacos ya llevaba casi veinte años dando vueltas en diferentes medios y organizaciones de la época. Además de todo lo anterior, a finales de los 70 se puso de moda la dieta vegana, que recomendaba comer solo alimentos de origen vegetal, tales como verduras, legumbres, granos y frutas. Todo lo anterior culminó en que, producto de las recomendaciones de la comisión McGovern, en el año 1980 se publicara, por primera vez, la **Guía alimentaria para americanos** que te mencionaba antes, en la que se incluía el clásico gráfico que tenía forma de pirámide, y en la que las grasas y los aceites no estaban incluidas.

Si tenías curiosidad por saber el «dónde y cuándo» se originó la teoría de las grasas, ahora sabes también el «quién». Veamos a continuación qué hizo que el público finalmente adoptara las recomendaciones que se siguen hasta el día de hoy, especialmente en Chile.

El colesterol es mortal

El 26 de marzo de 1984, cuatro años después de la publicación de la primera **Guía alimentaria para americanos,** se publicó, nuevamente en la revista **Time,** la famosa portada de una carita triste en la que la cara era un plato, los ojos eran dos huevos fritos y la boca triste era una lámina de tocino doblada hacia abajo. ¿Cuál crees que era el título en grandes letras amarillas? «Colesterol», y en el subtítulo bajo la carita triste se dejaba leer: «Y ahora la mala noticia».

En este número la revista **Time** hizo un reportaje completo sobre el tema de las grasas, el colesterol y los ataques cardiacos, llegando a decir que «el colesterol es mortal». Este momento, te diría yo, fue el inicio de la guerra a las grasas en medios de información masiva, y fue lo que en los años 80 les dijeron a tus abuelos y a tus padres: Había que dejar de consumir grasas, especialmente las grasas saturadas. Ésta fue la razón, también, de por qué en esa época se generó la creencia de que no se podía comer huevos, porque tenían colesterol, ni mantequilla, porque tenía grasa saturada, y eso es lo que se ha venido repitiendo de generación en generación.

—Pero hoy día recomiendan comer huevos —señalé.

—Tienes razón, José, pero ¿cuántos huevos te recomiendan comer al día?

Coma mantequilla

—Un par… creo.

—Exacto, lo que implica que en Chile todavía «le temen» a los huevos por su contenido de colesterol. ¿Y te recomiendan comer mantequilla?

—No, mantequilla lo menos posible, porque tiene grasa saturada —respondí seguro.

—El 23 de junio del 2014, 30 años después de la aparición de la carita triste y de la cuña el **colesterol es mortal,** se publicó, nuevamente en la revista **Time**: «Coma Mantequilla: Científicos etiquetaron a la grasa como enemigo. Por qué se equivocaron». En este número, la revista hizo un reportaje completo de todo lo que te acabo de contar, pero curiosamente no fue difundido en Chile ¿Por qué?

Porque nos siguen dando las mismas recomendaciones que hace treinta y seis años, pero no es lo que están recomendando desde los ámbitos de gobierno hoy día en Estados Unidos.

—¿Reconocieron que las recomendaciones estaban equivocadas? —pregunté, sorprendido.

Los podrían demandar

—Nooo… ¡Eso jamás lo vamos a ver! —respondió Peter riendo— ¿Y sabes por qué?

—¿Por orgullo? —pregunté, dudando.

—No, ¡por las demandas! —respondió Peter.

—¿Las demandas? —pregunté, sin entender mucho.

—Sí, José, Estados Unidos es el país de las demandas.

Si mañana el gobierno dijera: «Estimados contribuyentes, las recomendaciones respecto a la alimentación que comenzamos a darles desde 1980 estaban en realidad equivocadas, y jamás debimos sacar la grasa de la lista de nutrientes», ocurriría que, pasado mañana, tendrían millones de demandas por parte de toda la población, comenzando por todos aquellos que tienen resistencia a la insulina, prediabetes, diabetes, sobretalla y obesidad, hasta llegar a aquellos con cáncer y alzhéimer, que hoy día es considerado como la diabetes tipo 3. A la fecha, lo único que han hecho ha sido sustituir la pirámide —en junio de 2011— por lo que ahora denominan **Mi plato,** pero las recomendaciones siguen siendo las mismas.

Mira lo que pasó con las tabacaleras: ya en 1950 se sabía que había una relación entre el cigarrillo y el cáncer de pulmón, pero las empresas privadas taparon como pudieron los efectos del tabaco en la salud y los daños por fumar hasta que la evidencia fue tan grande que no pudieron esconderlo más. En ese momento, en los años 1980 y 1990 las demandas tanto de particulares como de algunos estados de Estados Unidos cayeron como lluvia, y las tabacaleras finalmente tuvieron que pagar millones de dólares.

¿Recuerdas qué porcentaje de personas obesas había en Estados Unidos en 1950? —preguntó Peter.

—12% —respondí.

—¿Cuál crees que era en el año 2000?

—¿25%? —pregunté, tratando de adivinar.

—35%: más de la tercera parte de la población norteamericana hoy día es obesa —respondió Peter— y se espera que en el año 2030 un 95% de los norteamericanos tenga sobretalla u obesidad; además, se estima que en el 2050 una de cada tres personas será diabética. Dado que Chile sigue las mismas tendencias de Estados Unidos, podemos perfectamente extrapolar los porcentajes.

Estados Unidos está en una encrucijada: por una parte, no puede cambiar las recomendaciones oficialmente, porque tendría que pagar miles de miles de millones de dólares en demandas y, por la otra, si mantienen las mismas recomendaciones van a tener que pagar miles de millones de dólares en los planes de salud a su población. Dado que el segundo monto es, por ahora, mucho menor, me atrevería a decir que están apostando por mantener las cosas tal como están y a tratar de cambiar el discurso sin que se note mucho.

—¿Entonces, todo va a seguir igual? —pregunté, decepcionado.

—¿En dónde? ¿En Estados Unidos o en Chile? —preguntó Peter.
—En ambos —respondí.
—En Estados Unidos ya se están viendo vientos de cambio, como por ejemplo en la *Guía alimentaria* del Departamento de Agricultura de Estados Unidos (USDA por sus siglas en inglés) de 2015 (que, en realidad, tendría que haber salido en 2015 pero al final salió publicada en 2016, supuestamente por las enormes presiones de la industria alimenticia para que la guía no tuviera grandes cambios). Se eliminó la advertencia respecto a un máximo de consumo de colesterol porque *después de 40 años de investigación y estudios no se encontraron pruebas suficientes que permitan validar su impacto en las enfermedades cardiovasculares*, como son, por ejemplo, los ataques cardiacos.

El colesterol total no es tema

Actualmente se sabe que el colesterol es algo producido por el cuerpo, por lo tanto, si necesitamos un colesterol total de 250 mg/dL y no consumimos ningún alimento que tenga colesterol, nuestro cuerpo va a producir los 250mg/dL, o bien, si en cambio consumimos 150 mg/ dL en la dieta, el cuerpo va a producir los 100 mg/dL adicionales que necesita. Las enfermedades cardiovasculares se producen por inflamación, la inflamación y daño que producen ciertos alimentos en las arterias. El cuerpo usa el colesterol para reparar esas arterias.
—Pero esto no es lo que dicen los médicos y nutricionistas —comenté.
—Tienes razón, José, y no lo dicen porque todavía no lo saben o no quieren saberlo.

La publicación de la *Guía* de 2015 generó mucha polémica entre investigadores, científicos, médicos y nutricionistas que están en contra de lo que ésta recomienda, porque mantuvieron las recomendaciones con respecto al límite de las grasas saturadas, lo cual es una contradicción: si había que evitar las grasas saturadas por su impacto en el colesterol, y ahora el colesterol no es tema… ¿para qué poner un máximo a las grasas saturadas? La única razón para mantener eso es que no quieren desdecirse de manera oficial de lo recomendado previamente, debido al riesgo de que demanden al gobierno por las recomendaciones de los últimos cuarenta años… pero esas recomendaciones tienen fecha de vencimiento, y esa fecha será el día en que Estados Unidos no pueda financiar el gasto en salud pública. La mayor crítica que se le hace a la *Guía Alimentaria* es que no está basada en argumentos científicos, sino que está fundada en los intereses económicos de una industria que aporta billones, miles de millones de dólares al gobierno de turno.

Un muy buen ejemplo de esto fue lo que pasó con Michelle Obama. Cuando Barack Obama salió elegido Presidente en Estados Unidos, su señora, Michelle, tomó la bandera de la alimentación saludable y lanzó la campaña *Let's Move* (Movámonos), que consistía en que, para resolver el problema de la obesidad, había que «moverse», lo que implicaba comer comida real, cocinar en casa, comprar los productos de los agricultores locales, etc. Pero ese discurso le duró solo un par de semanas, ya que después, curiosamente, lo cambió y comenzó a poner cada vez más énfasis en moverse como sinónimo de hacer más ejercicio y no en relación a recomendaciones sobre el tipo de comida que había que comer. Si dices que hay que «comer comida real» en realidad estás diciendo «evita la comida industrializada» por lo que *alguien* tiene que haber hecho una llamada al presidente Obama para recordarle quién le había financiado su campaña. Cuando le preguntan a Michelle Obama el porqué del cambio de discurso, sencillamente, no responde.

—Mmm… no hay que ser contador para sumar uno más uno —respondí.

—Así es, José. Lamentablemente, en Chile continuaremos siguiendo las mismas recomendaciones que en Estados Unidos, pero las de los Estados Unidos de 1980. Aquí todavía creen que hay que evitar el consumo de alimentos que tengan colesterol.

—¿Pero, no me dijiste hace un rato que Chile sigue las recomendaciones de Estados Unidos? —pregunté sorprendido.

—Sí, es verdad, José, pero como te dije también hace un momento, son tantos años repitiendo lo mismo que ahora ni en Chile creen, o no quieren creer, que las recomendaciones puedan cambiar. Y eso va a ser algo digno de ver: las autoridades y los médicos norteamericanos diciendo «oficialmente» que el colesterol no es tema y las autoridades y los médicos chilenos diciendo «oficialmente» que sí.

—Me parece absurdo —respondí.

—Estoy completamente de acuerdo contigo, José, pero lamentablemente esa es la realidad, y por eso estoy dedicado a difundir que lo que nos están recomendando como alimentación saludable no lo es tanto. Por lo menos, no para todos. Y el problema de La Industria —médicos y nutricionistas— es que no están al día y siguen repitiendo lo que les enseñaron hace diez, veinte o treinta años atrás.

Todo lo que te acabo de comentar es una versión muy resumida de la historia del origen de la teoría de las grasas y de cómo llegaron a darnos las recomendaciones que nos dan hoy día. Esta información fue publicada con gran lujo de detalles, en el libro **The Big Fat Surprise: Why Butter, Meat & Cheese Belong in a Healthy Diet**, de Nina Teicholz, una periodista de investigación científica que tardó nueve años en recopilar y analizar los estudios médicos, entrevistar a varias personas involucradas en el tema y escribir su libro. El título es un juego de palabras entre una *sorpresa gorda* y *grasa*, y podría ser traducido como: «La gorda y gran sorpresa: por qué la mantequilla, la carne y el queso sí pertenecen a una dieta saludable». En el año 2014 su libro llegó a ser **best seller** en Nueva York y hoy es una referencia para todos quienes quieren vivir en forma más saludable. Lamentablemente, está solo disponible en inglés, lo que no es excusa para La Industria, porque casi todos leen en inglés.

Ahora, José, que sabes perfectamente cuál es el origen del mito de las grasas saturadas, el colesterol y los ataques cardiacos, de dónde vino y cómo todo está comenzando a cambiar, incluso en Estados Unidos, ¿te parece que quedemos hasta aquí y sigamos mañana?

—Perfecto.

—¿Misma hora y mismo lugar?

—Misma hora y mismo lugar —repetí.

—¡Ah! Y antes de despedirnos, José, una última pregunta: de acuerdo a cómo te sentiste hoy día, ¿cómo estás para seguir con el programa mañana?

—¿Dieta por un día? —respondí, sonriendo.

—Exacto, José, dieta por un día.

—La verdad, Peter, no me siento bien…

—¿No? —preguntó Peter, poniendo cara de preocupación.

—¡Me siento perfecto! —respondí, soltando una carcajada.

—Ja, ja, ja… José, la idea era que aprendieras a comer… no a copiar mi sentido del humor —dijo Peter, riendo de buena gana.

—Lo siento, Peter, pero como te dije, aprendo rápido y no me parece justo que seas tú el que siempre se ríe de mí.

—¡*Touché!* —respondió Peter—. Que tengas una buena tarde, amigo mío.

—Muchas gracias, Peter. Si bien estamos recién comenzando, la verdad estoy muy contento de haber aceptado tu ayuda.

—Todo lo contrario, José, gracias a ti por la confianza.

Aló, ¿José?

—Hola, mamá. ¿Qué cuentas?
—No mucho. Todo bien por acá. Te llamaba para preguntarte si vas a venir a almorzar el sábado. Tu hermano se ofreció a hacer un asado y quería confirmar.
—¿Asado? OK, ¿a qué hora?
—Igual que siempre, como a la una.
—OK. ¿Quieres que te lleve algo? ¿Va alguien más?
—Sí, podrías traer algo para el aperitivo… ¿Te parece? Y no, seremos nosotros cuatro.
—OK, mamá, yo llevo el aperitivo. Nos vemos el sábado.
—¿Y tú? ¿Qué me cuentas?
—Nada nuevo. Con harto trabajo en la oficina, como siempre.
—OK, no trabajes mucho. Un beso.
—Otro. Nos vemos, mamá, y saludos al viejo.

Contesté en automático… ¡No lo pensé! ¿Ir a almorzar a la casa de mis padres? Acabo de comenzar el programa… debí decir que no, que no podía. No quiero caer en tentaciones… pero ya está y, por otra parte, si llevo el aperitivo y el almuerzo es un asado, que está dentro del programa… mmm… Esto va a ser interesante.

Me fui a mi casa, y mientras viajaba en el metro me puse a pensar en todo lo que me había dicho Peter en estos dos días. Definitivamente, era mucha información. Cuando llegué a mi departamento me preparé una limonada *frozen:* hielo, agua mineral, jugo de limón, menta, unas gotas de estevia y todo a la juguera. Ahora me prepararía algo para comer, aunque no tenía la típica hambre que tenía antes de comenzar con Peter, tampoco era como para ir a dormir solo con un té. Me preparé un atún que me quedaba de mi antigua dieta *baja en grasas*, con ensalada de lechuga, tomate, albahaca y un poco de aceite de oliva. Le escribí por *WhatsApp*:

¡Tenías razón de nuevo! Sin hambre cuando llegué a mi casa… comí algo liviano.

¡Genial! Nos vemos mañana!

«Bueno», pensó José, «ahora voy a abrir mi cuenta en www.myfitnesspal.com para ver qué tanto estoy comiendo».

RESUMEN DEL DÍA

Macronutrientes	Gramos	Porcentaje Objetivo	Porcentaje Real
Grasas	146 g	70% - 80%	62%
Proteínas	70 g	15% - 20%	29%
Carbohidratos	21 g	5% - 10%	9%
Agua		4 litros	3 litros

Resumen de la primera medición de José tras empezar el programa

¡Perfecto! —continuó, pero ya en voz alta—. Me faltó subir la grasa un poco más y bajar las proteínas al 20% para quedar perfecto. ¡Y tengo que tomar más agua!

¿Cumpleaños? No creo

«Mmm… apenas un día de dieta… ¡Perdón, Peter!», pensó José, «de **programa** y ya bajé medio kilo… ayer no pasé nada de hambre y hoy día siento mi estómago un poco menos hinchado. Interesante.»

MI DESAYUNO

2 vasos de agua.
Una *omelette.*
Mantequilla.
3 láminas de tocino.
3 huevos.
Sal y pimienta.
Media palta molida con aceite de oliva.
Un poco de paté de cerdo.
Cápsulas de Omega 3.
Multivitamínico.

¡Y estoy listo! Hoy sí que estuvo potente el desayuno, pero… como es viernes, no quiero pasar hambre y así evitar activar mis hábitos **Happy Friday**. O sea, no quiero terminar después de la oficina en un bar comiendo y tomando aquellas cosas que, por ahora, no están en el programa. Voy a ver cómo me va.

—Hola, José —me dijo Karla cuando entré en la oficina.
—Hola Karla, ¿qué tal? —respondí amablemente, porque Karla es una de las personas que me cae bien y me trata bien en la oficina.
—Sabes, hoy día es el cumpleaños de Germán, por lo que queremos ir a comer y a tomar algo después del trabajo… ¿te anotas?
—Hoy no puedo, Karla, pero muchas gracias por invitarme. Le voy a decir «feliz cumple» a Germán más tarde. Gracias por recordármelo.
—No te preocupes, no hay problema, ¡y que tengas un buen día!
—Gracias, igualmente.

¿Un cumpleaños? ¿Hoy día? No creo. Ya será suficiente prueba el almuerzo mañana en la casa de mis padres. No quiero tentar a la suerte.

3

Tercer encuentro

—Hola, José, ¿cómo estás? —dijo Peter, dándome un abrazo.

—Hola, Peter, muy bien y tú —respondí, devolviendo el abrazo.

—¡Muy bien! ¿Y? ¿Cómo te has sentido en tus dos primeros días?

—Siento más deshinchado el estómago y no he pasado nada de hambre en estos dos días. La verdad es que me he sentido bien.

—¿Tu concentración? ¿Estado de ánimo?

—Todo bien… ¡Nada que declarar!

—Genial, José. ¡Te felicito! Bueno, ayer conociste el origen del mito de las grasas saturadas, el colesterol y los ataques cardiacos, quién, dónde y cuándo se inició.

—Ancel Keys, en Estados Unidos, en 1950.

—Exacto. Ahora, ¿de dónde crees que salió lo de que si comemos grasa la almacenamos como grasa corporal?

—¿Otro estudio médico manipulado? —pregunté, sin, la verdad, tener ni una idea.

—No, José, esta vez no es un estudio manipulado y se trata del segundo mito, sobre el que vamos a conversar hoy día: «contar calorías».

—Antes de eso, Peter, ¿te puedo hacer una pregunta? ¿Me puedes comentar por qué hablas de sobretalla y no de sobrepeso? — pregunté.

—¿Te diste cuenta? Bien, José —respondió Peter, golpeando mi hombro como felicitación—. Ese también es uno de los mitos que quiero despejar contigo más adelante, así que te pido un poco de paciencia, que ya vamos a llegar a él, ¿OK?

—OK, no hay problema. Vamos con las calorías entonces.

4

Segundo mito: Contar calorías

Las calorías

—Como siempre, José, para saber qué decirte, cuéntame qué tanto sabes sobre las calorías. Ayer me dijiste que «había que contarlas».

—Bueno eso, hay que comer alimentos bajos en calorías, tenemos que comer menos calorías que las que quemamos para no subir de peso, o bien comer 500 calorías menos y gastar más calorías haciendo ejercicio para bajar de peso. Eso es lo que aprendí en mis innumerables visitas a las consultas y también es lo que se lee y escucha en todos lados: en los programas de televisión, radio, revistas y lo que destacan las recetas y los productos, *snacks* y comidas en el supermercado: ¡todo es de bajas calorías!

—¿Y no te llama la atención que hoy día, con la tremenda oferta que hay de productos *light*, bajos en grasa, bajos en calorías y sin azúcar, cada día haya más personas con sobretalla y obesidad?

—Me llama la atención que yo, comiendo todos esos productos, pese cada día más —respondí.

—Vamos a conversar de eso una vez que, al igual que hicimos sobre el origen de la teoría de la grasa, veamos cuál es el origen de la teoría de las calorías, por lo que aquí va mi siguiente pregunta —prosiguió Peter—: ¿Tienes alguna idea de cuándo se pudo haber incorporado el concepto de las calorías en la nutrición humana?

—No lo sé, pero me imagino que es algo que se habrá comenzado a utilizar… ¿hace unos veinticinco o treinta años? ¿Después de las recomendaciones nutricionales de la pirámide? —dije, dudando.

—Bien, José, acomódate nuevamente —me respondió Peter, riendo—, porque esta historia comienza hace casi… ¡130 años! A principios de 1900, en 1918 en Estados Unidos…

Estados Unidos, 1918

—Perdona que te interrumpa, Peter, pero dijiste «130 años», y desde 1918 a hoy son solo 98 años. Recuerda que soy analista contable y… ¡los números son lo mío! —dije, orgulloso.

—Tienes toda la razón, José. Dame un momento y vamos a llegar a los 130 años —respondió Peter, sonriendo también.

En Estados Unidos, en 1918, aparece por primera vez el concepto de calorías y baja de peso en un libro escrito por una doctora llamada Lulu Hunt Peters. En su libro **Dieta y salud, con las claves de las calorías,** Lulu afirma textualmente que «500 calorías equivalen aproximadamente a 60 gramos de grasa. 60 gramos por día serían 1,8 kilos por mes o 22 kilos por año. Cortando 1000 calorías por día equivaldría a una reducción de aproximadamente 3,6 kilos al mes, 43 kilos al año.»[9]

—Sabía que si consumías menos calorías de las que gastabas podrías bajar de peso, pero no sabía que podías llegar a perder 43 kilo en un año… ¿de verdad? – pregunté intrigado.

—Esto es lo que presentó Lulu en su libro, y si usas la calculadora y haces la conversión de gramos de grasa a calorías, eso es lo que «teóricamente» debería pasar – dijo Peter.

—Bueno, en eso estaban basadas todas las dietas que hice, y es lo que te dicen que hagas médicos y nutricionistas, pero el diferencial que daban era de 500 calorías diarias. O sea, que si hubiera seguido la dieta al pie de la letra por todo un año, ¿habría bajado 22 kilos? – pregunté, intrigado.

—No necesariamente —respondió Peter—. Sigamos con Lulu. Su libro se convirtió en un **Best Seller** y estuvo en los tops de ventas desde 1922 hasta 1926. El concepto de las calorías era tan nuevo en esa época, que en su libro Lulu incluso enseña cómo se deben pronunciar fonéticamente. En septiembre de 1959, el **Chicago Daily Tribune** publica un artículo en el que afirma que «se pierde medio kilo de grasa cuando sea que el cuerpo quema 3500 calorías por dieta o por ejercicio.»[10]

La seguridad con la que afirman en el artículo esa recomendación sugiere que esto es un «hecho comprobado», o por lo menos, «conocido» en esa época, y es posible que Lulu Hunt haya iniciado la teoría de contar calorías para bajar de peso y esto se haya comenzado a difundir de boca en boca hasta llegar a las escuelas de medicina, médicos y nutricionistas hasta hoy en día. Como me hiciste notar, José, después de 98 años, se sigue considerando esta como la única respuesta para bajar de peso, y por eso lo encuentras en, te diría, el 90% de los libros y programas de dietas; es lo que predican casi el

---

9 Fuente: traducción personal del libro **The Obesity Epidemic: What Caused it? How can we stop it?** Zoe Harcombe, pág. 56. eBooks.

10 T.R. Van Dellen, "How to keep well". Chicago Daily Tribune (15 september 1959).

99% de los médicos y nutricionistas y es lo que cree un altísimo porcentaje de personas, especialmente mujeres.

—O sea que lo que nos dicen que hay que hacer hoy, comer menos calorías, ¿se corrió casi como un rumor? —pregunté, muy sorprendido.

—Podríamos de decir que sí —respondió Peter— y lo peor, es que a partir de esta teoría se comenzó a pensar en los alimentos como calorías, pero los alimentos no son simples calorías. Antes de revisar por qué, veamos de dónde sacó Lulu lo que publicó en su libro, para lo cual nos tenemos que ir a los años de 1800.

Francia, 1800

A principios de 1800, en plena época de los motores a vapor, se necesitaba una unidad de energía que permitiera diferenciar la capacidad de un motor y otro. En 1824, un fisicoquímico francés llamado Nicolás Clément-Desormes, define lo que es una caloría como: **la energía necesaria para subir en un grado Celsius la temperatura de un gramo de agua.**

—Me acabo de perder, Peter. ¿Qué tienen que ver los motores de vapor con bajar de peso? —pregunté, confundido.

—Paciencia, amigo mío, ya vamos a llegar —dijo Peter, guiñando un ojo—. ¿Recuerdas, José, cuántas calorías tienen los distintos tipos de alimentos?

—Seguramente me lo dijeron, pero la verdad, no lo recuerdo. Sí sé que las grasas son las que más calorías tienen y que por eso hay que evitarlas —respondí, un poco avergonzado, porque si sabía que había que contar calorías, ¡cómo no sabía cuántas calorías había que contar!

—No te preocupes, José, te lo recuerdo ahora y para eso tenemos que irnos a finales de 1890.

Estados Unidos, 1887

En 1887, Wilbur Olin Atwater, un químico norteamericano, decide quemar los distintos grupos de alimentos para ver cuántas calorías generan. En su experimento descubre que las proteínas y los carbohidratos generan 4 calorías, mientras que las grasas generan 9 calorías, siendo esta la primera vez que el concepto de calorías se relaciona con la alimentación humana… ¡hace 129 años!

—Eso sí que es una sorpresa, Peter. Yo creía que las recomendaciones que nos hacían los médicos y nutricionistas estaban basadas en la última tecnología o en los últimos descubrimientos… no en descubrimientos de más de un siglo.

—Lamentablemente, en el caso de las calorías no es así, José, pero el problema no es que se haya descubierto hace más de 100 años cuántas calorías tenían los alimentos. El verdadero problema fue ¡lo que hicieron con esa información! Para saber esto, tenemos que volver con Lulu. Lo que hizo Lulu para llegar a la recomendación de las calorías en su libro fue utilizar dos cosas: por una parte, el descubrimiento que había hecho Atwater treinta y un años antes, específicamente el valor de las calorías que tenía la grasa, y, por otro lado, la primera ley de la termodinámica, que dice que *en un sistema cerrado en equilibrio térmico, la energía no puede ser creada ni destruida, solo transformada*. A partir de esto, la autora concluyó que, si un gramo de grasa tiene 9 calorías, entonces, para eliminar un kilo de grasa corporal tenías que comer 9000 calorías menos que las que tu cuerpo gastaba. Como te comenté hace un momento, desde el punto de vista teórico… ¡la calculadora funciona perfectamente! Pero…

—¿Pero? —pregunté intrigado.

—Pero el metabolismo no es un problema matemático, ¡es un problema hormonal. ¿Cómo crees que se miden las calorías de los distintos alimentos? —preguntó Peter.

—Me imagino que en un laboratorio, ¿con algún equipo especializado? —respondí.

—Sí, en un laboratorio, y el equipo especializado es en realidad un horno hermético, donde el calor que se genera es medido con gran precisión. Dime, José, ¿tú crees que 100 calorías de proteínas, pensemos por ejemplo en pollo, son iguales a 100 calorías de carbohidratos, pensemos en arroz, y que estas a su vez son iguales a 100 calorías de grasa, que podría ser, por ejemplo, mantequilla? —preguntó Peter.

—Desde el punto de vista de las calorías, son iguales porque todas son 100 calorías —respondí—, pero, por cómo te voy conociendo, creo que me vas a decir que no lo son.

— Ja, ja, ja. José, qué divertido eres. ¡Y tienes razón! Desde el punto de vista de las calorías quemadas en un horno hermético son todos iguales, pero dime: ¿es tu cuerpo un horno herméticamente cerrado?

Horno biológico

—¡Claramente, no! —respondí con seguridad.

—Exacto, tu cuerpo no es un horno hermético, tu cuerpo no digiere calorías.

Podríamos decir que tu cuerpo es un horno biológico que procesa en forma diferente los alimentos que consume y no le da lo mismo comer 100 calorías de mantequilla o 100 calorías de arroz, porque cada vez que comes sucede una serie de procesos metabólicos y hormonales (los vamos a ver más adelante) que no tienen nada que ver con un horno inerte que quema siempre igual cualquier cosa que le pongas dentro. Es por eso, que, desde el punto de vista de tu cuerpo, las calorías no son todas iguales, pero esto es ignorado totalmente por la industria, médicos y nutricionistas, y es una de las razones por las cuales **las dietas bajas en calorías no funcionan.** Porque se basan en que tu cuerpo las quema siempre igual, no importa lo que comas (lo que no es así), y en que cuando reduces el consumo de calorías lo que disminuye en tu cuerpo es grasa corporal (lo que tampoco sucede así).

De este modo, al igual como Nina Teicholz investigó el origen de la teoría de las grasas y las desmitificó en su libro **The Big Fat Surprise**, en el año 2014, la nutricionista inglesa Zoe Harcombe investigó sobre el origen de la teoría de las calorías y la desmitificó en su libro **The Obesity Epidemic: What Caused It? How Can We Stop It?**, que se podría traducir como **La epidemia de la obesidad: ¿Qué la causó? ¿Cómo podemos detenerla?**, el que fue publicado en el año 2010. En ambos libros hay gran cantidad de estudios médicos de referencia para respaldar sus conclusiones, y por ello los podemos considerar como una gran herramienta de actualización para quien esté en la industria de la nutrición, y así también como en la de la salud.

—¿También está en inglés? —pregunté, sospechando la respuesta.

—Sí, José, también está, en inglés ¡y tampoco es excusa!

La tormenta perfecta

La especie humana se demoró 3,9 millones de años en llegar al hombre moderno, y tan solo 36 años en convertir a la mayoría de los habitantes del planeta en obesos. En los últimos 36 años, tratando de comer menos calorías, las personas han ganado un exceso de grasa corporal sin precedentes en toda la historia de la humanidad y, desde mi punto de vista, el origen de esto lo puedes encontrar en tres hechos que, como en una tormenta perfecta, coincidieron para que la población mundial tenga hoy en día niveles nunca antes vistos de resistencia a la insulina, prediabetes, diabetes, sobretalla y obesidad:

- **La teoría de las calorías** que a partir de 1918 recomendó que había que comer menos calorías que las que se gastaban. Como las grasas tenían más calorías en comparación a las proteínas y los carbohidratos, había que evitarlas.

- **La teoría de las grasas, el colesterol y los ataques cardiacos** a partir de 1950. Como las grasas eran responsables de los ataques cardiacos, había que evitarlas.

- **La Guía alimentaria de Estados Unidos** de 1980, que eliminó las grasas de la dieta y las reemplazó por carbohidratos, lo que hizo que las personas comenzaran a comer mucho más azúcar que antes, porque lo que comían «no tenía grasa».

—Ahora —dijo Peter—, ¿cómo crees que respondió la industria?

Cómo respondió la industria

—¡Le saco la grasa, le saco la grasa! —respondí, haciendo una parodia a un clásico comercial de analgésicos en que el marido le decía a su señora: «Le saco la sal, le saco la sal».

—Ja, ja, ja —rio Peter—. Exacto, José, igual que en ese comercial, la industria respondió con los productos *light*, bajos en grasa o sin grasa, matando dos pájaros de un tiro porque, al sacar la grasa, también pudieron bajar las calorías, pero tuvieron un problema: los productos no tenían buen sabor ni textura. ¿Cómo crees que lo resolvieron?

—Ahí sí que no tengo idea —respondí.

—Lo resolvieron agregando azúcar y sal, y esto ha seguido siendo así hasta el día de hoy.

—¿Azúcar y sal? ¿Pero las recomendaciones que hicieron en 1980 no decían que había que bajar la grasa, el azúcar y la sal para alimentarse en forma más saludable?

—Sí, José, eso es lo que recomendaron. Sin embargo, dado que el gran culpable de los ataques cardiacos era la grasa, al sacarla tuvieron que transar, y digamos que el aumento de sal y azúcar pasó desapercibido. Si quieres entretenerte, la próxima vez que vayas de compras al supermercado compara las etiquetas de un producto «entero», que tenga grasa con el mismo producto en su versión «*light*». Vas a descubrir que en el producto *light* la grasa es menor, pero la sal y los carbohidratos, es decir el azúcar, son mayores.

Las personas están convencidas de que están comiendo más sano cuando compran productos light porque están comiendo menos grasa, pero no se dan cuenta de que, en realidad, están comiendo más azúcar, y es el azúcar la responsable de la resistencia a la insulina, la prediabetes, la diabetes, la sobretalla y de la obesidad. No la grasa. Profundizaremos en esto más adelante.

Por otra parte, la industria de comida ha seguido adaptándose a las recomendaciones que hace la industria médica y nutricionista, y si la recomendación ahora es «evitar el azúcar», entonces utilizan ingredientes con nombres como: **dextrosa, glucosa, lactosa, xilitol**, los cuales no tienes cómo saber que en realidad son formas del azúcar, o que los efectos de esos ingredientes, tanto en tu sangre como en tu insulina, son iguales a los del azúcar. Si la recomendación es «disminuir la sal», entonces reemplazas el sodio por potasio. Como la normativa no exige que publiques el potasio, apareces con menos sal y publicas avisos como **sodio light**. Si la recomendación es comer varias veces al día porciones con bajas calorías, la industria reduce el tamaño del **snack** normal hasta que llegue a 100 calorías, pero los ingredientes son los mismos y así el fenómeno continúa y continúa. El objetivo de la industria alimenticia no es que las personas sean más sanas o saludables: su objetivo en realidad es vender y ganar dinero. Por eso diseñan alimentos que ojalá sean adictivos, que no puedas parar de comer, porque de esa forma van a vender más, y esa es la función del azúcar, la grasa y la sal cuando las pones juntas.

—El objetivo de la industria de comida procesada lo entiendo perfecto, Peter —dijo José—, pero no entiendo cómo «La Industria: médicos y nutricionistas», como dices tú, que debería velar por la salud de las personas, sigue con las mismas recomendaciones si está más que claro que están equivocadas.

Los médicos no saben que no saben

—Muy buena pregunta, José —respondió Peter— Yo creo que la mayoría de l@s médicos y l@s nutricionistas no saben que las recomendaciones que están dando están equivocadas hasta que les llega la hora de seguirlas ellos mismos, y es recién entonces cuando se dan cuenta de que algo no funciona. Piensa en todos los médicos que hay con sobretalla y obesidad, o con sus indicadores de salud IDS fuera de rango —dijo Peter.

—Entonces, ¿los médicos saben lo que hay que hacer y no lo hacen? ¿O no saben lo que hay que hacer y lo que hacen no les funciona? —pregunté intrigado.

—Podrían ser ambas —respondió Peter—. Recuerdo haber leído una vez en un foro la carta de un médico que contaba que pasó veinticinco años de su carrera reprendiendo a sus pacientes porque en su consulta le decían que hacían lo que él les recomendaba que hicieran, pero en realidad no bajaban de peso… algunos incluso a veces subían. Decía que sus pacientes eran unos glotones, flojos y mentirosos… hasta que un día le tocó a él. Cuando cumplió cincuenta y cinco años se dio cuenta de que la manera en la que se había mantenido no le estaba funcionando, que la ropa le comenzó a apretar, y cuando comenzó a correr más y a comer menos de lo que ya lo hacía, no logró ningún cambio. Todo lo contrario. Siguió subiendo su grasa corporal y andaba todo el día muerto de hambre y mal genio.

—Si a los médicos les pasa eso, ¿qué nos queda para el resto de los mortales?

—¡Claro, José! Es lo que le pasó a este doctor: comenzó a investigar y descubrió, como muchos otros lo están haciendo en el mundo hoy en día, que las recomendaciones oficiales no eran la respuesta para todos; de hecho, no lo fueron para él, no en el largo plazo por lo menos.

—Ahora que lo recuerdo, una vez leí en una revista femenina un reportaje sobre unas nutricionistas que habían estudiado nutrición porque querían bajar de peso y que varias de ellas habían desarrollado anorexia o bulimia, lo cual había sido el resultado de su afán por no subir de peso para no perder a sus clientes —comentó José con gran interés.

—Exacto, y esto te indica que, incluso habiendo estudiado, las recomendaciones que les daban a sus clientes ni siquiera les funcionaban a ellas. Para que veas al extremo al que se puede llegar por mantener la línea. Eso no es saludable, José, ni tampoco sostenible a largo plazo. Ahora, para responder a tu pregunta respecto a por qué los médicos no saben que no saben, lo que creo es que tiene que ver con la carrera de medicina en sí misma.

Piensa por un minuto alguno de estos aspectos:

- Para estudiar medicina tienes que haber sido un excelente alumno y tienes que haber hecho una muy buena prueba para ingresar a la universidad. Una vez dentro, tienes que ser capaz de estudiar y aprender gran cantidad de información, la que después tendrás que rendir en los exámenes y aplicar una vez que comiences a atender pacientes. En la carrera de medicina no estudias nutrición y en ninguna de las dos, como comentábamos antes, estudian el origen de las recomendaciones nutricionales.

- Para desarrollar la carrera médica, no se espera que los estudiantes sean creativos, innovadores o que cuestionen lo que les enseñan. No tienen tiempo para eso, y dada la alta exigencia, seguramente el poco tiempo que les queda lo destinan para estudiar y profundizar en la especialidad hacia la que se van a orientar.

- La mayoría de los médicos velan por la salud de sus pacientes y quieren lo mejor para ellos, entonces, si ellos no aprueban o incluso rechazan las nuevas tendencias en nutrición que se están difundiendo, no es que no quieran que te sanes, sino que no fueron educados para tener en cuenta la gran importancia del impacto de la dieta en la enfermedad.

Si tenemos en cuenta todo esto, si llegas con una nueva propuesta que te guíe sobre cómo alimentarte que esté basada en principios contrarios a la sabiduría «popular u oficial», lo más probable es que sea rechazada. Además, aunque esto no pasa mucho en Chile, pero sí en Estados Unidos, hay mucha preocupación por la posibilidad de que te vayan a demandar si haces una sugerencia que no esté basada en las recomendaciones oficiales.

¿Es culpa tuya o de las recomendaciones?

Dicho todo esto, y por un momento dejando fuera de la ecuación lo que acabamos de ver con respecto a las demandas que se generarían hacia el gobierno en Estados Unidos si cambiaran las recomendaciones, creo que estamos en el punto en que podemos separar a la industria médica en dos grupos. Primero la que dice:

«Las recomendaciones están bien, y son las personas las culpables por no controlarse con lo que comen; si comen en exceso es culpa de ellas por no ser capaces de hacer ejercicio para eliminar ese exceso de calorías que comieron».

Este es el que corresponde al punto de vista oficial de La Industria: médicos y nutricionistas, y no es casualidad que, por su parte, la industria de alimentos procesados se valga del argumento «calorías comidas v/s calorías quemadas» o «comer productos altos en calorías en la justa medida» para no tener que cambiar y poder así seguir vendiendo lo que venden. Es decir, si tienes exceso de grasa corporal o estás obeso, según ellos, en tres palabras… ¡Es tu culpa!

Es tu culpa por no controlarte… Es tu culpa por no tener fuerza de voluntad… Es tu culpa porque eres floj@ y no haces ejercicio. Es tu culpa porque comes más calorías que las que quemas… Es tu culpa porque quemas menos calorías de las que comes… ¿Y si dices que comes menos y haces más ejercicio y no bajas de peso? Es tu culpa por ser mentiros@.

—¿Te suena? —preguntó Peter.
—La verdad eso es lo que he creído y sentido toda mi vida —respondí, apenado.
—Tú y millones de personas más en todo el mundo, José. Ahora, la pregunta del millón: ¿las personas hicieron caso de las recomendaciones?

Si analizas la publicación del cambio en el consumo de los alimentos desde 1976 a 2005 en Estados Unidos[11], podemos ver claramente que las personas sí siguieron las recomendaciones, ya que disminuyó el consumo de:

- Grasas animales en un 16%
- Carnes rojas en un 17%
- Huevos en un 17%,
- Leche entera en un 73%
- Mantequilla en un 14%

---

[11] Fuente: Wells, Hodan Farah and Buzby, Jean C., "Dietary Assessment of Mayor Trends in U.S. Food Consumption, 1970-2005", US Department of Agriculture: Economic Research Service, Economic Information Bulletin, Number 33, March 2008. Chart by Nina Teicholz.

Y el consumo de los siguientes alimentos subió de manera considerable:

- Granos + 41%
- Harina de trigo + 21%
- Aceites vegetales + 91%,
- Vegetales + 23%,
- Frutas + 13%

Sin embargo, los datos en relación a la obesidad no presentaron mejoras significativas:

- Entre los 18 y 29 años pasó de un 8% a un 28%
- Entre los 30 y los 44 aumentó de un 15% a un 37%
- Ya partir de los 45 años subió desde el 18% a un 41%

Es decir, estos datos nos muestran cómo las personas comieron según les recomendaron, y tras eso, el porcentaje de obesidad aumentó de manera exorbitante, hasta convertirlos en el país más obeso del planeta.

A río revuelto...

Sigamos con el argumento que puede definir a la segunda parte en que estamos dividiendo a la industria médica. La otra alternativa es:

Las recomendaciones están equivocadas y las personas tienen exceso de grasa corporal u obesidad por lo que les estamos recomendando que hagan. Es nuestra culpa, no de las personas, porque recomendamos «cuántas calorías comer» en vez de «qué calorías comer».

Asumir esta posibilidad significaría, por una parte, admitir su responsabilidad por la obesidad mundial, y, dejando las demandas fuera, significaría también tener que reescribir absolutamente todo lo que han escrito, publicado y predicado en los últimos sesenta años. Por otra parte, significaría que la industria de alimentos procesados tendría que asumir su responsabilidad y culpa en la obesidad mundial, igual como lo hizo la industria del tabaco en su momento. Es mucho más rentable mantener a las personas confundidas, de modo que no sepan qué es lo que realmente tienen que hacer...

—¿A río revuelto ganancia de pescadores? —comenté.

—¡Qué buena frase, José! Si te preguntas quiénes se benefician con la resistencia a la insulina, la prediabetes, la diabetes, la sobretalla y la obesidad, por mencionar algunas, vas a entender por qué está pasando lo que está pasando.

¿Qué pasaría si mañana no hubiera diabetes ni obesidad?
¿Qué industrias desaparecerían?
¿Cuántas empresas de suplementos alimenticios quebrarían?
¿Cuántos gimnasios cerrarían?
¿Cuántos médicos y nutricionistas se quedarían sin trabajo?
¿Cuántas consultas o incluso edificios desaparecerían?
¿Cuántas operaciones bariátricas dejarían de hacerse?
¿Cuántos laboratorios farmacéuticos dejarían de vender medicamentos y tendrían que cerrar?

El sistema es abusivo y está en contra de tu salud, pero tú todavía puedes ganarle. Lo que tienes que hacer es entender las reglas del juego en vez de quejarte y lloriquear. Dado que el cambio no va a venir ni del gobierno ni de las empresas que fabrican comida industrial, ni tampoco de la industria médica por razones políticas e intereses económicos (ese es el río revuelto), el cambio tiene que venir de nosotros mismos, porque nosotros somos el pez que están tratando de pescar. Hoy, más que nunca, tenemos la obligación de investigar, experimentar y descubrir cuál es la manera en la que nos tenemos que alimentar, porque el discurso de «una dieta para todos» o «coma menos y haga más ejercicio» no funciona. No ha funcionado en los últimos 40 años ni va a funcionar en los próximos 100, porque todos somos diferentes: aunque tengamos la misma altura, el mismo peso, el mismo sexo y la misma edad no significa que tenemos que comer lo mismo o que vamos a vivir en forma saludable si comemos todos lo mismo. Como decíamos al comienzo: una vez que tengas las herramientas, será tu responsabilidad hacer que las cosas cambien. Nadie lo va a hacer por ti, y no hay nada peor que saber lo que tienes que hacer y… ¡no hacerlo!

—¿Te parece que nos quedemos hasta aquí y sigamos el lunes? —preguntó Peter.
—Sí, me parece bien —respondí—. Tengo que digerir bastante toda esta información.

—Sí, ¡es verdad! —respondió Peter—, pero eso es lo que te permitirá conseguir tus objetivos. ¿Mismo lugar, misma hora?
—Mismo lugar, misma hora —respondí.

Etiquetas

Cuando terminamos de conversar, con Peter nos dimos un abrazo de despedida y me fui al supermercado para comprar algunas cosas que me faltaban. Y ya que estaba ahí, aproveché de comparar las etiquetas de algunos productos, como me había sugerido.

Al salir del supermercado aproveché de enviarle a Peter un
whatsapp:

> Hola, Peter, tenías razón
> Mayo entera: grasa 76 g y Carbos 2 g en 100 g
> Mayo light: grasa 21 g y carbos 11 g en 100 g

> Bien, José, ¡lo viste! La próxima vez que nos veamos te explico qué significa! Abrazo

Almuerzo familiar

Me levanté temprano para salir a caminar, lo que es bastante raro en mí. Siempre he creído que con lo que camino en la semana para ir a la oficina basta, pero, aunque Peter no dijo nada al respecto, voy a agregar un poco de ejercicio extra para ver qué pasa. Tomé dos vasos grandes de agua apenas me levanté y me vestí. Esta vez, en vez de bajar por el ascensor, bajé por la escalera. Después de caminar volví, me duché y me preparé nuevamente un buen desayuno. «Una de las claves para evitar los antojos es no tener hambre», dijo Peter, así que voy a seguir su consejo.

Mi desayuno: otros 2 vasos de agua, 2 huevos fritos en mantequilla con 3 láminas de tocino, sal, pimienta, y esta vez agregué un poco de brócoli al vapor. 2 tazas de mate. Cápsulas de Omega 3, el multivitamínico y quedé listo.

Más tarde fui al supermercado y compré apio, paté, unas longanizas y agua mineral. En la casa de mis padres no son de agua, más bien son de bebidas *light*, cerveza y vino.

Mientras mi hermano hacía el asado yo preparé el aperitivo.

—¿Apio con paté? —preguntó mi madre—. No lo había comido nunca.
—Lo vi en una revista —respondí, rogando que no me fuera a tocar el tema de «una nueva dieta».
—Si no fuera por el paté, que está lleno de grasa, habría dicho que estabas haciendo una nueva dieta.
—No, mamá. No estoy haciendo una dieta. —contesté.

¿Por qué pensé que hoy sería diferente y conversaríamos de otra cosa? Si en realidad cada vez que vengo sale el tema de las dietas, el peso, lo que subió o bajó no sé quién, que debería ir a ver a alguien… ¿Por qué hoy iba a ser diferente?

Pero era diferente.

Estaba en un programa diferente a todo lo que había hecho antes, me sentía bien, hasta ahora no había pasado hambre, y, como dijo Peter, no tenía que decir nada hasta que los demás vieran mis resultados… Sí, ese día me sentía diferente respecto al tema del sobrepeso, o sobretalla, como dice Peter.

—¿Una cervecita, guatón[12]? —preguntó Pancho, mi hermano.
—¡No, gracias! —respondí—. Anoche tuve una fiesta con la gente de la oficina, así que hoy día me quiero desintoxicar —mentí.
—Bueno, yo voy con una. ¿Y qué vas a tomar? —insistió.
—Traje agua mineral, y con un poco de jugo de limón queda perfecta.
—¿Agua mineral? ¿No te irá a caer mal? —respondió, riéndose. Y en realidad tenía razón. Normalmente partía con las cervezas o las piscolas[13] y después seguía con el vino, pero esta vez no. Y hasta este momento mi nuevo programa estaba pasando desapercibido.

---

12 N. de la E. «Guatón»: adjetivo usado en Chile para referirse a una persona con el vientre de tamaño abultado; se usa como sinónimo de «gordo», y a veces como apelativo afectivo.

13 N. del A. «Piscola» es bebida alcohólica preparada mezclando pisco y un refresco gaseoso del tipo «cola».

—¡Choripanes[14] listos! —dijo Pancho.
—A mí dame solo la longaniza, por fa'. El pan me está dando acidez —respondí.
—Estuvo buena la fiesta, ¿ah? —dijo mi hermano.
—Sí, muy buena —Y de nuevo se compraron mi excusa. Después, me comí otra longaniza sin pan y el asado con ensaladas de tomate, cebolla, palta y apio, y evité la zanahoria y las papas.
—¿Quieres un postre, guatón? preguntó mi padre.
—No, gracias —me apuré en responder—; con el paté del apio, las dos longanizas y el asado quedé listo. Pero te acepto un café con crema —terminé.
—¿Con crema? —saltó mi madre.
—Sí, con crema, ¿por? —respondí
—Ah, no, por nada —respondió ella y se fue a la cocina.

La verdad es que mi primera salida resultó perfecta y totalmente de acuerdo al plan. No me salí con nada y comí lo suficiente para no pasar hambre. Pero lo más importante fue que nadie notó que estaba poniendo en práctica un nuevo programa de alimentación. Bueno, tuve que inventar algunas mentiras «blancas», pero porque no estoy de ánimo en este momento para iniciar una conversación nada entretenida sobre las dietas.

Al llegar a mi casa, le escribí a Peter:

Mi primera salida y estuve al 100% en el programa.

Te felicito, Jose!

Mientras ingresaba lo que había comido a la web de *myfitnesspal* pensé que, en realidad, podría perfectamente seguir comiendo así para el resto de mi vida. Posiblemente a esto se refieren cuando dicen que más que cambiar de una dieta a otra lo que se necesita es un cambio de estilo de vida.

---

14   Así se le dice en Chile a un chorizo o longaniza servida en un trozo de pan.

Esa noche fue la noche del té. Con todo lo que comí en el desayuno más el asado en la casa de mis padres quedé perfecto como para probar saltarme la comida. Todo esto, a fin de cuentas, se trataba de experimentar.

RESUMEN DEL DÍA

Macronutrientes	Gramos	Porcentaje Objetivo	Porcentaje Real
Grasas	155 g	70% - 80%	58%
Proteínas	95 g	15% - 20%	35%
Carbohidratos	19 g	5% - 10%	7%
Agua			2,4 litros

Mmm… así que eso pasa cuando se come una buena parrillada… suben las proteínas y baja la relación de grasas. Bueno, los carbohidratos siguen bajo 20 gramos y eso es… ¡perfecto! Pero tengo que aumentar el agua.

Subí 1 kilo

Hoy día sí que amanecí con hambre, pero como me desperté tarde, voy a aprovechar de hacer un desayuno-almuerzo. Qué raro… dormí bastante y me siento muy cansado. Mmm… subí un kilo. Volví al peso que tenía el jueves pasado, pero no sentía mi ropa más apretada. Qué curioso… Y… Uuy, ¡que dolor de cabeza!

> Hola, Peter, hoy me desperté con un dolor de cabeza más o menos fuerte…

> Hola, José, ¿Has tomado bastante agua?

> Aah no! Hoy día no.

> Entonces toma bastante agua y aumenta un poco la sal que le estás poniendo a tus comidas ¿OK?

> OK, te cuento cómo sigo.

> Dale!

En la tarde fui a ver una película al cine y aproveché de comer en mi casa antes para no sufrir por la comida que venden allá, especialmente las cabritas[15]. La verdad no fue gran problema. Y con el agua mineral, las gaseosas *light* tampoco.

RESUMEN DEL DÍA

Macronutrientes	Gramos	Porcentaje Objetivo	Porcentaje Real
Grasas	210 g	70% - 80%	71%
Proteínas	70 g	15% - 20%	23%
Carbohidratos	20 g	5% - 10%	6%
Agua		4 litros	3 litros

Mmm… ¡Perfecto! Pero tengo que aumentar el agua.

---

15 Así se le dice en Chile a las palomitas de maíz.

Me siento raro

Dos kilos menos que el jueves. Esto sí que es extraño. Mi peso parece que va haciendo lo que quiere. Hoy me costó más levantarme, como que se nota que es lunes. Siento que me faltó dormir más. También sentí el estómago algo revuelto en la mañana… y anoche no comí ni tanto. No tuve ganas de tomar desayuno, solo un par de vasos de agua. ¿A lo mejor me contagié un virus? ¿O me estaré resfriando?

5

Cuarto encuentro

—Hola, José, que gusto verte —dijo Peter, dándome un abrazo.
—Hola, Peter, tanto tiempo —respondí, devolviendo el abrazo.
—¿Así que pasaste tu primer fin de semana sin ningún problema, ¿eh?
—Sí, la verdad es que con todo lo que comí, no tuve que hacer mucho esfuerzo para no caer con las tentaciones de siempre.
—No sabes cuánto me alegra escucharte. ¿Y? ¿Cómo te has sentido?
—Desde el sábado, no muy bien. El domingo amanecí sintiéndome más cansado que lo habitual y en la tarde, como te comenté, me dio un fuerte dolor de cabeza. Hoy día también desperté cansado, con el estómago revuelto y me costó mucho concentrarme en la oficina en la mañana. Estuve casi todo el día decaído. No sé si es por cansancio (el sábado salí a caminar), quizá me voy a resfriar o me contagié algún virus en la casa de mis padres —respondí, desganado.
—¡Qué bien… lo de que saliste a caminar… , no lo de que estés más cansado! —se apuró en aclarar Peter—. Lo que estás viviendo es algo absolutamente normal, y es tan normal que hasta tiene nombre: se llama **el resfrío del programa.**
—¿*El resfrío del programa*? —repetí, extrañado.

El resfrío del programa

—Sí, todos los síntomas que me comentas, y otros que podrías tener, como por ejemplo náuseas, desorden estomacal, (que se puede presentar como diarrea o estreñimiento), falta de claridad mental o mente nublada, somnolencia y fatiga, son parte del proceso que está viviendo tu cuerpo para volver a adaptarse a funcionar sin azúcar.
—Lo que me dices me suena como a una rehabilitación de drogas… ¡y no es que haya ido a una! —aclaré.
—Y no estás muy lejos de la verdad, José. Se ha establecido que el azúcar activa los mismos centros neuronales que las drogas duras como la cocaína o la heroína, por lo tanto, no es raro que en este proceso sientas una crisis de abstinencia, como sentiría un drogadicto en rehabilitación. De hecho, los

síntomas se podrán manifestar de modo más suave o más fuerte, dependiendo de cuánto sea tu consumo de azúcar, es decir, posiblemente mientras más carbohidratos estés acostumbrado a consumir, más fuertes serán los síntomas, y posiblemente más te dure el resfrío.

—Y ahora que lo mencionas, ¿cuánto podría durar? —pregunté, preocupado.

—Como te dije, depende de cada persona, pero lo normal es que comience unos 3 o 4 días después de iniciar el programa, lo cual posiblemente coincide con el momento en que te hayas consumido el azúcar que tenías almacenada tanto en las células de tu cuerpo en general, como específicamente en el hígado en forma de glucógeno, que es en lo que el cuerpo convierte la glucosa para almacenar el azúcar como combustible, y podría durar, igual que un resfrío, unos 3 a 4 días más, que es cuando tu cuerpo comienza a «recordar» cómo era funcionar con grasa.

—¿Recordar? —pregunté, intrigado.

—Sí, a recordar, porque esa era la manera en la que ha funcionado el cuerpo humano desde, digamos, unos 3 millones de años hasta hace unos 10 mil: quemando grasa corporal como combustible... pero no me quiero adelantar con eso todavía, ya lo veremos con mayor detalle un poco más adelante, ¿OK?

—OK, Peter —respondí, resignado—. ¿Y hay algo que pueda tomar para no sentirme tan mal? —pregunté.

—Lo mejor es tomar bastante agua, ya que es clave para que tu cuerpo pueda realizar sus procesos de depuración y desintoxicación. Mi recomendación es que, a diferencia de la medicina tradicional, en la que te dan drogas o medicamentos para tapar los síntomas sin llegar realmente al origen de la enfermedad, aproveches este tiempo para escuchar a tu cuerpo que comienza a sanar, y no olvides, una vez que sanes, que fue la manera en la que has estado comiendo y lo que has estado comiendo lo que te hizo sentir así. ¿Algún otro cambio que hayas notado?

—Ahora que lo preguntas, mi peso anda por cualquier parte. El sábado pesaba un kilo menos que el jueves y el domingo pesaba un kilo más que el sábado —seguro por todo lo que comí donde mis padres el día anterior—, pero hoy en la mañana pesé dos kilos menos que el jueves.

—¿Dos kilos menos de qué?

6

Tercer mito: pesarse

¿Dos kilos de qué?

—¿Huesos? ¿Músculos? ¿Órganos? ¿Agua? ¿Grasa? ¿Todas las anteriores? —preguntó Peter, sin darme cuenta si preguntaba en broma o en serio.
—Aaah, no tengo idea... ¿grasa? —respondí, inseguro, tratando de seguirle el juego.
—No necesariamente, José —dijo Peter, comenzando a caminar—. Y es muy curioso que todas las personas, al igual que tú, crean que lo que bajan cuando, por ejemplo, van al gimnasio o salen a correr, es grasa.
—Mmm... por ese comentario me doy cuenta de que... ¿no lo es? —pregunté.
—No, José, no lo es. El proceso para acceder a la grasa corporal es más complejo que eso y lo vamos a ver un poco más adelante, cuando hablemos del ejercicio.

Como te insinué con lo que te acabo de preguntar, cuando te pesas, pesas un grupo de cosas, por lo tanto, no tienes cómo saber qué fue lo que bajaste o subiste y qué fue lo que realmente cambió: ¿te tomaste tres vasos más de agua el día anterior y tienes 600 gramos más de peso?, o, por el contrario, ¿no tomaste mucho líquido, transpiraste y tienes 400 gramos menos de peso? Pero en ambos casos lo más probable es que la diferencia ¡sea agua!, o lo que comiste, o no comiste, o si fuiste al baño, o no fuiste, pero no necesariamente es grasa corporal, o no su totalidad. Y estas fluctuaciones de peso, por retención de agua, son aún más marcadas en las mujeres durante su ciclo menstrual.

Índice de Masa Corporal (IMC)

—Pero, Peter, en todas las consultas a las que he ido me medían el peso y después calculaban mi IMC para decirme que tenía, no sé, IMC 38, por ejemplo, y que estaba al borde de la obesidad mórbida —dije recordando mi última visita a la consulta cuando me quise operar— y el objetivo siempre era «bajar de peso».

—Sí, José, tienes razón, ese es el indicador que usa «La Industria», pero no sirve, debido a lo que te acabo de comentar: si dos personas del mismo peso y con la misma altura tienen el mismo IMC, digamos 42, ¿dirías que las dos son obesas mórbidas?

—Sí, con un IMC 42 calificas como obeso mórbido —respondí.

—¿Y si te dijera que una de esas personas tiene un 40% de grasa corporal y la otra solo un 5% de grasa corporal, las seguirías considerando obesas mórbidas?

—¿Y se puede tener un IMC 42 y un 5% de grasa corporal? —pregunté, confundido.

—Sí, claro, ¡es el índice que tienen los fisicoculturistas! Como ves, está claro entonces, que el IMC no te sirve como indicador de salud, porque dependerá de la masa muscular y el porcentaje de grasa corporal que tengas. Y es tan así, que el IMC no está incluido en los indicadores de salud del «síndrome metabólico»: solo el contorno de tu cintura, es decir, la talla. Por eso, cuando vas a control, ¿cómo sabes que el peso que bajaste es solo grasa?

—Tienes razón, mediante la pesa en realidad no puedes saberlo —respondí.

—Tendrías que hacerte un escáner para ver la diferencia entre tu composición corporal antes y después de la dieta, y recién ahí podrías analizar de qué se compone el peso que perdiste.

Dime, José, si te hubiera dicho cuando nos conocimos que te podía haber ayudado a vivir una vida más saludable, ¿te hubiera interesado?

—Yo creo que no, una vida más saludable me suena a no comer nada o comer puras verduras y hacer un montón de ejercicio... Yo ya traté eso y no me resultó.

—Pero cuando te dije que te podía ayudar a eliminar el exceso de grasa corporal sí te interesó.

—¡Por supuesto!

—Si estuviera en un salón con 100 personas y preguntara quién quiere vivir una vida más saludable, ¿cuántos crees que levantarían la mano?

—Unos 10.

—Y si preguntara ¿Quiénes quieren bajar de peso? ¿Cuántos crees que levantarían la mano?

—¡Unos 90!

¿Qué porcentaje de la población crees que tiene problemas de peso?

—¿En Chile?

—Podría ser en cualquier parte, pero pensemos en Chile.

—No lo sé, exactamente, pero yo creo que debe ser algo así como un 50% o 60%.

—Un 100%.

—¿Un 100%?

—Bueno, un 99%, ¡para no ser dogmático!

—¿Un 99%? Igual me parece que es mucho.

—El 70% de las personas quiere, según ellas, bajar de peso y el 29% restante no quiere subir de peso y eso ¡también es un problema de peso! El 1% restante no está ni ahí[16], o ya se resignó y no le importa. Vivir todo el tiempo preocupad@ de qué puedes o no puedes comer esto o lo otro, o que esto tiene muchas calorías o mucha grasa y que vas a engordar es tan poco saludable como vivir preocupado de la comida porque tienes que adelgazar.

—No lo había pensado así, pero tienes razón, Peter, en mi oficina hay varias personas que son delgadas y cuando salimos a comer juntos, la verdad, parecen estar tan a dieta como nosotros los gordos.

—Exacto, José, vivir preocupad@ del peso es un estrés adicional en tu vida, y eso no es saludable. Además de que no puedes saber qué pesas cuando te pesas, seguir el peso tiene otra desventaja…

—¿Cuál es? —pregunté.

—¿Cómo te sientes si después de estar dos semanas a dieta, comiendo nada, no bajas de peso, sino que incluso subes?

—Pésimo, me siento frustrado, enojado y agotado por tanto esfuerzo sin avanzar y se me quitan las ganas de seguir con la dieta —respondí, recordando las veces que pasé por eso.

—Exacto, José, y eso te decepciona y deprime, te roba energía, es un desgaste y lo peor es que te sientes culpable y confundido. La pesa juega con tu mente. Esa sintonía no te sirve, no es saludable.

---

16 N. de la E. «No estar ni ahí» es una expresión coloquial chilena que significa «No importarle nada [algo a alguien], no tener [algo] en consideración, considerarlo irrelevante».

7

Deshazte de la pesa

—Entonces, ¿qué hago, me deshago de la pesa? —pregunté.
—¿La verdad? —preguntó Peter.
—¡La verdad! —respondí.
—Dime, José, si tuvieras que elegir entre bajar 2 o 3 tallas y mantener el mismo peso, o bajar 10 kilos de peso y subir 2 o 3 tallas… ¿Qué preferirías?
—Mantener el peso y bajar las tallas, obviamente —respondí rápidamente y muy seguro.
—¿Lo ves? Entonces tu problema no es el peso, es la talla, y si tu objetivo es disminuir la talla, en realidad lo que estás diciendo es que quieres reducir el exceso de grasa corporal, es decir, hacer un cambio de composición corporal. Imagínate que subes 2 kilos tu masa muscular y bajas 2 kilos de grasa ¿Cómo quedó tu peso?
—Igual —respondí.
—¿Y tu talla?
—Depende de dónde haya eliminado la grasa —respondí sonriendo.
—Sí, es verdad, pero la grasa corporal se baja en forma proporcional en el cuerpo entero, no en forma focalizada, por eso, reducir la grasa corporal solamente de tu estómago, por ejemplo, es un mito, porque no funcionamos así. Por lo tanto, ¿cómo estaría tu talla con 2 kilos menos?

El peso no baja linealmente

—Mucho mejor —respondí.
—¿Verdad que sí? Otro mito respecto al peso es el pensar que bajamos en forma lineal, es decir, todos los días, semanas o meses lo mismo y eso tampoco es así. Por eso te dije que no consideraras la información en la aplicación que te recomendé respecto de las calorías que estás comiendo y el peso que proyecta para 5 semanas, ya que el programa toma tu diferencial de calorías, las divide por 9, asume que son los gramos de grasa que perderás diariamente y lo multiplica por 30 días. A medida que vas eliminando grasa corporal, es decir, que vas cambiando tu composición corporal, la eliminación de grasa se hace más lenta.
—Sí, había escuchado que los últimos kilos son los más difíciles.

—Eso es verdad, José, y es un mecanismo de defensa del cuerpo, ya que la grasa que tienes acumulada es energía de reserva… y el mensaje que le estás enviando a tu cuerpo es que estás perdiendo esa energía. Así como te tomó tiempo acumular todo el exceso de grasa corporal que acumulaste…
—Me va a tomar tiempo eliminarla —interrumpí a Peter.
—Sí, José, y es por eso que la mejor manera de hacerlo es en forma lenta, para que tu cuerpo se vaya adaptando.
—Me acordé del eslogan «baje 10 kilos en 10 días».
—Y ¡suba 14 kilos en los 14 días siguientes! Las bajas de peso rápido generan una respuesta igual de rápida para recuperar ese peso nuevamente, por eso, el ideal que es te vayas adaptando en forma lenta. Así no generas estrés en el proceso. Por todo esto, quiero que a partir de hoy comiences a fijarte en cómo te va quedando la ropa a medida que pasan las semanas.

La ropa

—Bueno, la ropa la siento un poco más suelta que la semana pasada. Especialmente el cinturón —comenté— y eso me llamó la atención el domingo: pesaba más que cuando comencé el programa, pero la ropa me quedaba más suelta… ahora entiendo por qué.
—Bien, José, si el foco debe ser la composición corporal, es decir, qué tanta grasa tienes, y no el peso, veamos entonces cómo fabricamos grasa corporal.
—Perfecto —respondí, motivado.

Puedes comer una cucharada de cereales sin azúcar,
o puedes comer una cucharada de azúcar sin cereales…
una vez que pasen de tu cuello… ¡metabólicamente serán lo mismo!

Profesor David Ludwig

Glucosa

—Casi todo lo que comemos —comenzó a decir Peter— una vez digerido, se convierte en glucosa, que como ya vimos, es un tipo de azúcar. Esa es la principal fuente de energía que utiliza la raza humana como combustible. Ahora, para funcionar en forma correcta, tu cuerpo tiene que mantener un cierto nivel de azúcar en la sangre equivalente a una cucharadita de té, es decir aproximadamente unos 5 gramos o entre 70 mg/dL y 100 g/dL, que es como te entregan el reporte de azúcar en la sangre o glucemia cuando te haces un examen de sangre.

—Esto siempre lo he tenido alto —respondí.

—Seguramente, José. Si tienes exceso de grasa corporal, hay una alta posibilidad de que tengas resistencia a la insulina, lo que produce que tengas alta el azúcar en la sangre en ayunas, lo que podría significar que tengas prediabetes o diabetes. Lo veremos en un momento. Cada vez que comes alimentos que se transforman en glucosa y te suben el azúcar en la sangre, dado que el exceso de azúcar es tóxico…

—¿El azúcar es tóxico? —interrumpí, sorprendiendo a Peter.

—¿No te lo había dicho? ¡Qué raro! Es una de mis frases favoritas —dijo Peter, poniendo cara de sorpresa y prosiguió—. Sí, el exceso de azúcar es tóxico y prueba de ello es que cuando el azúcar supera los 5 gramos que te mencioné, se inician una serie de procesos hormonales para bajar ese exceso al nivel normal. Cuando veamos la diabetes, te va a quedar mucho más claro cuán tóxico puede ser el exceso de azúcar. Como anticipo, piensa en lo siguiente: si el azúcar fuera inocuo, un exceso en la sangre no generaría ninguna respuesta hormonal, pero tu cuerpo no funciona así. Es lo mismo cuando sube tu temperatura corporal, tu cuerpo responde con la transpiración para bajar la temperatura a niveles normales.

—Me parece lógico lo que me estás diciendo, Peter, solo que nunca lo había pensado así. Bueno, tampoco nunca nadie me lo dijo así. Yo pensaba que el azúcar era necesario para el funcionamiento del cuerpo, claro que sabía que no en exceso.

—Es necesaria, pero lo interesante es que el cuerpo tiene mecanismos para producir toda la azúcar que necesita sin consumir un solo gramo. Es decir, no tienes que consumir azúcar para mantener el azúcar a nivel normal en tu sangre, y esto lo hemos hecho desde hace millones de años. Lo veremos cuando hablemos de nuestros ancestros. Como te decía, dado que el exceso de azúcar en la sangre es tóxico, el cuerpo inicia una serie de procesos hormonales a fin de bajar este exceso, y aquí es donde aparece una de las hormonas más importantes del almacenamiento de grasa corporal… ¡La insulina!

La insulina

—Como siempre, José —continuó Peter—, te lo voy a explicar en forma simple, ya que necesitarías saber de bioquímica para revisar cada uno de los procesos y, la verdad, no es necesario para poder comprender.

—Por mí está perfecto, Peter, mientras más fácil lo expliques, más fácil lo entiendo —respondí, aliviado.

—OK. Sigamos entonces. La insulina es una hormona que segregamos desde el páncreas y su función es la de servir de conector entre las moléculas de glucosa (ya sabes, azúcar) que tienes en exceso en la sangre y entre las células de tu masa muscular y tu hígado, de modo que estas puedan absorberlas para usarlas como combustible. Si no hay insulina, las moléculas de glucosa no pueden ingresar a las células y no podrías bajar el exceso de azúcar en la sangre. Esto es lo que pasa en la diabetes tipo 1. Entonces, en la medida que las células de tu cuerpo, así como las del hígado, absorben **el exceso de glucosa** en la sangre, tu **nivel de azúcar baja hasta alcanzar su nivel normal**, que en una persona sana debería ser, como te dije antes, entre 70 mg/dL y menos de 100 mg/dL, en ayunas o bien 2 horas después de haber comido. Por su parte, **la insulina que secretaste** para bajar ese exceso de azúcar debería volver a su nivel normal a partir de unas 3 a 4 horas.

—Sí, Peter, con tu explicación entendí la función de la insulina para hacer que la glucosa ingrese a las células, al hígado y baje el azúcar en la sangre, pero, en realidad no veo dónde está el punto en que se almacena como grasa corporal.

Cómo fabricamos grasa corporal

—Ansioso, ¿ah? Recuerda que la explicación es con manzanitas, así que voy paso a paso —hizo una pausa y continuó—. Sigo entonces: la forma en que se almacena el azúcar se llama **glucógeno** y las personas tenemos una capacidad de unos 300 a 400 gramos en las células musculares y unos 100 gramos en el hígado. Este es el combustible (visualízalo como si fuera el estanque de gasolina de un auto) que utilizarás en las actividades que desarrolles, tanto durante el día como en la noche.

—¿Me sigues? —preguntó Peter.

—Te sigo —respondí seguro, ya que estaba entendiendo todo perfecto.

—Ahora vamos con la grasa —prosiguió Peter—. Cuando la cantidad de azúcar que consumes es mayor que la que pueden almacenar tus células e hígado en forma de glucógeno, el exceso de azúcar que todavía tienes en tu sangre, el cual tiene que ser reducido, se va al hígado, en donde es convertido en grasa corporal. Es una manera alternativa mediante la que nuestro cuerpo almacena el exceso de combustible una vez que las células e hígado están llenos.

—Entonces, Peter, ¿el exceso de grasa que tengo es, en realidad, el exceso de azúcar que comí, que no fue utilizada por mis células y que almacené como grasa corporal? —pregunté, muy sorprendido por lo que estaba entendiendo.

—José, no lo podría haber dicho de mejor manera —respondió Peter, creo que orgulloso—, y como te dije anteriormente, la clave está en que, para almacenar grasa corporal, se tienen que dar dos condiciones: que tengas exceso de glucosa en tu sangre o que segregues insulina. Si no hay exceso de glucosa o no hay insulina en tu sistema sanguíneo, no puedes almacenar grasa corporal. Si fueras un auto y la glucosa el combustible, no podrías poner más glucosa en el estanque que la que cabe… ¿Verdad?

—No, claro que no.

—Pero tu cuerpo es diferente, puedes seguir poniendo todo el combustible que quieras en forma de grasa corporal y esa es la razón por la cual hoy día puedes ver en la calle, o en la televisión, personas tan obesas, con 100 o 200 kilos de exceso de grasa corporal. Hace 150 años esas personas habrían estado en un circo de rarezas y habrías tenido que pagar por verlas. Hoy día, si te sientas en un *mall* las puedes ver gratis.

—Una vez fui a Disneylandia en Estados Unidos y tienes razón. Había personas tan gordas que tenían que entrar por la puerta de las sillas de ruedas porque no cabían por la entrada normal. Bueno, yo casi no pasaba tampoco en las puertas normales —reconocí, apenado.

—Como te comenté antes, José, jamás en toda la historia del hombre se habían visto los niveles de obesidad que ha alcanzado la población en los últimos 40 años, lo que coincide «curiosamente», con la misma época en que se publicó la primera **Guía nutricional para americanos,** y lo peor de todo es que esto hoy en día está afectando a niños e incluso a bebés. ¿Por qué? Porque los padres, siguiendo las recomendaciones que les dan a ellos: «comer menos grasa y más carbohidratos» o comer «pocas calorías», creen que son recomendaciones «saludables» para sus hijos, a quienes, además de en obesos terminan convirtiéndolos en adictos al azúcar. Hoy día un niño de 10 años ha comido más azúcar que la que comió su abuelo en 100 años.

Dime, José, ¿sabes cómo se hace el merengue para recubrir tortas?

Como el merengue

—¿Clases de cocina, ahora? —pregunté sonriendo.
—Sí, vamos a cocinar un poquito —respondió Peter devolviendo la sonrisa.
—Sí, lo sé. Aunque no tengo claro qué tiene que ver el merengue con la grasa, o las calorías, pero antes de que me lo digas… ¡voy a confiar! —dije adelantándome a Peter.
—Ja, ja, ja. José, si sigues así vamos a avanzar muy rápido —respondió Peter, riendo de buena gana.
—Se baten las claras de huevo y cuando se forma la espuma y está consistente se agrega azúcar —respondí recordando a una nutricionista que me recomendó hacer merengue con estevia, en vez de azúcar, como una alternativa de postre.
—Entonces el merengue está constituido por claras de huevo y azúcar —repitió Peter.
—Y la batida —respondí siendo detallista.
—Y la batida —repitió Peter—Y dime, José, ¿sabes cuáles son los ingredientes de la grasa corporal?

¿De qué está hecha la grasa corporal?

—De acuerdo a lo que me acabas de decir, el exceso de azúcar es uno —respondí seguro.
—Sí, pero al igual que el merengue, la grasa corporal necesitó de ciertos componentes, o ingredientes, para transformarse en grasa corporal. ¿Alguna idea de cuáles podrían ser los otros? —preguntó Peter, mirando cómo reaccionaba.
—La verdad Peter, para mí, antes de lo que me acabas de explicar, la grasa siempre había sido grasa, y yo creía que era la grasa que comíamos la que se acumulaba en nuestro cuerpo.
—Lamentablemente, José, hay una gran cantidad de personas, especialmente mujeres, que cree exactamente lo mismo que acabas de decir y es lo que la industria también quiere que creas, para justificar la eliminación de la grasa de la dieta; pero eso no es así, y lo veremos una vez que terminemos con esto. En esta parte me voy a tomar algunas licencias para que puedas entender un proceso que es mucho más complejo. Ya tienes claro el mecanismo de los carbohidratos, la glucosa, la insulina, el glucógeno y el exceso de glucosa y de grasa corporal. Ahora veamos lo mismo, pero por el lado

de los ingredientes.

—OK —respondí poniendo atención.

—La grasa que comes —prosiguió Peter— tu cuerpo la convierte en *ácidos grasos libres* y tienen un tamaño tal que pueden entrar y salir de las células para ser almacenadas o utilizadas como combustible, por eso se llaman «libres», pero la grasa que almacenas en tu cuerpo como grasa corporal está formada por triglicéridos, es decir, tres (por eso es *tri*) ácidos grasos libres unidos por medio de una molécula.

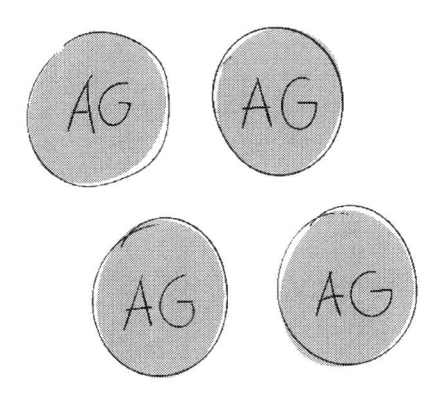

Ácidos Grasos

Ahora viene la parte importante: ¿Cuál crees tú que es el ingrediente que convierte a tres ácidos grasos libres en un triglicérido, o sea en grasa corporal?

—No sé dónde va, pero por lo que me dijiste anteriormente, me imagino que un ingrediente tiene que ser el exceso de azúcar.

—Casi, casi. En realidad, es una molécula de *glicerol*.

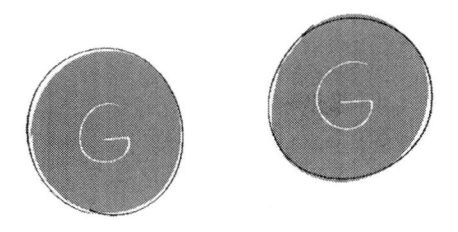

Moléculas de glicerol

La grasa corporal está conformada por tres moléculas de ácidos grasos libres y una molécula de glicerol que los mantiene unidos.

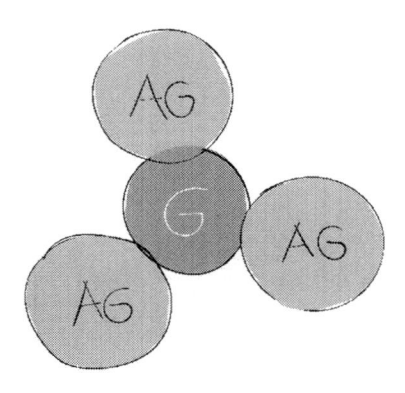

3 ácidos grasos + 1 glicerol = triglicéridos = grasa corporal

—¿Y el glicerol eees… ? —pregunté alargando la "e".
—El glicerol es una molécula que se produce en el hígado a partir del exceso de glucosa, después de que tus reservas de glucógeno en las células e hígado se hayan llenado.

Glucosa → Glicerol

—Y la glucosa es ¡el azúcar en la que se convierten los carbohidratos! —respondí entusiasmado por haber entendido el proceso.

—Exactamente, desde el punto de vista metabólico, los carbohidratos, sean refinados o integrales, como el pan, galletas, tortas, pastas, pizzas o los granos como el arroz o la avena, o los tubérculos como las papas y las zanahorias o las legumbres como las lentejas y los porotos, reciben ese nombre solo antes de entrar a tu boca; una a vez que los tragas, todos se convierten en un solo combustible: glucosa, y del exceso de glucosa sale el glicerol.

Exceso carbohidratos → Exceso glucosa → Glicerol

—¿Me estás diciendo que, si no comemos en exceso carbohidratos, los ácidos grasos libres no pueden convertirse en triglicéridos, o sea, no pueden convertirse en grasa corporal?

—En una manera muy, muy simplificada sí, José, así es —respondió Peter.

Por eso es muy importante recordar que:

> **Grasa de los alimentos = Ácidos grasos libres**
> **Grasa corporal = Triglicéridos**

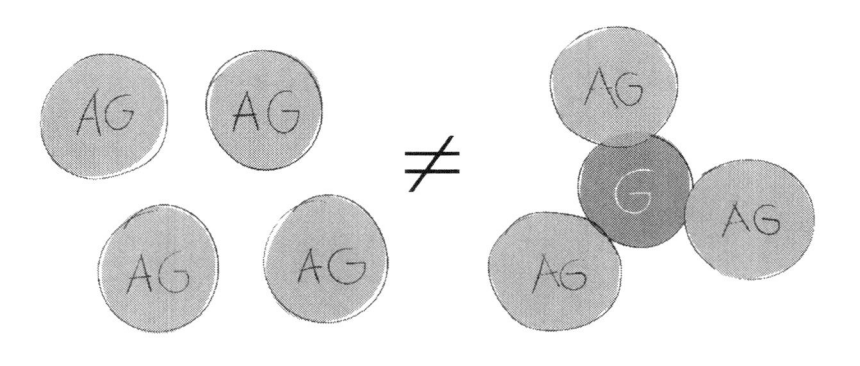

"Si no comemos en exceso carbohidratos, los ácidos grasos libres no pueden convertirse en triglicéridos, o sea, no pueden convertirse en grasa corporal"

La razón por la que te explico esto con tanto detalle es porque me interesa que entiendas cómo funciona tu cuerpo y lo que pasa en él cuando comes, de modo que puedas tomar decisiones de alimentación, como por ejemplo, evitar todos los productos *light*.

Productos light

—Como viste el viernes pasado en las etiquetas de la mayonesa —me siguió explicando Peter—, la industria de alimentos procesados sustituyó la grasa de los alimentos por el azúcar y la sal. La grasa, que no sube el azúcar en la sangre y lo hace muy poco con la insulina (lo veremos con detalle más adelante) fue reemplazada por azúcar, que sí sube el azúcar en la sangre y la insulina, y de esta manera el exceso de azúcar se almacena como grasa corporal. Además, le aumentaron el contenido de sal para tapar el aumento de azúcar.

—Ahora entiendo por qué la comida *light* no fue una solución… ¡todo lo contrario!

—Así es, José. Un montón de comida chatarra estaba marcada como saludable porque usaba la palabra *light* en sus envases, pero esa palabra no era en realidad para informar, sino para engañar, y con el nuevo etiquetado esto quedó demostrado. Una buena orientación para poder saber si un alimento tiene estas características es ver si el envase de un producto dice «saludable», si es así, es probable que no lo sea. Por eso, privilegia la comida verdadera.

#ComeComidaReal

—La verdad —continuó Peter—, lo más fácil sería darte un menú de lo que puedes y lo que no puedes comer, pero eso es lo que hacen todas las dietas, y las personas las siguen sin obtener resultados porque en realidad no entienden qué están haciendo y por qué lo están haciendo y van pasando de dieta en dieta a medida que van saliendo publicadas en los medios de prensa, las revistas o en la televisión. Por lo tanto, duran con la dieta mientras están motivados, pero normalmente no lo pueden mantener en el tiempo, especialmente cuando son recomendaciones bajas en calorías y sin grasa. Por eso, yo prefiero partir por el final: ¿cómo se forma la grasa corporal?, ¿qué ingredientes se necesitan para producir grasa corporal? Y una vez descubierto eso, ¿es posible una manipulación?, ¿qué pasa si el cuerpo no tiene los ingredientes para producir grasa corporal?, ¿dejará de producirla? Y más aún, ¿podría comenzar a eliminarla?

Si tu cuerpo no tiene los ingredientes que necesita para activar la insulina, no puede formar grasa corporal y ésta es la clave para entender, retomando lo que hablamos, por qué una caloría no es una caloría o, dicho de otra manera, por qué las calorías no son todas iguales. Como vez, esta es una de las razones por las que las dietas basadas en contar calorías no funcionan.

—*No es un problema matemático, es un problema hormonal*, me dijiste la semana pasada —comenté, interrumpiendo a Peter.

—Exactamente, José. El consumo de carbohidratos no afecta a todas las personas de igual manera y aquellos que almacenan exceso de grasa corporal, en realidad tienen un trastorno hormonal en el que la insulina tiene un rol fundamental. Si quemas una caloría viendo televisión, haciendo ejercicio o durmiendo, es una caloría quemada; la pregunta es «si una caloría comida es una caloría comida», como dijo el Dr. Robert Lustig, en el documental *Fed Up*, la verdad es que ¡no lo es! Las distintas calorías producen distintos efectos hormonales cuando las consumes.

¿Entonces las calorías no cuentan?

—Si el responsable de la obesidad es el exceso de azúcar y la insulina es el mecanismo por el cual la convertimos en grasa corporal, ¿entonces las calorías no importan? —pregunté, incrédulo de lo que estaba sugiriendo.

—Muy buena pregunta, José. Y la respuesta es sí, sí cuentan —respondió Peter, creo que esperando a ver mi reacción.

—¿Cómo? Me acabas de decir que las calorías no son las responsables de la obesidad, sino que es el exceso de azúcar, y ahora me dices que sí importan. ¡Ahora sí que no entiendo nada!

—Lo entendiste perfecto, José. Las calorías *por sí mismas* no son las responsables del exceso de grasa corporal, pero eso no implica que no cumplan algunas funciones —respondió Peter.

—¿Y cuáles son esas funciones? —pregunté, todavía confundido.

—¡Tu masa muscular y tu metabolismo!

—¿Mi masa muscular y mi metabolismo? —repetí.

—Veamos primero la masa muscular.

Masa muscular

—Tu cuerpo funciona 24/365, es decir, las 24 horas del día durante los 365 días del año, y necesita de los nutrientes para realizar sus procesos. En la medida en que esos nutrientes no vengan del mundo exterior, el cuerpo los va a obtener de sí mismo. Una manera de visualizarlo es pensar que, ya sea que tú comas o no, tu cuerpo siempre come. Y una fuente de energía disponible, que además es cara de mantener, es tu masa muscular.

—¿Por qué dices que es cara de mantener? —pregunté.

—Porque para mantener tu masa muscular necesitas, además de calorías, nutrientes como los aminoácidos. Si no hay suficiente energía, es decir, calorías, tu cuerpo se consume su masa muscular con dos propósitos: obtener los nutrientes que no estás comiendo y bajar el gasto que significa mantener la masa muscular. Esto se comprobó de manera dramática en la Segunda Guerra Mundial, en los campos de prisioneros judíos en Alemania.

Los prisioneros fueron alimentados con 500 calorías diarias, lo que, para todos los efectos nutricionales, hoy en día es considerado ayuno. Ellos se mantenían vivos, en sus huesos, pero vivos. Y si recuerdas las fotos cuando salieron de los campos de concentración, prácticamente no tenían masa muscular y claramente nada de exceso de grasa corporal. Esta es la segunda razón de por qué las dietas bajas en calorías no funcionan: porque el peso que bajas no es solo grasa, también bajas, como te dije hace un momento, masa ósea y masa muscular, y la masa muscular es el motor de tu metabolismo.

Mientras menos masa muscular tengas, más lento será tu metabolismo, por lo tanto, tendrás menor capacidad para eliminar el exceso de grasa corporal.

Por desgracia, esto no termina ahí. ¿Qué crees que pasa cuando las personas abandonan la dieta y vuelven a comer como antes?

—La historia de mi vida —respondí—. Recuperamos todo el peso perdido.

—Ojalá fuera solo eso —dijo Peter, serio—. El problema es que el peso que recuperas no es de huesos ni masa muscular, es solo de grasa corporal. Por lo tanto, cuando dejas la dieta estás peor que cuando empezaste: tienes menos masa muscular y un porcentaje más alto de grasa corporal que el que tenías antes de hacer la dieta. O sea, el mismo peso que antes, pero con un metabolismo más lento.

—Eso no lo sabía, Peter. Es decir, perdía masa muscular y masa ósea. Ahora que me lo explicas, entiendo cómo llegué a subir todos estos kilos de grasa —dije, apenado.

—Sí, pero ahora estás en un camino distinto, así que ahora veamos qué pasa con las dietas bajas en calorías y tu metabolismo —dijo Peter, tratando de animarme.

Metabolismo

—Dime, José, de los clientes que tienen en la empresa donde trabajas, ¿hay alguno que fabrique cosas? —me dijo, y la verdad es que por su entusiasmo ya me sentía un poco más aliviado.

—Sí, tenemos un cliente que tiene una fábrica de ladrillos importante —respondí.

—OK. Imagina que la fábrica de ladrillos recibe todos los días a primera hora de la mañana dos camiones grandes de arcilla, que es la materia prima para fabricar los ladrillos. Para esto, la fábrica cuenta con unas instalaciones, líneas de producción, hornos y cantidad de personal de acuerdo a la arcilla que recibe. Esta arcilla se procesa, se convierte en ladrillos y se despacha a los clientes. No quedan ladrillos en bodega.

—No funciona exactamente así en la realidad, pero te sigo en la historia.

—Ahora imagina que, en vez de recibir dos camiones al día recibieras solo uno. ¿Qué pasaría con la fábrica?

—Si suponemos que tenía, por ejemplo, una línea de producción para cada camión, con un camión menos, quedaría una línea de producción desocupada —respondí.

—¿Y si fueras el gerente de producción y eso se mantuviera en el tiempo: es decir que en vez de llegar dos camiones llegara siempre solo uno?, ¿qué tendrías que hacer en la fábrica?

—Bueno, para comenzar, tendría que despedir a las personas, ya que habría una línea de producción completa que estaría sin trabajo —respondí.

—Es decir, dado que ingresa menos arcilla, baja la producción, por lo tanto, van a salir menos ladrillos. ¿No es verdad?

—Sí, eso pasaría —respondí, tratando de ver a dónde quería llegar Peter.

—Ahora, José, imagina que, en vez de llegar dos camiones grandes, llegaran juntos tres camiones grandes… ¿qué tendrías que hacer como gerente de producción?

—Suponiendo que hay recursos para invertir y que esa cantidad de arcilla se va a mantener en el tiempo y que también se van a vender los ladrillos que se fabriquen con ella, tendría que agregar una nueva línea de fabricación, más hornos y contratar más personas.

—O sea, aumentar la producción, ¿no es cierto?

—Sí —respondí, sin todavía ver a dónde quería llegar Peter.

—Bueno, eso, amigo mío, es exactamente lo que hacen las calorías a tu metabolismo: la fábrica es tu cuerpo, las líneas de producción son tu metabolismo, los camiones son las calorías que comes y los ladrillos son las calorías que quemas. Mientras menos calorías comas, menos calorías vas a quemar o, por el contrario, mientras más calorías comas, más calorías vas a quemar siempre y cuando…

—¿Siempre y cuando? —repetí.

—Siempre y cuando esas calorías no sean aquellas que suben el azúcar en la sangre. ¿Para qué?

—Para que no se libere insulina en exceso y las almacenemos como grasa corporal —respondí, orgulloso por entender todo.

—Amigo mío, ¡te felicito! Lo entendiste perfecto. Cuando bajas las calorías, le estás enviando la señal a tu cerebro de que hay «escasez de alimentos», y frente a esa señal la única herramienta que tiene tu cuerpo para preservar su vida es bajar el ritmo de tu metabolismo, o sea, gastar menos energía que la que está entrando. O sea, en nuestro ejemplo de la fábrica, comenzar a cerrar líneas de producción.

Esta es la tercera razón de por qué las dietas bajas en calorías no funcionan: **Mientras más bajes las calorías, más vas a ralentizar el metabolismo,** y esto se demostró tristemente en el programa *The Biggest Loser,* en Estados Unidos.

—¿El *reality*?

«The Biggest Loser» – El mayor perdedor

—Sí, José. El *reality* en el que se ponían a competir a participantes obesos con un plan de alimentación de muy bajas calorías y altísimo nivel de ejercicios, y el que más peso perdía era el ganador.

—Sí, lo recuerdo —respondí.

—Kevin Hall, un científico de un centro de investigación en Estados Unidos, tuvo la idea de hacer un seguimiento a los ganadores del programa de las versiones del año 2009, seis años después. ¿Y qué crees que descubrió?

—Por lo que estamos conversando, y como te conozco, que todos subieron de peso de nuevo.

—No solo eso, José, sino que se descubrió que dañaron su metabolismo. Uno de ellos, Danny Cahill, entró al programa con un peso de 193 kilos y terminó con un peso de 86 kilos, o sea, bajó 107 kilos en 7 meses. Hoy día pesa 132 kilos, 46 kilos más que cuando «ganó», pero el problema es que su metabolismo es 800 calorías más lento que el que debería tener una persona de su peso. Así como a él, a otros catorce ganadores, hombres y mujeres, les pasó lo mismo: recuperaron gran parte del peso que perdieron, y dañaron su metabolismo entre unas 200 y 600 calorías.

—Y eso debe ser porque el peso que tienen ahora es en gran parte grasa corporal y no masa muscular.

—Lo entendiste perfecto, José. Si lo piensas, en realidad el mayor perdedor, en todos los concursantes, no solo los que ganaron, sino los que participaron y que no les hicieron seguimiento, fue su metabolismo. ¿Sabes, José, cuántas calorías deberías comer como mínimo de acuerdo a tu peso? —preguntó Peter, mirándome.

No depende de ti

—No, siempre me dijeron cuál era el máximo —respondí.

—¿Y cuál era? —preguntó Peter.

—Unas 1200 a 1500 calorías al día —respondí.

—Mmm… igual que el *reality*. Y ¿sabes cuántas calorías quema tu cuerpo en estado de reposo? —preguntó Peter.

—No, no tengo idea —respondí— ¿unas 2000?

—Una referencia que puedes usar es que tu cuerpo quema aproximadamente 1 caloría por hora por kilo de peso… ¿Cuánto pesas?

—117 kilos —respondí, avergonzado.

—OK, tú eres el hombre de los números, entonces, ¿cuántas calorías quemas al día? —preguntó Peter, mirándome interesado.

—1 caloría por hora, eso son 24 calorías al día por 117 kilos, es decir, son 2808 calorías —respondí, sorprendido. Yo hubiera pensado que quemaba mucho menos.

—Bien, José, ahora calcula cuántas calorías quemo yo, por favor, que peso 85 kilos —dijo Peter.

—Las mismas 24 calorías al día por 85 kilos son 2040 calorías al día —respondí.

—¿Te diste cuenta de algo? —preguntó Peter.
—Sí, que yo quemo 768 calorías más que tú —respondí.
—Exacto, y eso es solo por la diferencia de peso. Mientras más peses, más alto será tu metabolismo, es decir, más calorías quemas; o visto de otra manera, más calorías necesitas consumir, y eso es exactamente lo que va a hacer tu cuerpo: pedirte que consumas esas calorías para mantener su equilibrio, y una vía que tiene es el hambre o, si no comes, mantenerte inactivo.
—O sea que mientras más pese, ¿más voy a comer? —pregunté, preocupado.
—Así es, José, mientras mayor sea tu peso más fuerte será la señal de hambre que enviará tu cuerpo para que comas, y eso es algo que lamentablemente no puedes controlar con fuerza de voluntad.

Las personas con sobretalla u obesas no comen porque sean glotonas, comen porque su cuerpo las obliga a comer para mantener el equilibrio calórico.
—¿Por eso me fue tan difícil seguir las dietas bajas en calorías, entonces? ¿Comía frutas, ensaladas, verduras y carnes blancas (o sea, «nada»), y andaba muerto de hambre y desesperado por comer?
—Sí, por el peso que tienes, tu metabolismo es de 2856 calorías y seguiste una dieta de 1500 calorías, poco más de la mitad de lo que necesitas, te tienen que haber pasado tres cosas: primero, las que ya dijiste, tienes que haber andado muerto de hambre, desconcentrado, pensando en comida todo el día y posiblemente de mal humor; segundo, desde el punto de vista metabólico, deberías haber bajado tu metabolismo, como protección por la baja energía que estabas comiendo, lo que implica que te debes haber sentido cansado, sin energía, sin ganas de moverte y menos de hacer ejercicio y, tercero, debes haber perdido masa muscular, lo que veremos en un minuto más.
—La primera y segunda parte de tu descripción fue exactamente como me sentí cada vez que hice una dieta de bajas calorías. Pero como te dije hace un rato, no tenía idea de los efectos en mi masa muscular. Yo pensaba que todo el peso que bajaba era solo grasa, y si no bajaba más era porque tenía un metabolismo lento —respondí, sorprendido.
—Tú no tienes el metabolismo lento, José, tu metabolismo depende de tu talla. Las dietas que promueven el consumo reducido de calorías sumado a una alta actividad física, como el ejercicio aeróbico, por ejemplo, generan una restricción extrema de calorías en el metabolismo, lo que afecta en forma negativa el balance hormonal y, especialmente en las mujeres, la que más se resiente es su glándula tiroides, glándula que es justamente la responsable de la regulación del metabolismo.

—¿El gerente de producción en tu ejemplo de la fábrica? — pregunté.
—Exacto, José, el gerente de producción, o la glándula tiroides, tiene que regular el metabolismo de acuerdo a la energía que reciba y la que el cuerpo gaste.
¿Te parece que quedemos hasta aquí y sigamos mañana?
—Perfecto, Peter.
—¿Como siempre a la misma hora y en el mismo lugar?
—Sí, tengo bloqueada mi agenda todos estos días para nuestras reuniones.
—¡Genial! Yo también, José. Nos vemos mañana entonces.

Nos dimos un abrazo y cada uno partió por su camino.

8
Quinto encuentro

—Hola José, ¿cómo estás?
—Hola, Peter.
—Qué gusto verte.
—Igual.
—¿Y? ¿Cómo va todo?
—Me he seguido sintiendo un poco extraño, Peter. No he pasado hambre, pero noto que estoy un poco distraído, o más lento. Siento el cuerpo un poco revuelto también, pero no he pasado hambre, te diría incluso que lo contrario. Me imagino que siguen siendo los síntomas del resfrío.
—Exacto, José, y es tu cuerpo sanando, así que a tomar harto líquido y a tener paciencia. ¿OK?
—Sí, Peter, no hay problema. Con tal de que me digas que esto no va a durar para siempre, no hay problema.
—No, José, para siempre no va a durar. Ahora, cuánto vaya a durar es algo personal y, como te conté, tiene que ver con tu cuerpo pidiendo azúcar. Así que, un poco de paciencia, escucha a tu cuerpo. ¿OK?
—OK, Peter.
—Bien, José, ahora que sabes cómo fabricamos grasa corporal y que las calorías no son todas iguales... ¿te parece que revisemos lo que llamo «la máxima expresión» del exceso de azúcar en la sangre?
—Perfecto —respondí, si bien no me sentía muy bien, igual estaba entusiasmado por todo lo que estaba aprendiendo.

La diabetes o la máxima expresión del exceso de azúcar en la sangre

—La máxima expresión del exceso de azúcar en la sangre se puede resumir en una sola palabra —dijo Peter—: ¡Diabetes!

Hay dos tipos de diabetes: la diabetes tipo 1, que normalmente es la que tienen los niños, ya sea que nacen con ella o les da entre los 10 y los 15 años, y consiste en que por una falla en el páncreas no pueden producir insulina, por lo que, si les sube el azúcar en la sangre, necesitan inyectarse. Esa diabetes no tiene cura, pero la puedes manejar evitando comer alimentos que suban el azúcar en la sangre, de modo de reducir las dosis de insulina que tendrías que inyectarte.

El otro tipo de diabetes, la de tipo 2, es la que tradicionalmente les daba en algún momento de su vida a los adultos mayores.

En una persona sana, el exceso de azúcar es absorbido por las células de la masa muscular y, a medida que vamos envejeciendo, si no hacemos nada para evitarlo, todos los días perdemos en forma natural nuestra masa muscular, en un proceso que se conoce como *sarcopenia.*

—Y si perdemos masa muscular, perdemos capacidad de absorber el exceso de azúcar, y además nos baja el metabolismo.

—Absorber y quemar el exceso de azúcar. Así de importante son tus músculos, José —dijo Peter.

Imagina que no haces nada para mejorar tu masa muscular y sigues comiendo exactamente igual. Si solo subes unos 3,5 gramos de grasa al día, en un mes son aproximadamente 100 gramos, en un año tendrás 1,2 kilos, en 10 años 12 kilos y en 20 años 24 kilos de exceso de grasa corporal. Así es como llegas a pesar 20 kilos o más a tus 50 o 60 años respecto de cuando tenías 30 o 40. Dado que a todos nos va a pasar lo mismo en forma natural, mientras más tarde decidas hacer un cambio, ya sea reforzando tu masa muscular, modificando lo que comes, o ambos, más difícil te será revertir los cambios de composición corporal que tenga tu cuerpo y su funcionamiento respecto del azúcar en la sangre.

—Todavía no soy ni tan viejo y ya siento eso que dices, Peter. Recuerdo que cuando tenía 20 años y volvía del verano más gordo en un par de semanas eliminaba todo el exceso de peso que tenía, pero ahora, y después de todas las dietas, cada vez me cuesta más.

—Así es, José. Y no hay nada más frustrante que hacer un cambio y no obtener resultados. Al final terminas abandonando el esfuerzo y con eso lo único que consigues es que la situación empeore aún más. Recuerdo a mi suegro que se vanagloriaba de que el médico lo felicitaba porque a sus 80 años pesaba lo mismo que cuando tenía 70 años, pero yo lo veía cada año más redondo, lo que significaba que en realidad estaba cambiando su composición corporal reduciendo su masa muscular y aumentando el porcentaje de grasa corporal, y así es como llegó a ser diabético.

—Entonces, si la diabetes era algo que les daba a los adultos mayores, ¿cómo es posible que hoy día haya niños con diabetes tipo 2? —pregunté, intrigado.

Niños con diabetes 2

—Porque la diabetes tipo 2 te la haces a ti mismo comiendo exceso de azúcar proveniente principalmente de los carbohidratos que hay en los granos como el trigo, la avena, el arroz, los tubérculos como las papas y las legumbres como los porotos y lentejas, pero sobre todo en el azúcar de los productos industrializados. En términos simples, la diabetes es tu cuerpo diciéndote:

«No me des más azúcar, ¡ya no la puedo procesar!».

La diabetes solían tenerla los adultos mayores, y la industria médica sabe cómo manejar la enfermedad por diez o veinte años, hasta que esas personas mueren... pero los médicos no tienen ninguna experiencia manejando la diabetes por sesenta o setenta años, ni las consecuencias que eso va a tener en el futuro de los niños que a los 15 años generan diabetes. Lamentablemente, la diabetes, la sobretalla y la obesidad ni siquiera se la hacen ellos mismos: se la hacen sus papás, tíos y tías, abuelos y abuelas que creen que la mejor manera de entregar cariño es regalar azúcar en la forma de dulces, galletas, chocolates, helados, bebidas o jugos.
—Sí, había escuchado que tomar bebidas gaseosas y jugos, aunque fueran *light*, era lo más parecido a inyectarse azúcar directamente en las venas —comenté.
—Es una excelente manera de describirlo, José. Y no estoy diciendo que los niños no deberían comer de vez en cuando esos productos, pero claramente están comiendo demasiada cantidad, demasiado seguido. No sé si sabes, pero Chile es el mayor consumidor de bebidas gaseosas en todo el mundo.
—¿De verdad? —pregunté, sorprendido.
—Y yo creo que es porque en las familias de escasos recursos, o con ingresos más bajos, las bebidas son percibidas como un símbolo de estatus. Es decir, no tengo mucho dinero, pero puedo comprar bebidas. Y no se dan cuenta de lo que le están haciendo a su salud y la de su familia. ¿Recuerdas cuántos gramos de azúcar tienes normalmente en ayunas en tu sangre?
—5 gramos —respondí.
—Una bebida de fantasía tiene 12 gramos en 100 cc. Lo que en una botella de 600 cc se traduce en 72 gramos de azúcar.
—¡14,4 veces el azúcar en la sangre! —exclamé, sorprendido.
—Esa bebida es la que les compran y les dan los padres a sus niños, y des-

pués no entienden por qué esos niños tienen exceso de grasa corporal o comienzan a desarrollar diabetes en forma temprana. Pero lamentablemente, el tema no termina ahí. Lo mismo pasa con el pan.

—¿Con el pan? —pregunté

—También somos el mayor consumidor de pan del mundo y más del 50% del pan son carbohidratos que…

—Vas a convertir en glucosa —interrumpí a Peter—. ¿Pan y bebidas? ¡Qué combinación!

—Justo, por eso creo que en algún momento Chile va ser el país más obeso del planeta… Le vamos a ganar a Estados Unidos, que hoy día está en el 1er lugar, seguido por México, Nueva Zelanda y nosotros, de acuerdo a la publicación de obesidad de adultos de la OCDE del año 2011. Pero sigamos con la diabetes.

En la diabetes tipo 2, la insulina que produces no es capaz de conectar el exceso de glucosa de tu sangre con las células para que estas la absorban. Esto es lo que se denomina ser «resistente a la insulina» y lo profundizaremos más adelante, y al tener este diagnóstico, tu cuerpo hace que mantengas un nivel alto de azúcar en la sangre.

—Y aquí me explicas qué pasa cuando se mantiene alto el azúcar en la sangre, ¿no es verdad? —pregunté sonriendo.

—¿Qué comes que adivinas?, José —dijo Peter, devolviéndome la sonrisa.

—Si lo preguntas por mi físico… parece que ¡azúcar, demasiada azúcar! —respondí riendo.

—¡Ja, ja, ja! José… Me sigues haciendo reír y te felicito por tomarlo con humor, ya que eso es realmente importante. Cuando te ríes bajas el estrés y veremos más adelante cómo el estrés de verdad engorda.

El exceso de azúcar es tóxico

—Mantener el azúcar alto en la sangre puede hacer que tengas daños en tu sistema nervioso, que te pueden llevar a perder la visión, o, lo que hoy día es cada vez más frecuente, a la amputación de los dedos de los pies, o incluso los pies enteros por heridas que no cicatrizaron. Cada 30 segundos amputan a un diabético en alguna parte del mundo. La diabetes también puede dañar tus riñones, por lo que podrías terminar los últimos años de tu vida dializándote, o tener un accidente cerebrovascular y también un ataque cardiaco. ¿Te imaginas lo que es eso, José?

¿Enferm@ de exitos@ o exitos@ enferm@?

—¿Haber trabajado toda tu vida para ser exitos@, cumplir tus sueños personales, familiares, profesionales, tener todas las cosas que soñaste tener, y cuando llega el momento de comenzar a disfrutar tu éxito, estás que revientas, con sobretalla u obesidad, la presión arterial, los triglicéridos y el azúcar en la sangre por las nubes… ¿Así quieres terminar tus últimos días? ¿Enferm@? ¿Cieg@? ¿Dializad@? Entonces, José, ¿te parece lo suficientemente tóxico un alimento que en exceso puede producir ese daño en tu cuerpo? —preguntó Peter, poniéndose serio.

—Definitivamente, Peter —respondí, serio también—, y ahora que lo entiendo, me doy cuenta de que es como el exceso de alcohol: un poco de vez en cuando está bien, pero el exceso puede llevarte a tener cirrosis e incluso a perder el hígado.

—Muy buen ejemplo, José. Por eso mi recomendación es
#CortaElAzúcarNoTusPies

—¿Entonces la prediabetes es? —pregunté.

La prediabetes

—La prediabetes es el aviso de que tus células no están siendo sensibles a la insulina, que te estás haciendo resistente a la insulina, y que no puedes bajar el exceso de azúcar en la sangre y que si sigues comiendo como lo estás haciendo, lo más probable es que termines con diabetes. Una manera muy simple de chequear si estás comiendo demasiada azúcar proveniente de los carbohidratos o del exceso de proteínas, lo que también podría significar que ya tienes resistencia a la insulina y eres prediabétic@, es que te respondas a ti mism@ las siguientes preguntas:

¿Te da sueño a media mañana o a media tarde?
¿Cómo te sientes antes de comer?
¿Cansad@? ¿Distraíd@? ¿Sin energía? ¿De mal humor? ¿Enojad@?
¿Y cómo te sientes después de comer?
¿Te gustaría tomarte una gran siesta? ¿Te irías a dormir el resto del día? ¿O te sientes con una tremenda energía?

—Que fue lo que me preguntaste cuando nos juntamos la primera vez —recordé.

—Exacto, José, y recuerdo que me respondiste «sí» a todas. Bueno, eso significa que tienes problemas en el modo en como procesas el azúcar en tu sangre y eso no es normal. Si ha pasado un tiempo desde la última vez que comiste, antes de comer nuevamente deberías sentir el estómago vacío, que no es lo mismo que tener hambre, y después de comer deberías sentir el estómago lleno. Eso sería lo normal. El problema que tenemos hoy día es pensar que las cosas que pasan frecuentemente son normales, pero no lo son. No es normal que estés mal genio porque no has comido, pero pensamos que sí lo es porque les pasa a todos, siempre.

—Nunca lo había pensado así, Peter —respondí.

—Sí, José. Es parte del *statu quo*. En la medida que creas que es normal que con los años aumentes la grasa corporal, o que tengas que comenzar a tomar medicamentos para la presión, los triglicéridos, la resistencia a la insulina o la diabetes.

—Ahora que lo mencionas, esa es la típica conversación de mis padres con sus hermanos o cuñados: «¿Cómo tienes la presión arterial?», pregunta uno, y el otro responde: «Perfecto, estoy tomando no sé qué medicamento» «¿Y tú, cómo está tu colesterol» «Bien, estoy tomando este otro medicamento» … y mantienen todos los resultados de sus exámenes supuestamente normales, pero a punta de llenarse de pastillas. Y si algún medicamento les produce efectos secundarios, les dan otro ¡para los efectos secundarios!

—Y no solo ellos, José, como te decía, mira las páginas sociales de los medios de prensa y verás la cantidad de personas «exitosas» enfermas. Y eso no tendría por qué ser así. No si no quieres. No si haces algo.

—¿Recuerdas el nivel de azúcar normal en la sangre en ayunas? —preguntó Peter.

—Sí, entre 70 y 100, pero no me preguntes las unidades —respondí.

—No te preocupes, eran miligramos por decilitro, pero con que sepas los números basta. Tienes resistencia a la insulina o prediabetes cuando tu nivel de azúcar en ayunas está entre 110 mg/dL y 125 mg/dL y tienes diabetes cuando tus resultados están sobre 126 mg/dL. Con un nivel de sangre en ayunas sobre 200 mg/dL estás en alto riesgo. Pero mejor que hacerse un examen de glucosa en ayunas, que en rigor muestra cómo está tu azúcar después de lo que comiste anoche, es hacerse un examen que se llama **hemoglobina glicosilada** A1c, que se abrevia HbA1c. Este examen te da como resultado el promedio de tu azúcar en los últimos 3 meses, por lo tanto, mientras más alto sea el resultado, más alta has tenido el azúcar en la sangre, y si además te haces el examen de la insulina en ayunas, con ellos podrás descubrir qué tan prediabético o diabético eres. ¿Sabes cuántos habitantes tiene China?

Población mundial

—¿Demografía, ahora?

—Sí, hablemos un poco de las poblaciones del mundo —respondió Peter sonriendo.

—Exacto, exacto, no lo sé, pero creo que son como 1,4 mil millones —respondí.

—Bastante cerca, son 1,38 mil millones —respondió Peter. ¿Y sabes cuál es la población de Estados Unidos?

—Creo que son como 300 millones —respondí, más seguro que de China.

—323 millones —respondió Peter—. ¿Sabes cuántas personas tenían sobrepeso y diabetes en todo el mundo en el año 2014?

—Ni una idea, pero por lo que me acabas de preguntar, me imagino que está relacionado con la población de esos dos países —respondí.

—Exactamente, José. En el año 2014, 1,3 mil millones de personas, el equivalente a la población entera de China, tenían sobrepeso y 387 millones de personas, 64 millones más que la población de Estados Unidos, tenían diabetes. Hoy día los diabéticos ya van en 422 millones. En el año 2025 se espera que 2,7 mil millones (la suma de la población actual de India y China) tengan sobrepeso, y en el 2035, 592 millones (la suma de la población actual de Estados Unidos con Brasil) tengan diabetes. ¿Y sabes en qué países ha aumentado más la obesidad?

—¿En los más desarrollados? —respondí, pesando en Estados Unidos.

—Lamentablemente, todo lo contrario, José. En los países más pobres con ingresos bajos o medios, y ¿se te ocurre cuál puede ser la razón?

—Porque como tienen menos recursos, y los carbohidratos son los alimentos más baratos, ¿son los que más carbohidratos comen? —pregunté, dudando.

—Exactamente, José, y lo mismo pasa en la población con menos recursos de países un poco más desarrollados, porque su principal fuente de alimentos son el pan, el arroz, los tallarines y las papas.

—Me suena la dieta de nuestro país —respondí.

—Sí, José, y no mencioné toda la comida industrial. El mundo del futuro será completamente distinto al mundo que conocemos hoy. Los países ya no se clasificarán entre desarrollados o subdesarrollados, ricos o pobres. En el futuro cercano habrá una nueva distinción que será los países sanos y los enfermos. ¿De qué te servirá toda la tecnología del mundo, todo el conocimiento, todos los recursos naturales si la población de tu país está obesa y enferma? En Chile, cada día hay más personas que tienen resistencia a la insulina, aproximadamente el 10% de la población tiene diabetes y el 30% de las personas a partir de los 15 años de vida tiene prediabetes sin saberlo, y el no saberlo es la mejor manera de llegar a la diabetes, porque no están tomando ninguna medida para evitarlo.

—Bueno, yo sabía que la tenía, hace tiempo. Cada vez que iba a ver un médico nuevo me pedían un montón de exámenes y uno de los resultados en que se fijaban era en la glucemia, que obviamente tenía alta, y me daban medicamentos y recomendaciones de qué comer, pero las recomendaciones que me dieron tampoco me hicieron bajar mucho el azúcar en la sangre.

—¿Qué te recomendaron, José? —preguntó Peter, interesado.

¡Pero si son granos integrales!

—Lo mismo que puedes leer en un afiche para diabéticos en cualquier farmacia: bajar de peso, comer más verduras y frutas; pan, arroz y pasta integral, mantequilla de maní, frutos secos, yogur, aceites vegetales y comer menos pan, arroz y pastas refinadas, también menos carnes rojas, grasas saturadas; abstenerse de jugos, bebidas y mermeladas… y hacer ejercicio.

—¿Y? José, después de todo lo que hemos conversado respecto a cómo se sube el azúcar en la sangre, ¿qué es lo que no cuadra en las recomendaciones de lo que hay que comer? —preguntó Peter, esperando con atención qué iba a responder.

—Diría que pan, arroz y pastas, pero… ¡son integrales! Se supone que no suben el azúcar en la sangre… ¿o sí? —pregunté inseguro.

—No suben «tanto» el azúcar en la sangre como lo hacen los mismos productos refinados, pero ¡son carbohidratos! Se descomponen en glucosa una vez digeridos, suben el azúcar en la sangre, menos, pero por más tiempo; además hacen que secretes insulina, y cuando los comes en exceso se van al hígado para ser convertidos en glicerol, y así tu cuerpo de todas formas obtiene el ingrediente que necesita para producir grasa corporal.

—Si suben menos el azúcar en la sangre, pero por más tiempo… eso tampoco debe ser muy bueno —comenté.

—No, si tienes resistencia a la insulina, prediabetes, diabetes o quieres eliminar tu exceso de grasa corporal; en todos esos casos no te conviene comer carbohidratos, aunque sean integrales. Si quieres, la próxima vez que vayas al supermercado compara la etiqueta nutricional del arroz refinado con el arroz integral y haz lo mismo con, por ejemplo, un paquete de tallarines. Sin embargo, te va a quedar mucho más claro cuando conversemos del índice insulínico de los alimentos. Ahora, José, otra pregunta: si no sube el azúcar en tu sangre, ¿necesitas segregar insulina?

—De acuerdo a lo que me dijiste… no —respondí seguro—, porque la insulina se segrega cuando hay que bajar el exceso de azúcar en la sangre.

—Perfecto. Entonces, si eres diabético, es decir, la insulina que produces no es capaz de llevar el exceso de azúcar en la sangre a las células, ¿te conviene ingerir alimentos que suban el azúcar en la sangre?

—No, no me conviene, todo lo contrario, debería tratar de comer solo alimentos que no suban el azúcar en la sangre… ¡Aaah! Lo acabo de ver —exclamé sorprendido—: las harinas, aunque sean integrales, me van a subir el azúcar en la sangre haciendo que segregue insulina, y por más tiempo, y si soy diabético no voy a poder llevar esa glucosa a las células. Y si fuera diabético tipo 1 tendría incluso que inyectarme insulina. Entonces, ¡no debería comer alimentos que suban el azúcar en la sangre!

—Y, como ves, no necesitaste un doctorado en bioquímica para darte cuenta de eso —respondió Peter.

—No, en realidad es puro sentido común —respondí—. Es lo mismo que el maní. Si tienes alergia al maní y no te quieres inyectar epinefrina… entonces no comas maní.

—Muy buen ejemplo, José, pero ¿cómo sabes eso? —preguntó Peter, sorprendido.

—Es que tengo un amigo en Estados Unidos que es alérgico al maní y lleva siempre su inyección en el bolsillo por si come maní sin saberlo en alguna preparación —respondí, orgulloso de haber puesto ese ejemplo.

—Bueno, evitar el exceso de carbohidratos que te suben el azúcar en la sangre es una manera de hacerlo —respondió Peter, poniendo cara medio sarcástica.

—¿OK? Eso quiere decir que hay otra manera, ¿no es verdad? — pregunté, intrigado.

—Sí. La otra manera es que sigas comiendo exactamente tal y como lo has estado haciendo todos estos años, que fue como te hiciste la diabetes, y como la insulina que produces no es capaz de llevar el exceso de azúcar a las células, entonces toma fármacos, o inyéctate insulina adicional para bajar el azúcar en la sangre. ¿Sabes cuántos carbohidratos le recomienda comer «la industria»: asociaciones médicas, como la Asociación de Diabetes Americana (ADA por sus siglas en inglés), médicos y nutricionistas, auspiciados, obviamente, por los laboratorios que fabrican y venden fármacos e insulina a los diabéticos que se inyectan?

—No, por suerte nunca llegué a ese estado —respondí, aliviado.

—Les recomiendan comer un máximo de 250 gramos de carbohidratos al día, lo que desde mi punto de vista es un crimen, ya que no deberían consumir más de 20 gramos.

—¿Pero eso no es como tener cirrosis por exceso de alcohol y seguir tomando alcohol? —pregunté, cayendo en la cuenta de lo serio que era la diabetes.

—Sí, José, o tener alergia al maní, como tu amigo, y seguir comiendo maní para así tener que inyectarse la epinefrina, y te puedo dar 422 millones de razones de por qué es así.

422 millones de razones

—¿Los 422 millones de diabéticos en todo el mundo? —interrumpí a Peter.

—¿Y sabes cuánto cuesta una dosis de insulina? —preguntó Peter.

—Por suerte, ¡no tengo idea! —respondí, suspirando aliviado nuevamente.

—Desde unos 10 dólares, por lo tanto, si tuvieras que aplicarte una dosis al día, normalmente son más, estamos hablando de un negocio mundial de por lo menos 4.220 millones de dólares… diarios. Y van a ser por lo menos 5.920 millones de dólares diarios en el año 2035. José, ustedes tienen clientes que venden cosas, ¿no es verdad?

—Sí, claro —respondí.

—¿A qué empresa no le gustaría tener una proyección de crecimiento de mercado como la que tiene la industria de la diabetes?

—Puesto así, no creo que ninguna otra industria pueda hacer una proyección del aumento de consumidores que tendrán como esa —respondí.

—Por eso para esa «industria» es mejor para su negocio que las personas con diabetes sigan comiendo igual y tengan que comprar medicamentos e inyectarse insulina en vez de cambiar lo que comen para que no les suba el azúcar en la sangre y puedan revertir su diabetes. No hay negocio si las personas sanan comiendo comida real.

—¿La diabetes es reversible? —pregunté, sorprendido. Mis padres son diabéticos, pasaron años tomando medicamentos y al final terminaron inyectándose insulina, y jamás escuché que si cambiaran la dieta podrían revertir la enfermedad, de hecho, siempre les dijeron que la diabetes era una enfermedad progresiva e irreversible.

Sanar la diabetes

—¿Sabías que las personas que se hacen un ***bypass*** gástrico, además de bajar de peso, revierten la diabetes?
—No sabía —respondí.
—Sí, José, ese es uno de los argumentos para operarse, y en mayo de este año la comunidad médica acordó implementar la cirugía bariátrica como solución a la diabetes de los pacientes obesos.
—Ese sí que es negocio —respondí.
—Sí, José, operar a los obesos usando su diabetes como excusa será un gran negocio. Ahora, ¿qué pasa cuando te corcheteas el estómago?
—Lo achicas al tamaño de un yogur —dije, recordando mi última visita a la consulta cuando me quise operar.
—Y si lo achicas… entonces comes mucho menos —dijo Peter.
—Y si comes mucho menos, mucho menos azúcar, ¡se revierte la diabetes!
—Sí, José, como todo en tu cuerpo, si le das el tiempo y las condiciones adecuadas, puede sanar, y la pregunta es, entonces, ¿para qué operarse si puedes lograr lo mismo manipulando tu alimentación?

Diagnóstico

—El negocio de la industria médica y farmacéutica está en tratar los síntomas, no el origen de la enfermedad; entonces, si definimos la diabetes como «una patología crónica que se desencadena cuando el páncreas no produce suficiente insulina (que en realidad es la diabetes 1) o cuando el cuerpo no puede usar con eficiencia la insulina que produce», al hacerte resistente a la insulina lo más lógico es recetar medicamentos o insulina. Sin embargo, si defines la diabetes como la incapacidad de tu cuerpo de procesar el exceso de azúcar, entonces tiene más sentido reducir el consumo de alimentos que suban el azúcar en la sangre.

¡Es tan absurdo! Por un lado, les recomiendan a los diabéticos evitar el consumo de azúcar, pero por otro les recomiendan consumir carbohidratos, que se convierten en azúcar.

—Y como la insulina es la hormona del almacenamiento de grasa corporal, si te inyectas insulina, ¡además vas a almacenar más grasa corporal! —exclamé, sorprendiéndome de cómo todo tenía cada vez más sentido.

—Sí, José, y es tan así que a veces los médicos tienen problemas con las jóvenes diabéticas para que se inyecten insulina, porque ellas saben que las hará engordar. La pregunta que hay que hacerse es: si hay personas obesas que no son diabéticas y hay personas delgadas que son diabéticas, en ambos casos estoy hablando de diabetes tipo 2, ¿cómo puede ser la obesidad la causa de la diabetes?

—Si hay delgad@s con diabetes, entonces no puede ser —comenté.

—Exacto, el problema es que no hay negocio en sanar a las personas cambiando su alimentación.

—Ahora lo entiendo, Peter, y con todo lo que me has dicho veo a la comida en forma muy diferente —respondí.

—¿Buena o mala? —preguntó Peter, mirando con esa cara que no sabes si está hablando en serio o en broma.

Carbohidratos: ¿Buenos o malos?

—O sea, los carbohidratos son malos, te producen diabetes —respondí.

—No, José, no te equivoques —respondió Peter, sonriendo otra vez.

«Aquí vamos de nuevo», pensé.

—Me quieres confundir, ¿no es verdad? ¿O me quieres probar a ver qué tanto entendí? —pregunté, mirando a Peter sospechosamente.

—No, José, no te quiero confundir. Lo que quiero que entiendas es que la comida, toda la comida: el azúcar, los carbohidratos como el pan, las pastas, el arroz y otras cosas como las galletas, los helados, las tortas y las pizzas, no son «malas» por sí mismas; el que puedas comer más o menos de ellos dependerá de tu estado de salud y de tus indicadores, así como del exceso de grasa corporal que tengas.

—«El veneno está en la dosis», decía mi abuelo —respondí.

—Muy sabia frase. Y la debe haber dicho pensando en el alcohol, pero aplica incluso hasta para el agua: 2 o 3 litros de agua al día está bien, pero con 50 litros de agua te ahogas. Si tu plan es eliminar el exceso de grasa corporal, disminuye aquellos alimentos que hacen que produzcas grasa corporal, y una vez que estés en tu talla los vuelves a incorporar y vas viendo cómo responde tu cuerpo. Si comienzas a enfermar, o a aumentar tu grasa corporal, entonces tendrás que reducir la cantidad de carbohidratos que estás comiendo hasta llegar a un equilibrio en el que te mantienes sano y en tu talla comiendo de todo. Ese es, a fin de cuentas, tu desafío: descubrir cuánto puedes comer. Las recomendaciones «oficiales» son que comas en una dieta el 50% en carbohidratos, un 30% de grasas y un 20% de proteínas, y si me preguntas a mí, esa es la receta perfecta para la sobretalla, obesidad y diabetes. Hay personas que pueden comer 200 gramos de carbohidratos al día, otras no más de 50 gramos, así como otras no podemos comer más de 20 gramos, lo que correspondería a un 5%, y no un 50%, de carbohidratos.

—¿Tú, Peter? —pregunté.

—Sí, José. Después que mejoré mis indicadores de salud sin medicamentos —dijo Peter, guiñando un ojo— y eliminé mi exceso de grasa corporal volví a incorporar los carbohidratos, pero descubrí que con más de 20 gramos al día comienzo a acumular exceso de grasa corporal.

—¿Y se puede vivir con eso? —pregunté, curioso.

—¡Perfectamente! De vez en cuando como de todo, en mi **día chancho**, por lo tanto, los carbohidratos ya no son tema para mí. Ahora sigamos con los otros productos que aparecían en ese afiche como recomendación: mantequilla de maní, frutos secos, aceites vegetales, yogur y, por último, frutas. ¿Te parece?

—¿Y el ejercicio? —pregunté curioso.

—Aaah, ese un uno de los grandes mitos y se merece un capítulo aparte —respondió Peter.

— OK, Peter —respondí.

—Dime, José, ¿en qué categoría de alimentos pondrías al maní? —preguntó Peter.

¿Y el maní?

—Frutos secos —respondí seguro.

—Frutos secos son la nueces y almendras, ¿estás seguro que el maní también lo es?

—Sí, estoy seguro, seguro —respondí, muy seguro de mí mismo.

—Bueno, José, lamento «pincharte los globos de la fiesta[17]», pero el maní no es un fruto seco, es una legumbre, como los porotos, las lentejas o los gar-

---

17 Expresión que significa «Decepcionarte».

banzos. Y como legumbre, tiene carbohidratos que se convierten en azúcar una vez digeridos. Por lo tanto, cuidado con ellos, porque además tienen grasa, y la grasa cuando está junto con el exceso de carbohidratos la almacenas directamente como grasa corporal. ¿Recuerdas? En el caso de la mantequilla de maní, además de la propia grasa del maní, contiene aceites vegetales, que tampoco son los mejores aceites que puedas comer. ¿Mantequilla de maní con una tostada de pan integral? Me parece la combinación perfecta de grasa y carbohidratos para almacenarlos como grasa corporal… ¡Directo a tu cintura!

—¿Y pasa lo mismo con los frutos secos? —pregunté, decepcionado porque el maní y la mantequilla de maní realmente me gustaban.

—No, los frutos secos como las nueces, pistachos, avellanas, almendras y castañas de cajú no son legumbres, caen en la categoría de las grasas vegetales, pero como tales debes tener cuidado con ellas también, porque tienen Omega 6, que a diferencia del Omega 3, es un aceite proinflamatorio. Dado que ya estás «bastante hinchado», no te conviene comer en exceso frutos secos tampoco, ni mezclarlos con carbohidratos, ya que, si subes el azúcar en la sangre y activas la insulina, las grasas de los frutos secos sí las vas a almacenar como grasa corporal.

—¿Y por qué hay que evitar los aceites vegetales? —pregunté, preocupado.

—No todos —se apuró a responder Peter—. Las mejores alternativas de aceites que puedes, y en realidad «debes», consumir son: el de oliva, el de palta y el de coco, ya que se extraen en un proceso denominado «gentil», es decir, se obtienen solo prensando los frutos, a diferencia de otros aceites vegetales como la maravilla o la canola, que para producirlos tienes que hacer un proceso industrial que incluye el uso de químicos para la extracción, filtración y purificación.

Mantente alejado lo más posible de productos industriales que usen químicos para su producción. Por otra parte, cuando utilizas aceites extraídos químicamente para cocinar, por la alta temperatura, se producen grasas trans, y esas grasas sí se sabe que están relacionadas con los ataques cardiacos. Tanto es así que el presidente Obama exigió que para el año 2017 ningún producto contenga ácidos grasos trans, por lo tanto, la industria tendrá que volver a usar grasa animal, como lo hacía antes de 1980 y no podrá usar aceites vegetales o hidrogenados, margarinas, como lo hacen ahora.

—Entonces, ¿no todas las grasas son buenas ni todas son malas? —pregunté.

—Exacto, José, el problema es que convencieron a las personas de que los aceites vegetales y la margarina eran saludables y no lo son. La margarina está a una molécula de distancia de ser plástico. Debes incluir las grasas buenas, saludables, como mantequilla, manteca animal, crema entera, aceite de oliva, aceite de palta, lo más posible en tu día a día porque te van a producir saciedad y aumentarán tu metabolismo. Sobre las grasas vamos a seguir conversando un poco más adelante. Sigamos ahora con el yogur.

Yogur

—Así como va la conversación me imagino que tampoco es bueno… para un diabético —me apuré en aclarar.
—¡Depende! —respondió, Peter, sonriendo, de seguro para decirme una broma.
—¿Del sabor? —pregunté, riéndome de buena gana. Quise ser yo el primero en hacer el chiste.
—¡Ja, ja, ja, José! No, no depende del sabor —respondió Peter, cuando dejó de reírse—, en verdad depende del origen. Si es un yogur artesanal hecho en casa con «pajaritos de yogur[18]» de leche de vaca o de cabra (llamado también «kéfir»), podrías incluirlo, siempre que no le pongas azúcar o fruta. Pero los yogures industriales no son buenos, por cuanto contienen lactosa, el azúcar de la leche, endulzantes artificiales que no necesariamente van en la misma línea de lo que quieres lograr… Además, también contribuyen a subir tu azúcar en la sangre, que van a hacer que después baje y te dé más hambre. En lo posible evita toda la comida industrial y *#ComeComidaReal*.
—Ahora veamos el otro lado de la moneda —continuó Peter—. ¿Qué te recomiendan evitar?
—Los carbohidratos refinados… —comencé a enumerar.
—Eso, de todas maneras —respondió Peter— y ya sabes por qué.
—Carnes rojas, grasas saturadas, jugos, bebidas y mermeladas.
—OK, José, los jugos, las bebidas y las mermeladas son fáciles, ¿pero también sabes por qué?

---

[18] N. de la E. «Pajaritos» se les llama en Chile a las cepas de fermentos lácticos para hacer el yogur.

Mermeladas light

—Sí, porque tienen azúcar y hacen que se suba el azúcar en la sangre y segregues insulina. Pero… ¿qué pasa con las mermeladas sin azúcar? De hecho, la farmacia está llena de productos «sin azúcar» que se supone son para diabéticos —pregunté, feliz de haberme acordado de eso, porque era una duda que siempre tuve.

—No solo las farmacias: los supermercados tienen su propia sección. Dime, José, las cosas «sin azúcar», ¿se sienten dulces? —preguntó Peter.

«¡Aquí vamos otra vez! ¿Es que este Peter no se cansa nunca?», pensé, y luego dije:

—Sí, se sienten dulces, y antes de que me preguntes por qué…

—¡Ja, ja, ja, José! ¡Qué bien lo paso contigo! —respondió Peter, lanzando una carcajada.

—Y … si me permites seguir con mi explicación, se sienten dulces porque tienen sustitutos del azúcar, tales como la fructosa o algún tipo de endulzante artificial —terminé diciendo, como si estuviera en una presentación.

—Muy bien, José, te felicito por la explicación. Ahora lo importante. ¿Qué es la fructosa?

Fructosa

—El azúcar de la fruta.

—Exacto, y la utilizan en los productos para diabéticos, así como en otros productos industriales para reemplazar la sacarosa, o como la conoces, el azúcar de mesa. ¿Cuál es la gracia de la fructosa?

—¿Que es dulce? —respondí.

—¡Ja, ja, ja! Sí, José. Es dulce, pero, ¿además de eso?

—¿Que la pueden consumir los diabéticos? —pregunté.

—No necesariamente, y, como no me estás diciendo nada nuevo… sigo. La gracia de la fructosa es que no sube el azúcar en la sangre.

—Si no sube el azúcar en la sangre, entonces no se activa la insulina y no se almacena el exceso como grasa corporal… ¡Pero qué cosa más buena! —respondí, pensando en que podría comer todas las galletas, chocolates y mermeladas «sin azúcar» que vi en la farmacia para diabéticos.—No, José, si tienes resistencia a la insulina, prediabetes, diabetes, sobretalla u obesidad, no te conviene comer productos que tengan fructosa como endulzante —respondió Peter, y por la cara que puso me di cuenta de que lo decía en serio.

—¿Por? —pregunté, sorprendido por todos los productos que vendían para diabéticos con fructosa—. He visto un montón de veces personas con sus dosis de insulina en una mano y barras de chocolate, galletas o mermeladas en la otra.

—Sí, José, y es de lo más absurdo: compras lo que te produce la enfermedad y el remedio para revertirlo, por lo tanto, te mantienes en enfermedad. A diferencia de la glucosa, por una parte, la fructosa no puede ser absorbida por las células, se va directo al hígado, para ser convertida y almacenada como grasa corporal; en segundo lugar, todos esos productos también tienen harinas y…

—La harina es un carbohidrato que sube el azúcar en la sangre —interrumpí a Peter.

—Exacto, José. Cambiar el azúcar por fructosa no es suficiente. A lo mejor vas a subir menos el azúcar en la sangre en comparación con un producto con azúcar normal, pero la vas a subir igual, y sí vas a subir la insulina.

«Adiós a todas las galletas, chocolates y mermeladas que había visto en la farmacia para diabéticos», pensé.

—¿Te cuento una anécdota? —preguntó Peter, poniendo cara de misterio.

Sin azúcar añadida

—Dale —respondí, refunfuñando porque ya me había hecho la idea de comer chocolates y galletas «sin azúcar».

—Una vez, un cliente le envió un mensaje a una de estas empresas que venden productos para «dietas», y que además son muy recomendados por «La Industria: médicos y nutricionistas», preguntando por qué la etiqueta frontal de la mermelada decía «libre de azúcar» si en la etiqueta nutricional de atrás decía «azúcares totales: 25 gramos en 100 gramos».

—¿Y le respondieron? —pregunté, interesado.

—Sí, le respondieron que no tenían azúcar «añadida» y que el azúcar que contenía era solo la de la fruta, o sea fructosa, como si comer fructosa no tuviera ningún impacto en la salud de las personas a las cuales están dirigidos esos productos.

—Pero eso debería ser considerado publicidad engañosa, lo de la etiqueta «libre de azúcar», ¡si en realidad la tiene, y más encima, lo publican ellos mismos en la etiqueta nutricional! —respondí, molesto porque a mí también me recomendaron esos productos y yo pensaba que podía comerlos justamente porque… ¡no tenían azúcar!

—Estoy de acuerdo contigo, José, y eso es parte de la difusión que hay que hacer para que las personas, antes de poner un producto en el carro de compras, supuestamente saludable o que les recomendaron para la dieta, lean las etiquetas nutricionales. Si dice «carbohidrato», o «hidratos de carbono», lo mejor es visualizarlo como azúcar blanca y cristalina… como la que no le pones al café.

—Ahora, Peter, una pregunta: si la fructosa se va directo al hígado y se convierte en grasa corporal, ¿qué tan bueno es comer fruta? —pregunté, sorprendido.

9

Cuarto mito: fruta saludable

Fruta

—Esa es una excelente pregunta, José: sobre todo hoy en día, y la respuesta es similar a la que te di respecto del consumo de carbohidratos…
—Depende… de si tienes resistencia a la insulina, prediabetes, diabetes, sobretalla u obesidad —respondí, adelantándome a Peter.
—Bien, José. ¡Ya lo tienes! Y si estás en alguno de los casos que acabas de mencionar, *#LaFrutaNoEsTuAmiga* porque:

#LaFrutaEsUnDulceNatural.

Si bien la fruta contiene fibra, no es lo mismo que consumir la fructosa en productos industriales o tomarlos en jugos y bebidas. Además de lo que te expliqué ayer sobre cómo metabolizamos la fructosa, me gustaría que viéramos la fruta desde una perspectiva más amplia, una perspectiva, digamos, de unos 30.000, 50.000 o incluso 100.000 años atrás.
—¿Antropología, ahora? —pregunté, mirando serio a Peter.
—Sí, un poco de antropología ahora, pero desde el punto de vista del sentido común —respondió Peter, sonriendo—. De hecho, vas a ser tú solo el que te vas a responder. ¿Te parece?
—OK, te sigo —respondí.
—Imagina que eres nómade, es decir, te desplazas, principalmente, para ir en busca de tu alimento y para evitar ser el alimento de algún depredador. Comes insectos, huevos, posiblemente roedores, aves, animales menores y, posiblemente, si tienes suerte, algún animal mayor. ¿Cuándo comes fruta?
—A medida que aparece en el camino, me imagino.
—OK, pero, ¿cuándo madura la fruta?
—¡Aaah! En verano.
—Por lo tanto, ni en otoño ni en invierno ni en primavera tuviste acceso a la fruta. O sea, de los 12 meses, hay ocho en los que no pudiste comer ningún tipo de fruta. Y la fruta que maduró en verano —siguió diciendo Peter— estuvo disponible solo por unas semanas… de seguro las aves y otros animales eran tu competencia.

Entonces, José, desde el punto de vista «ancestral» o antropológico, ¿cuántas veces comiste fruta al año?

—Visto así, en realidad deben haber sido muy pocas —respondí.

—¿No es verdad? Ahora, como no sabemos exactamente con detalle qué comieron nuestros ancestros, aunque lo sospechemos, viajemos un poco en el tiempo y dime: ¿Cuándo comían fruta los papás de tus abuelos? ¿O tus abuelos? Es decir, ¿hace 40 o 50 años atrás?

—Solo cuando había disponible, en la temporada.

—O sea, ¿muy parecido a nuestros ancestros? —preguntó Peter.

—Sí, viéndolo así, en realidad la mayor cantidad de fruta que comían mis abuelos era en el verano —respondí.

—Exacto, José. Jamás en la historia del hombre hemos tenido la oferta de fruta para comer cinco o seis veces al día, todos los días, el año corrido como lo recomienda «la industria». Ahora veámoslo desde una perspectiva biológica… ¿Sabes qué animales tienen su estómago más parecido al nuestro?

¿Le darías a tu perro o gato cinco frutas al día?

—No lo sé, pero me imagino que los monos… o los cerdos —respondí, dudando.

—Ninguno de los dos.

—A diferencia de nosotros, los monos tienen un sistema digestivo que les permite fermentar las frutas y vegetales que consumen. Nosotros no podemos fermentar. Los gorilas, por ejemplo, pueden producir ácidos grasos de cadena media a partir de los vegetales y frutas que comen. Nosotros no tenemos esa capacidad, y por eso se definen, a las proteínas y a las grasas (especialmente Omega 3), como esenciales. No existen los «carbohidratos esenciales», ¿por qué? Porque, como ya lo hemos visto anteriormente, el azúcar de los carbohidratos la podemos generar nosotros mismos.

—¿Entonces qué animal tiene su sistema digestivo parecido al nuestro?

—Los perros y los gatos —respondió Peter—. Y una pregunta que nunca dejo de hacer a quienes no pueden vivir sin fruta es: ¿Le das fruta a tu perro o a tu gato todos los días? Si ellos no comen, tampoco lo deberías hacer tú, no en las cantidades que lo están recomendando hoy día ¿cinco frutas al día? ¿Todos los días del año? ¿No te llama la atención?

—No lo había pensado, Peter, pero en realidad tiene mucho sentido lo que dices.

—Y si a eso le agregas todos los jugos, naturales o no, la cantidad de fructosa que recomiendan comer hoy día es una brutalidad si…

—¿Tienes resistencia a la insulina, prediabetes, diabetes, sobretalla u obesidad? —me adelanté.

—Me sacaste las palabras de la boca, José —dijo Peter—. Y ni siquiera te estoy hablando de la diferencia entre la fruta y los jugos de fruta, a los cuales les sacan toda la fibra, haciendo que su impacto en el almacenamiento de grasa corporal sea mucho mayor. Algo que veremos luego cuando conversemos sobre el índice insulínico. Ahora, como eres una persona que domina los números, te voy a dar unas cifras para que calcules: imagina que una fruta tiene 10 gramos de azúcar (y puede llegar a tener 30, pero dejémosla en 10 gramos para hacer el cálculo fácil). ¿OK?

—OK —respondí.

Fruta directo a tu grasa corporal

—Bien, supongamos que comes, de acuerdo a lo que te recomendó tu médico o nutricionista, una fruta al desayuno, una fruta de colación, una fruta de postre, otra fruta de colación, y una fruta más en la cena. En total, cinco frutas al día. ¿Cuántos gramos de azúcar tenemos?

—50 gramos —respondí.

—OK, supongamos ahora que haces esto cinco días a la semana. ¿Cómo va la cuenta?

—250 gramos.

—Bien, y si lo haces cuatro veces al mes.

—1000 gramos.

—O sea, comer cinco frutas al día, que tengan 10 gramos de azúcar cada una, cinco días por cuatro semanas al mes, te harán acumular por lo menos 1 kilo de azúcar convertido directamente en grasa corporal. Sigue así por un año entero y tienes 12 kilos más de grasa al año. ¿Todavía crees que comer tanta fruta es realmente saludable si tienes exceso de grasa corporal?

—Visto así, no creo que me convenga comer fruta si quiero bajar de talla.

—Y eso que no hemos hablado de la cantidad de químicos que le aplican a la fruta, que, en algunos casos, como las cerezas o manzanas, por ejemplo, contienen más de diez aplicaciones de fungicidas, que supuestamente no tienen impacto en la salud de las personas, pero que son los que permiten que una fruta esté sin descomponerse ¿Cuánto tiempo?

—¿Unas semanas? —pregunté.

—Sí, José. Si una fruta puede aguantar semanas sin descomponerse… ¿Qué tan natural puede ser? Comer fruta, todos los días, cinco o más veces, es uno de los grandes mitos de las recomendaciones de «La Industria: médicos y nutricionistas» y ahora entiendes por qué.

Recuerdo a un subsecretario del Ministerio de Salud que, con bastante exceso de grasa corporal, por cierto, quería subvencionar la fruta para enviarla a las regiones más australes de Chile —que tienen el mayor índice de sobretalla y obesidad del país—, porque en la encuesta de alimentación aparecía que no consumían suficiente fruta en esa zona.

Darle fruta a un niño con sobretalla es la mejor receta para convertirlo en obeso. #LaFrutaEsUnDulceNatural

—Si les llego a decir esto a algunas de mis compañeras de oficina, yo creo que me van a tirar por la ventana del décimo piso —comenté riendo—; para ellas comer fruta, sobre todo en la mañana, es casi como algo «esencial» para su vida. Si les dices que corten la fruta creo que… ¡no podrían vivir!

—Si eso es lo que te han dicho, y es lo que todos recomiendan, es lógico que lo creas. Pero, si después de que te explican algo, entiendes el por qué y no puedes dejar de comerlo, tomarlo, fumarlo, aspirarlo o inyectarlo, entonces estás frente a una adicción, José, y eso no es saludable. En estricto rigor, son adictas al azúcar de la fruta… A lo dulce.

—Tengo una compañera que siempre dice «me hincho como globo en la mañana cada vez que como fruta», pero… ¡sigue comiendo! La verdad no lo entiendo.

—Eso pasa porque nuestro sistema digestivo no está diseñado para fermentar la fruta, como el de los monos, por eso te hinchas, pero lo peor es que tu compañera no está escuchando lo que su cuerpo le está tratando de decir. Si, por el contrario, en vez de sentirse con el estómago hinchado le salieran manchas rojas por todo el cuerpo, te aseguro que se preocuparía de investigar qué comió y qué le produjo esa reacción para evitar comerlo de nuevo. ¿Te fijas que es lo mismo? Es la respuesta de tu cuerpo a algo que no te está haciendo bien, pero como no se ve la reacción en tu cara, no lo tomas en cuenta.

—Seguro —respondí.

—Ahora que tenemos claro lo inconveniente del consumo de la fruta y la fructosa, especialmente para los diabéticos…

—… los prediabéticos y los que tienen exceso de grasa corporal —agregué.

—¡Exacto! Veamos una categoría de productos que podríamos considerar «primos de la fruta».
—¿Primos de la fruta? ¿Cuál es esa?

Alcohol

—El alcohol.
—¿Y por qué son primos?
—Porque el alcohol se produce a partir de fruta fermentada.
—¡Aaah! Verdad. Qué bueno que pusiste tú el tema, te lo iba a preguntar, pero dado que está prohibido en todas las dietas, no quería parecer «muy necesitado».
—¿Cuánto alcohol tomas, José?
—¡Tomaba! ¡Llevo seis días sin tomar nada!
—¿Estás contando los días? —preguntó Peter, mirándome serio.
—No. No en realidad, estoy bromeando contigo.
—OK, entonces, ¿cuánto alcohol tomabas?
—Lo usual, cerveza, vino, pisco sour[19], piscolas, y muy rara vez algún destilado. Normalmente en eventos sociales. Cuando estoy solo tomo cerveza, yo creo que mucha cerveza.
—OK, José, me queda claro. Al igual que la fruta, el alcohol tiene costos.
—¿Se convierte en azúcar?
—Por una parte, porque el alcohol se metaboliza como un carbohidrato, pero a diferencia de los carbohidratos de los granos, por ejemplo, que son convertidos en glucosa y esta, a su vez, es absorbida en casi un 80% por las células de tu cuerpo y el 20% restante por tu hígado, el alcohol es asimilado en un 80% por el hígado. En el fondo, el metabolismo del alcohol es exactamente igual al metabolismo de la fructosa. La fructosa solo puede ser procesada en el hígado.

El otro efecto del alcohol es que es diurético, es decir, induce a los riñones a eliminar líquido, hacia la vejiga como si hubiéramos tomado exceso de agua, produciendo deshidratación: como el hígado necesita líquido para procesar las toxinas del alcohol, una fuente que usa nuestro cuerpo para obtener ese líquido es el cerebro.

---

19   N. de la E. Cóctel muy popular en Chile que se prepara a base de pisco (fermentado de la uva rosada), limón y azúcar.

—¡Aaah! Por eso, entonces, sentimos dolor de cabeza al día siguiente.
—Exactamente, José. Pero esto no significa que no puedas tomar alcohol otra vez, solo significa que tienes que estar consciente de los efectos para que los administres y puedas planificar.
—¿Planificar?
—Sí, cuando quieras beber alcohol, empieza por tomar bastante agua, antes, durante y después. El alcohol que ingieras lo vas a procesar de todas formas en el hígado, pero disminuirán los efectos de la deshidratación. Ya comentamos que podías tomar cerveza sin alcohol en tu **día chancho.** ¿Lo recuerdas?
—Sí, y aprovecho de preguntarte qué es mejor, o tiene menor costo, ¿tomar cerveza o tomar vino?
—Dime tú. La industria de la cerveza la promociona diciendo que tiene menos calorías que una manzana, pero lo que no informan es el nivel de carbohidratos que tiene, lo que la convierte en lo más parecido a un «pan líquido».
—Y vimos que las calorías no son el problema… ¡Son el azúcar en la sangre y la insulina!
—Exacto, José. La recomendación es evitar sí o sí todos los tragos que incluyan azúcar, esa es la peor combinación.
—¡Fuera el pisco sour!
—Por ejemplo. Y en esa categoría caen también los alcoholes a partir del azúcar.
—¡Fuera el ron!
—Mi recomendación sería que evitaras el alcohol, al menos por los primeros 30 días de programa, para no afectar tu adaptación a eliminar grasa corporal.
—Eso puedo hacerlo, sin problemas. De hecho, en el almuerzo en la casa de mis padres el fin de semana pasado las cervezas no fueron tema.
—Perfecto. Entonces, pasados esos 30 días podrías comenzar a incluir, por ejemplo, un par de copas de vino.
—¿Tinto o blanco?
—Ideal tinto.
—Es el que me gusta.
—Genial, entonces lo podrás tomar un par de veces a la semana, ojalá con una separación de unos tres días cada vez, de tal manera que le des tiempo a tu cuerpo a recuperarse. Pero, ojo, el tomar alcohol tiene un costo: va a detener tu proceso de eliminación de exceso de grasa corporal.

Además, tienes que estar atento a qué hábitos se te activan cuando tomas alcohol. Por ejemplo, ¿te dan ganas de comer maní o de comer pizza? ¿O te dan ganas de comer cosas dulces? Es importante que estés atento a los antojos que se te generan con el alcohol, porque es una muy buena manera de perder el control, especialmente porque el alcohol con carbohidratos es la peor combinación. Si los mezclas, podrías perder el equivalente a una semana de esfuerzo.

—¿Así de grave?

—Así es, José, por eso cuando hagas tu **día chancho** aprovecha de tomar cerveza sin alcohol, ya que… son solo carbohidratos como si…

—¡Comiera pan líquido!

—¡Exacto! Y ahora te quiero dar una lista de los ingredientes que usa la industria para endulzar los productos.

Los mil nombres del azúcar

Estos son los nombres de los ingredientes que utiliza la industria en los productos elaborados industrialmente. Si tienes resistencia a la insulina, prediabetes, diabetes, sobretalla u obesidad, evítalos a toda costa. Si el nombre del ingrediente termina en **-osa** o si es un **syrup** (jarabe), entonces es azúcar. Fíjate en los componentes de los productos que dicen «sin azúcar» o «sin azúcar añadida». No quiere decir que le hayan añadido azúcar de mesa, pero eso no significa que no tenga otros tipos de azúcares.

La siguiente es una lista de azúcares que, una vez consumidos, suben el azúcar en tu sangre, segregas insulina y el exceso, por efecto del glicerol, se almacena como grasa corporal, ¿recuerdas?

Triglicéridos = 3 ácidos grasos + 1 glicerol

Jarabe de maíz de alta fructosa / *high fructose corn syrup*
Azúcar / *sugar* (azúcar de mesa)
Azúcar rubia / *yellow sugar*
Azúcar blanca / *white sugar* (azúcar de mesa)
Azúcar de ágave / *agave sugar*
Azúcar de algarrobo / *carob syrup*
Azúcar de caña / *cane sugar*
Azúcar de caña deshidratada / *dehydrated cane juice*
Azúcar de dátil / *date sugar*
Azúcar granulada / *granulated sugar*
Azúcar invertida / *invert sugar*

Azúcar morena / *brown sugar*
Azúcar de uva / *grape sugar*
Azúcar turbinada / *turbinado sugar*
Caramelo / *caramel*
Concentrado de uva / *grape concentrate*
Dextrosa / *dextrose*
Fructosa / *fructose* (azúcar de la fruta)
Glucosa / *glucose*
Jarabe de caña / *cane syrup*
Jarabe de cebada / *barley syrup*
Jarabe de maíz / *corn syrup*
Jugo de caña / *cane juice*
Jugo de fruta / *fruit juice*
Jugo de fruta concentrado / *fruit juice concentrate*
Jugo de manzana / *apple juice*
Lactosa / *Lactose* (azúcar de la leche)
Malta / *malt*
Malta de cebada / *barley malt*
Maltodextrina / *maltodextrine*
Maltosa / *maltose*
Melaza / *molasses*
Melaza / *treacle*
Miel / *honey*
Miel de arroz / *rice syrup*
Miel de malta / *malt syrup*
Miel de maple / *maple syrup*
Miel refinada / *refiner's syrup*
Sacarosa / *saccharose* (azúcar de mesa)
Sólidos de glucosa / *glucose solids*
Sólidos de jarabe de maíz / *corn syrup solids*
Sucralosa / *sucralose* (sustituto del azúcar)
Tagatosa / *tagatose*

¿Cuánta azúcar?

—¿Me la tengo que aprender de memoria? —pregunté, realmente preocupado de que Peter fuera a decir que sí.

—No, José, excepto que te quieras dedicar a entrenador alimenticio, como yo.

—Noooo, estoy aprendiendo un montón, Peter, pero primero tendría que ser capaz de ayudarme a mí mismo antes de pensar en ayudar a alguien más.

—Exactamente, así funciona, José, y vamos a conversar sobre esto más adelante —respondió Peter—. La lista es para que leas las etiquetas e ingredientes de los productos y comiences a identificar el azúcar que contienen, muchas veces, en forma oculta.

—¡Aaah! OK, entonces no hay problema —respondí, aliviado.

—Dime, José, ¿para qué crees que los productos industriales tienen azúcar? —preguntó Peter.

—Me imagino que para hacerlos más ricos —respondí.

—Sí, una de las razones de usar azúcar es que sirve para destacar los sabores y además es también un conservante. Pero ¿cuánta azúcar crees que deberían tener los productos?, ¿la menos posible o la más posible?

—Dado todo lo que me has enseñado, Peter, creo que deberían tener el mínimo posible que les permita hacer los productos ricos y duraderos.

—Sí, José, eso sería lo más razonable y saludable, pero recuerda la industria de productos elaborados no está preocupada de tu salud, sino que está preocupada de tu bolsillo, de vender y ganar dinero, y tiene ingenieros en alimentos cuyo único fin es entender cómo funciona nuestro cuerpo, cómo degustamos, cómo se generan antojos, qué hacen los distintos ingredientes en nuestro cerebro, entre otras cosas, para desarrollar productos irresistibles a los que nos hagamos adictos.

—¿De verdad eso se puede hacer con los productos? —pregunté, incrédulo.

—No es que se pueda hacer, José, es lo que se hace, y como todo lo que te he contado, tiene un nombre y un origen: esto no será la excepción.

Bliss point

—Durante los años setenta, Howard Moskowitz, un psicofísico norteamericano, desarrolló el concepto del **bliss point**.

—¿El **bliss point**? No había escuchado hablar de eso.

—Se podría traducir como el «punto de la felicidad» y consiste en formular los productos con abundante cantidad de azúcar, sal y/o grasa para que tengan la máxima palatabilidad, es decir, que te encanten, no puedas parar de comerlos y quieras repetir. Te doy un ejemplo: supongamos que tomas un café con dos cucharadas de azúcar. Si le pones solo una, lo vas a encontrar desabrido; si le pones tres, lo vas a encontrar demasiado dulce, y si le pones dos, lo vas a encontrar perfecto. Ese sería el **bliss point** para tu café. Y gracias a Moskowitz las bebidas gaseosas, por ejemplo, pueden tener en un litro el equivalente en azúcar a más de 24 cucharadas de té, como te comenté anteriormente.

—Pero, Peter, yo creo que si pusiera 24 cucharadas de azúcar en un litro de agua... no me la podría tomar.

—Ahí entra la sal.

—¿La sal?

—Sí, la sal. Si algo está muy dulce, le agregas sal y bajas su dulzor. Por lo tanto, la ecuación que resolvió la industria fue cuánta sal le tengo que agregar a un producto para ponerle la mayor cantidad de azúcar posible: ese es el **bliss point**.

—Y dime, José, ¿por qué crees que le interesa a la industria poner la mayor cantidad posible de azúcar?

—Claramente ya no es por conservar los productos...

—No, y tiene que ver con las señales que envía el azúcar al cerebro, las hormonas que se liberan, como la dopamina, que es la misma que se libera con el consumo de drogas duras como la cocaína y la heroína. ¿Recuerdas cuando te hablé de los síntomas de abstinencia en «el resfrío»?

—Sí.

—Bueno, a eso me refería: mientras más potente sea la estimulación que recibe tu cerebro con este tipo de productos llenos de azúcar, más vas querer comerlos o tomarlos, y, al igual que con las drogas, terminas atrapado. Y, además, hay otro problema...

—¿Cuál es? —pregunté, interesado.

—En que mientras más azúcar consumas...

—Más azúcar vas a querer —interrumpí a Peter.

—Exacto, José, porque comienzas a subir tu umbral de tolerancia de azúcar. Dime, ¿puedes tomar uno o más vasos de, por ejemplo, Fanta?

—Alguna vez tomé, varios, pero hoy día no podría porque estoy acostumbrado a tomar solo bebidas *light* —respondí—. He estado en eventos de adultos que parecieran de niños, donde ingerían bebidas de fantasía llenas de azúcar: adultos tomando vasos y vasos como si fuera agua. Y eran las versiones llenas de azúcar, ni siquiera las versiones *light.*

—Exacto, José. Si solo tomas bebidas *light,* posiblemente encuentres «muy dulces» las bebidas normales. Pero si solo tomas bebidas normales, posiblemente encuentres «muy desabridas» las bebidas *light* —dijo Peter.

—¿Y qué pasa con el azúcar de esas bebidas? —pregunté.

—Cuando tomas una bebida *light* o sin azúcar, ¿la sientes dulce, no es verdad? —preguntó Peter.

—Sí, se siente dulce.

—¿Y te has fijado que en la etiqueta nutricional dice «cero azúcar»?

—Sí, así es.

—Bueno, las bebidas *light* utilizan algunos de los azúcares de la lista anterior (lo puedes ver en los ingredientes), y el problema de estas bebidas es que ese sucedáneo del azúcar llega a tu cerebro y te hace querer azúcar de verdad… Las bebidas *light* o sin azúcar te producen más deseos de comer o tomar cosas con azúcar. Por eso, es mejor evitarlas.

—¿Y qué pasa con la estevia? —pregunté.

—La puedes usar siempre y cuando…

—¿Siempre y cuando? —pregunté

—No le pongas tanta cantidad, ya que después te darán ganas de comer azúcar de verdad o cosas dulces.

—Si se nos considera el país que más bebidas gaseosas consume en el mundo, ahora entiendo tu proyección respecto a que seremos el país más obeso del planeta.

—Lamentablemente, José, así será si no hacemos algo para cambiarlo. Bueno, José, ¿te parece que quedemos hasta aquí y nos reunamos el jueves?

—Sí, ¡está bien! Como siempre, me has dejado con bastante información para decantar —respondí.

—Esa es la idea, que vayas asimilando lo que conversamos mientras lo vas experimentando. ¿Entonces, el jueves a la misma hora y en el mismo lugar?

—Perfecto, Peter.

Nos dimos un abrazo y cada uno partió por su camino.

«¿Por qué Peter me es tan familiar?», pensé. «No sé por qué, pero sigo sin saber a quién me recuerda… »

CANSADO

> Hola Peter, hoy día amanecí nuevamente sintiéndome cansado, sin ganas de levantarme.

> Hola, José, ¿estás comiendo lo que tienes que comer?

> Sí, estoy comiendo incluso sin tener mucha hambre.

> Y cuántas horas estás durmiendo?

> Igual que siempre... 6, yo creo.

> Creo que ahí está tu problema... lo vemos la próxima vez que nos reunamos, OK?

> OK, sigo comiendo igual?

> Sip, prioriza grasas en la mañana, sobre todo la crema de coco o la mantequilla de coco, que tiene ácidos grasos de cadena media, que facilitan que tu cuerpo libere «cetonas» y vayan directo a tu cerebro. En el almuerzo prioriza proteínas, grasas, verduras, ensaladas y algo más liviano en la noche. Si no tienes hambre en la noche, toma un té de hierbas y acuéstate temprano. Dormir es clave!!!!!

> ¿cetonas?

¡Ja, ja, ja!, sabía que preguntarías! Lo vemos en nuestro próximo encuentro después de que hablemos del sueño, OK?

OK!

Nos vemos mañana! Que tengas un muy buen día!

Gracias! Tu igual!

ENERGÍA

Hola, Peter, hoy día amanecí mejor!

Hola, José, Que bueno! Eso significa que posiblemente usaste el azúcar que tenías almacenado como glucógeno en tus células y estás comenzando a adaptarte a usar grasa corporal.

Cómo va tu cuerpo? Te sientes menos hinchado?

Bastante más desinflado! Lo siento en mis pantalones, me quedan más sueltos y ya bajé una posición del cinturón.

Perfecto! Eso es lo que estamos buscando! Y sin pasar hambre?

¿qué es eso?

¡Ja, ja, ja! Wena! Te felicito! Nos vemos en la tarde?

De todas maneras! Misma hora mismo lugar!

10

Sexto encuentro

—Hola, José, qué gusto verte —dijo Peter, dándome un abrazo.

—Hola, Peter, ¿qué tal? —respondí, devolviendo el abrazo.

—¿Y? ¿Cómo te has sentido después de una semana con tu nuevo estilo de vida?

—Como te comenté por **WhatsApp** esta mañana, desde hoy comencé a sentirme mejor, pero no me había dado cuenta de lo mal que me había sentido los días anteriores.

—En la medida en que empiezas a escuchar a tu cuerpo, te vas dando cuenta de los mensajes que te envía. El problema es que de la manera en que vivimos, comemos y tomamos, vamos perdiendo la capacidad de escuchar a nuestro cuerpo.

—Algo que he notado, Peter, es que estoy más acalorado que de costumbre.

—Ese es tu metabolismo, tu fábrica, que está en plena producción eliminando el exceso de energía que estás comiendo, a diferencia de las dietas bajas calorías en las que posiblemente sientes más frío que de costumbre.

—¿Tienes alguna pregunta antes de que continuemos? —preguntó Peter, interesado.

—No, todo claro, aunque quiero saber qué es eso de las cetonas —respondí.

—¡Ja, ja, ja! ¡Te acordaste! —dijo Peter riendo.

—La verdad no, Peter, leí la palabra antes de salir del edificio —respondí.

—¡Perfecto! Lo vamos a ver una vez que tratemos el tema del sueño y terminemos con los alimentos que decía que había que evitar según los afiches que existen en las farmacias para diabéticos, ¿cuáles quedaban?

—Nos quedarían «evitar las carnes rojas y las grasas» —respondí.

—¡Muy bien! Vamos con el sueño.

Sueño

—Si la alimentación y el agua son los dos primeros pilares para una vida saludable, el sueño es el tercer pilar.

—¡Ah! No te preocupes por eso, Peter, yo siempre duermo muy bien —respondí, aunque hace dos noches me estaba desvelando.

—¿Ah sí? —preguntó Peter, poniendo cara de duda—. Pero estos últimos días me comentaste que estabas más cansado que antes en las mañanas.

—Sí, en realidad tienes razón —respondí.

—Cuéntame sobre tus hábitos de sueño desde que comes —dijo Peter.

—Bueno, te voy a comentar lo que hacía antes de conocerte, porque desde anoche mi rutina de comida cambió.

—Dale.

—Normalmente comía tipo 9 de la noche, ahora lo hago un poco más temprano. Después de comer me acuesto a ver televisión, y entremedio veo Facebook, Twitter o chateo. Cuando tengo que leer algo del trabajo o estudiar algún reporte, lo hago solo con música y la televisión apagada.

—¿Tienes la televisión en tu pieza? —preguntó Peter interesado.

—Sí, claro, igual que todo el mundo.

—¿Y a qué hora apagas normalmente la luz para dormir?

—Tipo 12 de la noche o 1 de la mañana. Depende del programa que esté viendo, y después de eso, en general, diría que duermo muy bien.

—¿Y a qué hora te levantas?

—A las 6:30.

—¿Nunca escuchaste que había que dormir entre 7:30 a 8 horas, José?

—Sí, pero la verdad es que estoy acostumbrado a dormir poco.

—OK, José, creo que aquí tenemos un gran desafío. Y te voy a decir lo que deberías hacer de atrás para adelante, ¿sí?

—¡OK!

—Si te levantas a las 6:30, deberías dormirte a las 22:30, apagar la luz a las 22, acostarte y apagar cualquier pantalla de celular, tableta, computador y televisor a las 21, o antes, y comer entre las 19:30 y 20:00 h, solo si tienes hambre. Si no, podrías tomar un té de hierbas relajante.

—¿De verdad? ¿No me estás tomando el pelo de nuevo? —pregunté, desconfiando

—No, José, esta vez es en serio. Quizás no lo sabes, pero dormir, y prepararse para dormir, es tan importante que podrías comer en forma correcta, tomar toda el agua que debes y no eliminar ni un solo gramo de grasa corporal si no duermes como corresponde. Es un proceso hormonal, no lo puedes manejar.

—Pero si apago la televisión a las 9 de la noche no alcanzaré ni siquiera a ¡ver las noticias! —respondí.

—¿De verdad, José? ¿Las noticias? ¿Con toda la conexión que hay hoy día? Podrías leer las noticias si quieres a la hora de almuerzo. Sinceramente, irte a dormir con todas las imágenes de las noticias en tu cabeza no es un gran aporte.

—Mmm, de todo lo que hemos hablado, y lo que estoy haciendo, esto me parece que será lo más complicado de cambiar —dije, un poco preocupado.

—Sí, lo sé, José, pero no te abrumes. Puedes partir haciendo pequeños cambios hasta llegar a la meta de los horarios que te señalé. Empieza a acortar los tiempos unos 15 minutos cada día.

—¿Y por qué esos horarios tan estrictos? —pregunté.

Ritmo circadiano

—Todo tiene que ver con el ritmo circadiano.

—¿Ritmo circadiano? —pregunté

—Sí, es el ciclo que se produce cada 24 horas, que es por el cual se rige el funcionamiento de cada célula de nuestro cuerpo y que les indica cuándo deben estar metabólicamente activas o bien estar inactivas, y este ritmo depende directamente de la luz solar. En la mañana, cuando sale el sol, o cuando te levantas, se activan ciertas hormonas como el cortisol, que es el encargado de obtener glucosa a partir de los aminoácidos de tu masa muscular, y, en caso de que estés adaptado, del glicerol de tu grasa corporal, la grelina: hormona del hambre, que es la que hace que te dé dolor de estómago de hambre, y la hormona del crecimiento. Por la mañana también se activa el sistema digestivo: a las 10 es cuando tendrías que estar más alerta; como a las 14:30 es cuando deberías tener mejor coordinación; a las 17:00 es la hora ideal para hacer ejercicios de resistencia con pesas; a las 19:00 deberías tener la mayor temperatura corporal, y (si no alteras el proceso natural de la baja de luz solar con pantallas con luz azul= a las 21:00 horas se pone en funcionamiento la secreción de la hormona melatonina. Entre las 2 y las 4 de la mañana tendrías que tener el sueño más profundo y cada 90 minutos un ciclo REM.

—¿Luz azul? ¿Ciclo REM?

—El ciclo REM viene de sus siglas en inglés **Rapid Eye Movement**, que significa «movimiento rápido de los ojos» y es la parte del sueño en la que tu cerebro está muy activo y tu cuerpo está inmóvil. Aquí es donde soñamos. Los ciclos rem se generan cada 90 minutos y el ideal sería tener unos 4 o 5 durante la noche. La luz azul es la frecuencia de luz que emiten las pantallas, y es equivalente a la luz del sol. Un ejemplo: imagina que comienza a oscurecer en el campo. Los pájaros se van a los árboles y se preparan para dormir, y justo antes de que se queden dormidos, les enciendes una luminaria como la del Estadio Nacional. Además de despertarlos violentamente, le estás diciendo a su sistema hormonal que «salió el sol de nuevo».

Eso es lo que haces con tu cuerpo cuando, después de un día de trabajo, llegas a tu casa, cansado, y en vez de prepararte para dormir, «reactivas» tu día con las pantallas. Les estás diciendo a tu cuerpo y a tus hormonas que son las 2 de la tarde de nuevo, ¡cuando en realidad son las 11 de la noche! Y como lo confundes, no secretas las hormonas melatonina ni serotonina que solo se producen en un horario determinado y en ausencia de luz. Aunque no lo creas, preparar el sueño y dormir es ¡el suplemento más importante! Cuando dormimos es cuando nuestro cuerpo se repara, regenera y elimina exceso de grasa corporal. En cambio, cuando ves pantallas, en realidad te estás sobre estimulando.

—¿Preparar el sueño?

—Sí, José, no tomando café después de las 16 horas, o evitar el exceso de agua en la cena para no tener que ir al baño en la mitad de la noche; no comiendo tarde, evitando las grasas en la cena, o alcohol antes de ir a acostarte para no alterar la producción de hormonas, más todo lo que te recomendé respecto de las pantallas. Dime, José, ¿te pasa que llegas muy cansado a tu casa, con energía solo para comer algo e irte a dormir, y después de un rato, como a las 11 de la noche, te despiertas y se te pasa el sueño?

—Sí, hay veces que se me pasa el sueño y ahí es cuando me engancho con un programa en la televisión o una película.

—Si pasas de largo y no activas la melatonina porque no estás durmiendo, lo más probable es que actives el cortisol. Otra hormona que vamos a ver más adelante cuando conversemos del estrés. Si activas el cortisol, vas a producir azúcar a partir de los aminoácidos de tu masa muscular.

—¿Sin haber comido azúcar?

—Sí, José, aunque no hayas comido nada. Ese proceso se llama **gluconeogénesis**, es decir, «generación de nueva glucosa», y es muy útil para proveer energía suficiente para nuestra respuesta ancestral de huir o pelear frente a una amenaza, pero no antes de dormir. Además de la producción de azúcar, activas la adrenalina, que es lo que hace que te despiertes. Como no usas ese exceso de azúcar, vas a activar la insulina, que hará que, en vez de quemar el exceso de grasa corporal, almacene esa azúcar como grasa corporal.

Tu cuerpo no se puede regenerar si no lo dejas descansar, si bloqueas las hormonas que necesita para recuperarse. Además, si liberas adrenalina tu cuerpo necesita horas para eliminarla del sistema y no duermes lo suficiente; te despiertas en medio de la noche o no obtienes suficientes ciclos rem y despiertas más cansado que cuando te acostaste. Esto te podría llevar incluso a la depresión. Si en la noche estás despierto y en la mañana estás más dormido que cuando te fuiste a dormir, podría significar que estás con el cortisol inverso.

Por eso es importante que tengas un protocolo de sueño cada noche, para que tus hormonas funcionen en forma correcta. Una vez que te acuestes podrías seguir una secuencia de relajación que consiste en tensar y soltar tu cuerpo por zonas, partiendo por los dedos de los pies, y luego avanzando por las pantorrillas, muslos, abdomen, manos, antebrazos, brazos, pecho, hombros, cuello, cara y cabeza. Después, comienzas a respirar en forma profunda y pausada, y escuchas tu respiración.

Con esta rutina te vas a desconectar del estrés del día, vas a bajar tus revoluciones y no te vas a dar ni cuenta cuando estés durmiendo.

—Ahora te voy a dar un dato que de seguro te hará pensar dos veces antes de ver televisión o tu celular en la cama. ¿Cuánto estás pesando ya?

Ver pantallas acostad@ ¡Engorda!

—Partí en 119 kilos y ya voy en 114 —respondí, orgulloso—. ¿Pero qué tiene que ver eso con las pantallas azules?

—Ya vas a ver. ¿Cinco kilos menos después de siete días?

—Sí, en una semana.

—¿Sin hambre?

—¡Sin hambre!

—OK, vamos con las calorías y el sueño. ¿Recuerdas cuántas calorías quemabas por hora y por kilo de peso?

—1 caloría.

—Exacto, entonces ¿si duermes 8 horas, quemas… ?

—Con mi peso actual, 114 kilos por 8 horas serían ¡912 calorías! ¿De verdad? ¿Durmiendo? Pero eso es mucho más de lo que podría quemar trotando en el gimnasio.

—Exacto, José, tu metabolismo basal en reposo aproximado es de 1 caloría por hora, por lo tanto, cuando duermes se dan condiciones excelentes para quemar exceso de grasa corporal, como, por ejemplo, que tu azúcar en la sangre está a niveles normales y no hay presencia de insulina. Si no hay insulina en tu sangre, puedes liberar grasa corporal para usar como energía, porque a estas alturas ya te gastaste todo el azúcar que tenías almacenada en forma de glucógeno en tus células y estás adaptado a funcionar con grasa corporal como fuente de energía. Dicho en una frase, José:

Ver pantallas de celular, computador, tableta o televisión una vez que te acuestas… ¡engorda!

Y si quieres eliminar exceso de grasa corporal:

#SacaLaTelevisiónDeTuPieza

Y prepara el sueño como si fuera un rito sagrado, porque es cuando más grasa corporal vas a quemar.

—Jamás lo hubiera pensado —respondí.
—Entonces, ¿te parece bien si empezamos a adaptar tus horarios a la sugerencia que te hice?
—Por supuesto, Peter. Si me hubieras dicho antes que ver pantallas de celular o de televisión acostado engordaba, no lo habría dudado dos veces.
—Y lo mismo va para tomar alcohol de noche. Tiene un costo, ya que afecta a la producción de melatonina, la hormona del sueño que acabamos de ver.
—Pantallas azules y alcohol… ¡qué buena combinación!
—¿Para agregar grasa corporal a tu hígado, no quemar el exceso de grasa corporal de tu cuerpo mientras duermes, no descansar, no regenerar y restaurar a tu cuerpo? No, no es una muy buena combinación. Bueno, José, aclarado eso, sigamos entonces con la recomendación clásica de «evitar las carnes rojas y las grasas». ¿Te parece?

Índice glicémico vs índice insulínico

—OK.
—Aquí se pone interesante y voy a hacer uso de mi tercera advertencia.
—Mmmm… «¿es todo lo contrario de lo que me han dicho?» — respondí.
—Sí, José, esa advertencia —respondió Peter.
—Bueno, Peter, así como vamos hasta ahora, y con todo lo que me has explicado, me estoy sorprendiendo cada vez menos con lo que me dices.
—Muy bien, José. Veamos primero las grasas, porque la razón por la que no recomiendan las carnes rojas tiene que ver con ellas también. ¿Recuerdas que hace dos días te hablé de la glucosa y te dije que casi todo…
—¿…que casi todo lo que comíamos el cuerpo lo convertía en glucosa, la glucosa hacía subir el azúcar en la sangre, y esto provocaba que liberáramos insulina y almacenáramos el exceso de azúcar como grasa corporal? —inte-

rrumpí a Peter, completando su frase.

—Exactamente, José, lo entendiste perfecto, pero te dije «casi todo». Los siguientes alimentos que te voy a decir son los que no suben el azúcar en la sangre: las verduras y las ensaladas, las carnes (si las comes con moderación) y… —Peter hizo una pausa para crear expectación— ¡las grasas!

—¿Las grasas no suben el azúcar en la sangre? —pregunté, extrañado.

—No, José, no la suben, y vamos a ver que no necesariamente tiene que subir el azúcar en la sangre para que se libere insulina.

—Aquí sí que me confundí. Me estás diciendo que puedes segregar insulina, ¿aunque no suba el azúcar en la sangre?

—Exacto, José. Y aquí hace su entrada el *índice insulínico.*

—¿Índice insulínico? No había oído hablar de él.

—Lamentablemente, José, «La Industria: médicos y nutricionistas» tampoco lo consideran.

Así como el *índice glicémico* es una referencia de cuánto sube el azúcar en la sangre un alimento en comparación con la glucosa (teniendo en cuenta que la carga glicémica considera el tamaño de la porción), el índice insulínico es una referencia de cuánto sube la insulina, y se calcula en base al contenido de macronutrientes: proteínas, grasas, carbohidratos y fibra de cada alimento. Mientras más grasa y más fibra tenga un alimento, menor será su índice insulínico y, por el contrario, mientras más proteínas y carbohidratos tenga un alimento, será mayor. En general, todos los alimentos, salvo las grasas o aceites 100% puros, contienen un porcentaje de cada macronutriente. ¿Recuerdas cuál es el índice glicémico de la glucosa?

—100 —respondí, porque eso sí lo sabía.

—¿Y sabes cuál es el índice glicémico del arroz refinado?

—No, no tengo idea, solo sé que es mayor que el del arroz integral —respondí.

—En eso tienes razón y es lo que casi todo el mundo sabe, incluida la «La Industria: médicos y nutricionistas», y es la razón por la que recomiendan el arroz integral en vez del refinado. El índice glicémico del arroz refinado es 68; el del arroz integral es 50, pero el índice insulínico del arroz integral es ¡80!

Producto	Índice Glicémico	Índice Insulínico
Glucosa	100	100
Arroz Refinado	68	95,9
Arroz Integral	50	80,2

Datos comparativos de los índices glicémicos e insulínicos de la glucosa y los arroces blanco e integral.

—¿80? —pregunté realmente sorprendido.

—Así es, José. Si la glucosa tiene un índice insulínico de 100, el del arroz integral es de 80.

—O sea, es ¡casi como comer azúcar!

—Desde el punto de vista de tu insulina, sí.

—¿Entonces por eso cuando seguí las dietas solo con productos integrales, jugos y mermeladas supuestamente sin azúcar, seguí aumentando mi grasa corporal?

—Lamentablemente, José, así fue. A lo mejor el azúcar en tu sangre subió menos por los productos integrales, y no subió nada por la fructosa de los productos sin azúcar, pero eso no significa que no haya subido tu insulina. Si los carbohidratos suben la insulina a 100, las proteínas la suben a 50 y las grasas a 25. Es decir, las grasas suben una cuarta parte la insulina frente a los carbohidratos, pero hay un detalle: si bien te advertí que no usaría estudios médicos, sí te quiero comentar de uno en el que se descubrió que el azúcar en la sangre subía y bajaba en forma similar en las personas delgadas como en las personas obesas, pero la insulina en esas mismas personas subía al doble en el caso de los obesos en comparación con los delgados, sin embargo «La Industria: médicos y nutricionistas» basan sus recomendaciones en los niveles de azúcar en la sangre y no en los niveles de insulina.

—Y la insulina es ¡la hormona del almacenamiento de grasa corporal! —exclamé sorprendido.

—Del almacenamiento y del bloqueo de la liberación de la grasa corporal. Muy bien, José, estás juntando todas las piezas de este puzle. En este momento, te estoy enviando el listado del índice insulínico de los alimentos a tu celular para que te sigas sorprendiendo... ¿Sabes cuál es el índice insulínico del aceite de oliva o de la mantequilla?

—No, pero me dijiste que en los aceites y grasas era bajo.

—El del aceite de oliva es 0 y el de la mantequilla 0,3. Entonces, José, ¿por qué crees que hay que evitar las grasas si eres prediabético o diabético?

Producto	Índice Glicémico	Índice Insulínico
Glucosa	100	100
Aceite de Oliva	0	0
Mantequilla	0	0,3

Datos comparativos de los índices glicémicos e insulínicos de la glucosa en relación al aceite de oliva y la mantequilla.

TABLA ÍNDICE INSULÍNICO DE ALIMENTOS

	Glucosa		Insulina	
Alimentos	Índice Glicémico	Carga Glicémica	Índice Insulínico	Carga Insulínica
GRASAS – Las grasas no suben el azúcar en la sangre y muy poco la insulina.					
Aceite de Oliva	0	0	0	0
Manteca Animal	0	0	2	1
Mantequilla	0	0	1	1
Mayonesa Entera – Industrial	0	0	1	2
Mayonesa Light* - Industrial	0	0	19	11

La mayonesa light tiene 3,5 veces menos grasa, pero 5,5 veces más carbohidratos. Evita todos los productos "light".

PROTEÍNAS – Las proteínas no suben el azúcar en la sangre, pero sí la insulina.				
Atún	0	0	50	10
Cerdo	0	0	39	10
Cordero	0	0	45	9
Huevos	0	0	28	9
Longanizas	0	0	8	9
Mariscos (Camarones, Choritos, Ostras)	0	0	53	8
Pechuga Pavo Cocida	0	0	46	11
Pechuga de Pollo	0	0	46	11
Salame	1	1	15	2
Salmón	0	0	29	10
Sardinas	0	0	28	13
Tocino	0	0	16	9
Vacuno	0	0	46	16
Whey Protein (Suero de leche)	0	0	57	52

Alimentos	Índice Glicémico	Carga Glicémica	Índice Insulínico	Carga Insulínica
LACTEOS				
Crema Chantilly	0	0	14	10
Crema de Leche Entera	0	0	5	4
Leche Entera	30	1	43	6
Leche Chocolatada	40	5	74	13
Quesillo Light	30	1	62	12
Queso Crema – Natural	30	1	10	8
Quesos	30	1	22	6
Yogur Natural	35	3	53	10
Yogur Saborizado	35	5	56	16
CARBOHIDRATOS SIN ALMIDÓN: En general las verduras tienen baja Carga Glicémica y baja carga Insulínica.				
Aceitunas	15	1	22	7
Acelgas	15	1	66	5
Apio	15	1	37	2
Brócoli	15	2	42	6
Coliflor	15	1	73	5
Lechugas	15	1	42	2
Palmito	20	1	21	1
Repollo	15	1	55	4
Zanahorias	20	2	92	10
FRUTOS SECOS / SEMILLAS				
Almendras	15	1	14	2
Cajú	25	2	6	2
Coco	45	5	5	8
Coco – Crema "Loto"	0	0	17	8

Alimentos	Índice Glicémico	Carga Glicémica	Índice Insulínico	Carga Insulínica
FRUTOS SECOS / SEMILLAS				
Coco - Mantequilla	0	0	0	0
Harina de Linaza	15	0	-13	15
Nueces	15	0	16	1
Sésamo	15	0	3	5
FRUTAS				
Arándanos	25	4	82	15
Duraznos	42	5	90	14
Kiwi	50	5	82	7
Manzana	39	6	87	18
Manzanas - Liofilizadas	30	2	100	94
Melón Tuna	65	6	89	21
Naranjas	35	7	67	7
Palta	10	1	61	1
Peras	38	4	78	13
Piña	40	4	83	8
Plátano– Maduro	62	16	91	21
Pomelo	25	3	69	7
Sandía	72	4	87	12
Uvas	59	11	86	19
Uvas Pasas	64	8	95	15
LEGUMBRES				
Arvejas	35	2	58	42
Garbanzos	10	3	72	64
Lentejas	29	5	50	44
Maní	7	0	17	25

| | Glucosa || Insulina ||
Alimentos	Índice Glicémico	Carga Glicémica	Índice Insulínico	Carga Insulínica
LEGUMBRES				
Porotos Blancos	31	9	85	34
Porotos Negros	30	7	80	68
Soja - Harina	45	1	49	35
CARBOHIDRATOS CON ALMIDÓN				
Arroz – Blanco	89	43	96	79
Arroz – Integral	50	16	80	66
Arroz – Tortilla	82	17	87	83
Avena	40	11	65	26
Cereales – Hojuelas	85	17	98	20
Maíz– Cabritas	70	20	95	82
Maíz – Tortillas	52	12	74	55
Pan – Integral Centeno	56	7	81	28
Pan – de Molde Blanco	85	10	86	58
Pan - Integral	71	9	69	50
Pan – Pita Blanco	68	10	91	64
Papa	70	12	91	32
Papa – Puré instantáneo	87	17	95	88
Tallarines – Integrales	40	10	77	63
Tallarines – Refinados	50	20	84	71
SNACKS				
Cereal Arroz	s/i	s/i	94	89
Cereal Avena	s/i	s/i	70	63
Cereal Barras	s/i	s/i	75	71
Cereal Chocolate	s/i	s/i	80	77

Alimentos	Glucosa Índice Glicémico	Glucosa Carga Glicémica	Insulina Índice Insulínico	Insulina Carga Insulínica
SNACKS				
Galleta Avena	s/i	s/i	53	52
Galletas de Agua	s/i	s/i	84	83
Galletas de Chocolate	s/i	s/i	75	69
Galletas de Soda	s/i	s/i	78	74
Mermelada Régimen	s/i	s/i	97	25
Oblea Bañada en Chocolate	s/i	s/i	80	70
Pasta de Avellana	s/i	s/i	75	61
Papas Fritas	s/i	s/i	60	53

11

Quinto mito: la grasa engorda

La grasa no engorda: es tu amiga

—Después de todo lo que me has enseñado, Peter, respecto a cómo funciona nuestro cuerpo y cómo te haces diabético, estoy pensando en voz alta…
—Dale, José, esa es la idea de todo lo que te he enseñado, que puedas comenzar a sacar tus propias conclusiones —dijo Peter.
—Creo que si la grasa no sube el azúcar en la sangre ni hace que liberes insulina, no veo por qué no se podría comer grasa.
—Muy bien pensado, José —dijo Peter—. Todas las personas siguen recomendaciones de alimentación que a veces son contradictorias entre sí y van de dieta en dieta porque no entienden cómo funciona su cuerpo. Cuando lo entiendes puedes comenzar a pensar por ti mismo y sacar tus propias conclusiones, independientemente de lo que diga todo el mundo —dijo Peter.
—Tantos años escuchando que tenía que evitar las grasas, especialmente las grasas saturadas, que las grasas eran las culpables de que engordáramos, y todos los productos y avisos que destacan «bajo en grasa» o «sin grasa», y una vez que lo entiendes, te das cuenta de que no tiene ningún sentido. La grasa que almacenamos como grasa corporal no es la grasa que comemos. Ahora que lo sé no me voy a volver a «comprar» el mensajito que dice el arroz: «Es recomendable para cualquier tipo de dietas debido a su bajo contenido de grasas y a su buena digestión», porque ya sé que no es la grasa la culpable, es el azúcar, y en el caso del arroz, los carbohidratos que contiene que se convierten en azúcar.
—Sí, José, como lo hemos visto, son 40 años de desprestigio, de generación en generación, pero una cosa es que la grasa por sí misma no engorde y otra muy diferente es que la mayoría de la comida chatarra y la industrial venga ya con la mezcla lista de grasas y carbohidratos para que los almacenes directamente como grasa corporal una vez que hagas el pequeño proceso de convertir la glucosa en glicerol.

El azúcar sí engorda

—Acabo de recordar lo que me dijiste sobre el **bliss point**.
—Exacto, José, en la comida chatarra y en la comida industrial encuentras la combinación perfecta de carbohidratos, sal, azúcar y grasa… ¿hay algún producto que se te venga a la cabeza?
—Pienso en hamburguesas, pizzas, papas fritas, galletas, **donuts** y barras de cereal.
—Muy buenos ejemplos. Todas estas son comidas que cuando empiezas a consumirlas es muy difícil parar o en las que, por su tamaño, es muy difícil comer un trozo pequeño.
—Incluso había un comercial de papas fritas que lo decía… «¡Imposible comerse solo una!» —recordé.
—¿Y crees que lo decían por casualidad o porque así estaban diseñadas?
—¡Diseñadas!
—En el fondo, José, desde hace más de 40 años que han estado culpando a la grasa por los carbohidratos que tiene la comida chatarra y los productos industrializados. Come pan, cereales, arroz, papas o masas solas, sin nada más y te va a subir el azúcar en la sangre, vas a liberar insulina y el exceso de azúcar lo vas a almacenar como grasa corporal. Come mantequilla, aceite de oliva, mantequilla de coco o crema de coco, todas grasas saturadas, solas y no las vas a almacenar como grasa corporal. Junta los dos grupos anteriores y estás preparando, antes incluso de comer, la mezcla perfecta de grasa y azúcar que irá directo a tu cuerpo como grasa corporal.
—¿Sabes cuánta grasa tienen las aceitunas?
—No, pero me imagino que un alto porcentaje, porque de ellas sale el aceite de oliva —respondí.
—Exacto, José. Las aceitunas tienen un 13% de grasas en total y un 5% de carbohidratos, de los cuales un 0% es azúcar. ¿Sabes cuánta grasa tienen las papas fritas del aperitivo?
—Ni una idea.
—Un 34% de grasas en total.
—¿Y cuánto de carbohidratos? —pregunté.
—Bien, José, esa es la pregunta clave. Tienen un 50%. Es decir, un 34% de grasa junto a un 50% de carbohidratos es la receta perfecta para que se vayan directo a tu cintura como grasa corporal, y con bastante sal para que no puedas parar de comer.

Es el azúcar de los carbohidratos, que va junto con la grasa, la razón por la que almacenamos la grasa que comemos como grasa corporal.

—Por eso me recomendaste comer la hamburguesa, incluso con doble o triple tocino, pero al plato, sin pan, ni papas fritas ni bebida.
—Exacto, José. *#LaGrasaEsTuAmiga* y tiene muchas ventajas si sabes usarlas.
—Decir que las grasas tienen ventajas sí que es una conversación rara, ¿no te parece, Peter?
—Cuándo no sabes todo lo que tú ya sabes, José, seguro que puede sonar raro —respondió Peter.
—¿Y cuáles son esas ventajas? —pregunté interesado, porque el que las grasas tuvieran ventajas sí que era nuevo para mí.

Ventajas de la grasa

—Las ventajas de la grasa son las siguientes:

- No suben el azúcar en la sangre, siempre y cuando no las consumas junto con carbohidratos, tubérculos o legumbres. (Posterga el pan, las papas o los choclos con mantequilla si quieres eliminar exceso de grasa corporal).

- Mientras más grasa tenga un alimento, menor es su índice insulínico, por lo tanto, necesitas segregar menos insulina.

- Si no segregas insulina, puedes liberar grasa corporal para usar como combustible.

- Disminuyen las fluctuaciones del azúcar en la sangre, por lo tanto, no te da sueño antes o después de comer.

- Aumentan tu metabolismo, porque es un alimento nutricionalmente denso.

- Para tu cuerpo equivale a estar en ayunas, pero a ti te producen saciedad.

- Evitan el hambre. No dependes de la fuerza de voluntad.

- Evitan los ataques o antojos por cosas dulces.

- Evitan que comas con ansiedad.

- Te permiten tomar el control de tu vida respecto a la alimentación: tú eliges qué, cuánto y cuándo comer.

- Desde el punto de vista de tus Indicadores de Salud (IDS) las grasas, especialmente las saturadas, hacen que suba tu colesterol HDL, el cual es particularmente bajo en la mayoría de las personas, porque les recomendaron evitar ese tipo de grasas.

- Aumentan el tamaño de las partículas del colesterol **sdLDL**. Hoy día se sabe que más que la cantidad de colesterol LDL lo que importa es el tamaño de sus partículas. El colesterol **sdLDL** de partículas pequeñas y densas (**small dense**, en inglés) se sabe que es malo, y una manera de chequearlo son los triglicéridos. Si estos están altos, también lo estará el colesterol **sdLDL**.

- Además, si junto a lo anterior evitas carbohidratos, tubérculos y legumbres, vas a bajar tus triglicéridos, que son las grasas que circulan por tu sangre y son las responsables de los ataques cardiacos, no el colesterol total.

- Y la baja de triglicéridos junto al alza de HDL generará que mejores tu relación triglicéridos/HDL, la cual, si es menor o igual a 2, significa un bajo riesgo cardiovascular.

Por eso, José, seguir una dieta sin carbohidratos y sin grasa es prácticamente imposible, sobre todo en el largo plazo.
—Ahora entiendo, Peter, por qué fracasaron todas las dietas que hice… A todas les faltó el mismo ingrediente: la grasa.

Si no incorporas las grasas en tu alimentación, no tendrás ninguna posibilidad de eliminar tu exceso de grasa corporal.

—Y no solo eso, José, además de hacer cuesta arriba cualquier plan por eliminar exceso de grasa corporal, la falta de grasa tiene impacto a nivel mental y los cuadros de depresión, bipolaridad y suicidio están asociados a su bajo consumo.

Dime cuánta grasa evitas comer y te diré qué tan deprimid@ estás.

Todo esto es lo que pierdes cuando eliminas las grasas saludables de la dieta o lo que ganas cuando las incorporas.

—Como dijiste, Peter, es todo lo contrario a lo que nos dicen.
—Sí, José, pero a diferencia del mito «grasas, colesterol y ataques cardiacos», que fue un invento, y el mito de las «calorías», que castigó a las grasas solo por tener más calorías, el que las grasas no suban ni el azúcar ni la insulina en la sangre es algo metabólico y esto no es considerado por «La Industria: médicos y nutricionistas». Cualquier persona que tenga un glucómetro puede chequear en su casa tomándose el azúcar en ayunas, luego comer algún alimento graso y controlarse el azúcar en la sangre 30, 60, 90 y 120 minutos después, para descubrir que la sangre se mantiene casi estable.
—¿Por qué creo que ya lo hiciste? —pregunté interesado.
—Sí, José. Antes de poner en práctica el programa testeé qué pasaba con el azúcar en mi sangre con los diferentes alimentos. Después de un desayuno de 30 gramos de mantequilla, 3 láminas de tocino y 3 huevos revueltos, mi azúcar se mantuvo bastante estable, por no decir que bajó. Las personas piensan que eliminar los carbohidratos que suben el azúcar en la sangre es un nuevo descubrimiento, porque acaban de escucharlo, pero esto se sabe desde mediados del 1800.

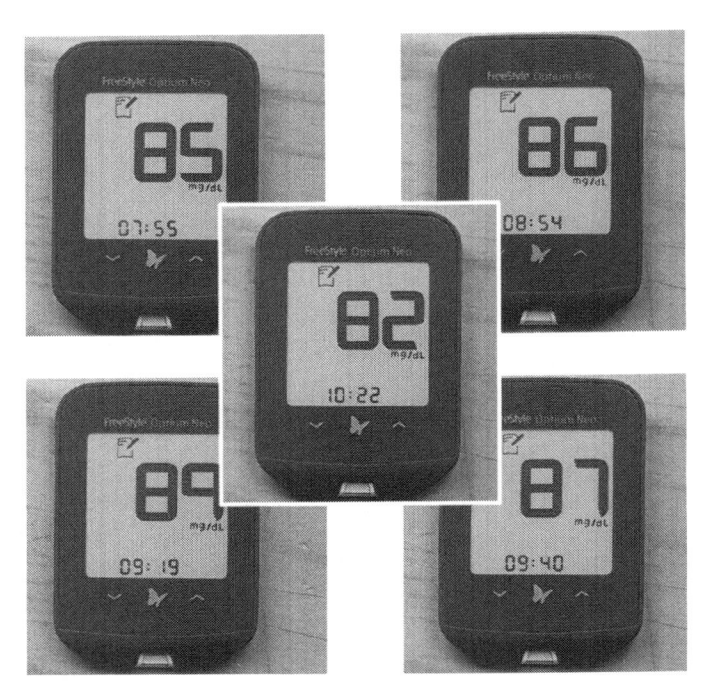

Glucosa en la sangre: En ayunas (85), 30 minutos después del desayuno (86), 45 minutos después del desayuno (89), 1h 10 min después del desayuno (87) y 1h 50 min después (82): el azúcar no varió.

—¿Otra historia? —pregunté sonriendo.

—Pensé que no te habías dado cuenta —dijo Peter, devolviéndome la sonrisa.

—¿De qué? De que te gustaba investigar en el pasado o de que te gustaba contar historias.

—¡Ja, ja, ja! ¡Me alegras el día… ! Para esta historia nos iremos a Europa, a mediados del 1800.

—¿1800? —repetí sorprendido.

—Sí, es que en esa época vivió ¡Jean Anthelme Brillat-Savarin!

Francia, 1825

—En el año 1825, Jean Anthelme Brillat-Savarin, un abogado francés y fanático de la gastronomía, escribió el libro **La fisiología del gusto**, que podría considerarse el primer libro escrito que vincula la obesidad con los almidones que contenían los carbohidratos. ¿Y sabes cómo lo dedujo?

—No.

—Observando que los alimentos que les daban a los animales para engordarlos eran los mismos que hacían engordar a los humanos: ¡granos! Como, por ejemplo, el maíz y la avena. Sin embargo, el que es considerado el primer libro de dieta se escribió en Inglaterra, en 1863.

Inglaterra, 1862

—En el año 1862, en Londres vivía Sir Willian Banting, que medía 165 centímetros, pesaba 101 kilos y había tratado de bajar de talla por más de 30 años sin obtener resultados. El sobrepeso de este señor llegó a tal extremo que ya no podía abrocharse los zapatos y tenía que bajar las escaleras de espaldas debido al diámetro de su cintura. Fue en ese momento que conoció a un médico que había estudiado en Francia y que le recomendó evitar los azúcares, las harinas de granos, las papas, la cerveza y consumir más carnes, pescados, quesos y verduras. Como resultado bajó 17 kilos en 9 meses y lo publicó, en 1864, un escrito que llamó **Carta en corpulencia**. Debido a la influencia de su escrito, en 1864 se utilizó por primera vez la palabra **banting** o **to bant** para referirse a «hacer dieta», y hasta el día de hoy se sigue utilizando en países como Sudáfrica e Inglaterra. Por casi 100 años, desde 1864 hasta 1960, si alguien tenía exceso de grasa corporal le recomendaban lo mismo que a Banting: eliminar los granos, los tubérculos, las legumbres y la cerveza. Todo ese conocimiento se fue a la basura cuando Ancel Keys inventó su teoría de las «grasas, colesterol y ataques cardiacos», que terminó con lo que ya sabes…

—La pirámide nutricional de 1980 —respondí.

—Exactamente. Los carbohidratos, que se sabía ya desde mediados del 1800 que eran responsables de la sobretalla y la obesidad, de un día para otro dejaron mágicamente de engordar y pasaron a ser el principal componente de las recomendaciones de la **Guía alimentaria en reem**plazo de las grasas, especialmente las saturadas. ¿Recuerdas lo que hablamos antes de ayer sobre las recomendaciones que les hacían hoy día a los diabéticos?

—Sí, consumir un máximo de 250 gramos de carbohidratos al día.

—Avancemos en la historia unos 53 años, cambiémonos de continente a Estados Unidos y veamos qué recomendaban en 1917.

—¿Me vas a dar kilómetros por todo lo que estamos viajando Peter? —pregunté, tratando de decirlo serio.

—¡Ja, ja, ja! José, lamentablemente no. ¡Ni por los kilómetros ni por todos los años que estamos viajando en el tiempo!

Recetas para diabéticos

—En 1917, en Estados Unidos, Rebecca W. Oppenheimer publicó el libro ***Recetas de cocina para diabéticos,*** en una época en la que los pacientes con diabetes tipo 1 fallecían y los pacientes con diabetes tipo 2 no tenían muchas alternativas de tratamiento. En la sección de «Alimentos prohibidos» del libro estaban:

• Almidones • Arroz • Avena • Azúcares • Budines • Cebollas • Cerveza	• Chocolate • Frutas dulces • Frutas deshidratadas • Granos • Harina • Leche condensada	• Legumbres • Licores • Macarrones • Mieles y almíbares • Dulces • Queques • Pan	• Tartaletas • Tapioca • Tubérculos: betarraga / remolacha • Vinos dulces

…entre otros.

—Todos los que suben el azúcar en la sangre —respondí.

—¡Y también suben la insulina, no te olvides! Estos son alimentos que pueden producir resistencia a la insulina, prediabetes, diabetes, sobretalla u obesidad, dependiendo de la cantidad que consumas —dijo Peter.

Por el contrario, en la lista de los permitidos estaban:

• Aceite de oliva • Cerdo • Crema • Huevos	• Jurel • Ganso • Mantequilla	• Pato • Quesos Roquefort / Edam / suizo	• Salmón • Tocino • Vacuno

…entre otros.

—¡Todos alimentos grasos! Me parece increíble, Peter, que hagan las recomendaciones que hacen hoy día con todo lo que se sabía desde hace más de cien años. Ahora entiendo lo que me querías transmitir cuando nos juntamos la segunda vez y me dijiste que a los médicos y nutricionistas no les enseñaban la historia de las recomendaciones.

—A lo mejor hay un dato que te permite entender por qué no se utilizó la dieta para tratar la enfermedad.

—¿Y cuál es ese dato?

—La insulina como fármaco se descubrió en 1921 y se comenzó a utilizar a partir de 1922. Fue en ese momento en que las personas no tuvieron que cambiar lo que comían ya que, si se les subía el azúcar en la sangre, se podían inyectar insulina.

La «pastillita milagrosa»

¿No es eso lo que todo el mundo está buscando, la pastillita milagrosa que les permita seguir comiendo y tomando exactamente como lo hacen y que un fármaco contrarreste todos los efectos secundarios como la sobretalla y la obesidad? Te aseguro que los laboratorios farmacéuticos están buscando esa pastillita y hay miles de millones de personas esperando a que la inventen, para así no tener que cambiar sus hábitos.

—Mmm… buen punto, Peter. Yo habría sido uno de esos clientes, pero me di cuenta de que las pastillas tampoco son la solución. Así que, aquí me tienes ¡Cambiando mis hábitos! Al principio pensé que esto era una dieta para bajar de peso, pero ahora me estoy dando cuenta de que en realidad es un estilo de vida…

—Para que puedas cambiar tu composición corporal, José, y para eliminar tu exceso de grasa corporal, tu cuerpo primero tiene que sanar. Eliminar el exceso de grasa corporal es un efecto secundario de una vida saludable, de un cuerpo sano.

Todo el mundo quiere bajar de peso, pero no se preocupa primero de sanar su cuerpo… ¡Todo lo contrario! Lo estresan privándolo de comida, reventándolo con exceso de ejercicio. «Sin dolor no hay premio», ¿verdad? Y lo único que logran con todo eso es lo contrario a lo que están buscando…

¡Necesitas a tu cuerpo como aliado… no en tu contra!

Y para eso es necesario que primero sane… y esto toma tiempo. Tienes que sanar tu cuerpo naturalmente. Es la única forma de que funcione y haga lo que tú quieres hacer… Sigamos ahora con la historia y avancemos siete años más para conocer al doctor Russell Wilder.

Dieta cetónica

—En Estados Unidos, en 1924, el doctor Russell Wilder, un investigador pionero en diabetes y nutrición, desarrolló una dieta para tratar a los pacientes que sufrían epilepsia, cuando trabajaba en la Clínica Mayo. La dieta, altamente efectiva, se dejó de utilizar en 1940, ya que salieron al mercado los fármacos para tratar la enfermedad.

—Lo mismo que pasó con la insulina —comenté.

—Exacto, José. Sin embargo, hoy día la dieta todavía es utilizada con excelentes resultados en instituciones como el Hospital Johns Hopkins, en Estados Unidos.

—¿Y qué tiene que ver la epilepsia con la obesidad? —pregunté, un poco confundido.

—En que un efecto secundario de la dieta es... la pérdida de exceso de grasa corporal.

—¡Eso sí que es interesante! ¿Y en qué consiste esa dieta? —pregunté, emocionado.

—Es una dieta que tiene de un 75 a 80% de grasa, especialmente saturada, proteínas en forma moderada y una cantidad muy limitada de carbohidratos.

—Me suena a lo que estoy haciendo, Peter —respondí, sorprendido.

—Parecido, ya que los porcentajes de grasa que estás consumiendo son bastante más bajos, pero sí, estás comiendo una versión modificada de la dieta cetónica que inventó el Dr. Wilder ¡hace 92 años!

—¿Dieta cetónica? Aaah... ¿Entonces, de ahí salen las cetonas? —pregunté, muy interesado.

—Sí, José. ¿Qué comes que adivinas? —preguntó Peter, sonriendo.

—¿Con todo lo que hemos hablado? Grasa, Peter, grasa.

—¡Ja, ja, ja! José, ¡cómo me haces reír!

—Entonces, Peter, ¿qué son las famosas cetonas?

Las cetonas

—Así como la glucosa es el combustible que obtienes de los carbohidratos, los tubérculos y las legumbres, las cetonas son el combustible que consigues a partir de la grasa corporal. Si fueras un auto, la glucosa sería la bencina y las cetonas serían el diésel o petróleo, pero al igual que para el auto, solo puedes usar uno u otro, pero no los dos a la vez.

—¿Y cómo lo hago para usar solo cetonas? —pregunté, inquieto.

—En un auto tendrías que cambiar el motor; en el caso del cuerpo humano hay que adaptar el motor para que **recuerde** cómo funcionar con grasa corporal.
—¿Recuerde?
—Sí, José. Desde hace más de tres millones de años la grasa corporal (o sea, las cetonas) ha sido el combustible que utilizaron nuestros ancestros, siendo así hasta hace solamente unos diez mil años, cuando se inició la Era Agrícola.
—Que fue cuando comenzamos a comer granos, que es, como me dijiste antes de ayer, la principal fuente de energía que usa la raza humana como combustible —interrumpí.
—Exacto, veo que me estabas poniendo atención, José.
—Siempre, Peter.
—Sobre nuestros ancestros vamos a hablar un poco más adelante.
—¿Y cómo se producen las cetonas? —pregunté con gran curiosidad.

Cómo se producen las cetonas

—Primero, tienes que adaptarte a funcionar con grasa en vez de glucosa. Una vez adaptado, la enzima llamada «lipasa» es la encargada de separar los triglicéridos, que tienes almacenados como grasa corporal, en ácidos grasos y glicerol. El glicerol vuelve a tu sangre y los ácidos grasos —que sin el glicerol vuelven a ser «libres»— se van al hígado para convertirse en cetonas, las que son utilizadas como combustible. En el fondo, lo que estamos haciendo es revertir el proceso que usaste para convertir el exceso de azúcar en grasa corporal.

Grasa corporal = triglicéridos
La lipasa separa los triglicéridos:

Se convierten en 3 ácidos grasos libres + 1 glicerol

Los ácidos grasos libres pasan al hígado:

Se convierten en cetonas
2 moléculas de glicerol = 1 glucosa:
el azúcar pasa a la sangre

—Así veo, Peter.
—¿Recuerdas que te dije que no necesitabas ni un gramo de carbohidratos, ni de azúcar para mantener el nivel de azúcar en la sangre?
—Sí, lo recuerdo.
—Bueno, ahora sabes por qué y cuál es el mecanismo.
—El glicerol que se libera.
—Exacto. Dos moléculas de glicerol forman una molécula de glucosa, el azúcar que circula por tu sangre. Ese proceso es conocido como **gluconeogénesis** o creación de glucosa nueva. Y lo hemos venido haciendo por millones de años.
—Increíble… ¿Y cómo me adapto para funcionar con grasa corporal?

¿Cómo me adapto a usar cetonas?

—Muy fácil: dejas de darle glucosa a tu cuerpo para que agote las reservas de glucógeno que tiene almacenadas en las células de tus músculos e hígado y le das grasa, proteínas en forma moderada y carbohidratos de verduras y ensaladas para que comience el proceso de adaptación…
—Que es lo que estoy haciendo.
—Sí, José, es lo que estás haciendo. Y una vez que te adaptes a funcionar con la grasa que consumes, bajas su ingesta y comienzas a utilizar la grasa que tienes almacenada.

Si te acuerdas del ejemplo del auto, la grasa corporal sería como si tuvieras bidones adicionales de combustible.
—Bonita manera de visualizar mis rollos, Peter —le respondí, mirándolo serio.
—No fue mi intención, pero, ¿es una buena imagen o no?
—Mmm… OK, te sigo.
—Visualiza el exceso de grasa corporal que te rodea como tu combustible de reserva, pero a diferencia de un auto, no puedes usarlo hasta que no termines de usar el combustible que tienes en el estanque principal.
—Si te entendí bien, ¿no voy a poder quemar grasa corporal hasta que no gaste el glucógeno que tengo en las células y el hígado?

—Hasta que pase eso, y hasta que te adaptes. Si fueras el auto con bidones adicionales haciendo un viaje por una carretera desierta, tendrías que gastar el combustible de tu estanque principal (glucógeno), y una vez que se agote tendrías que parar, bajarte, tomar los bidones y vaciarlos en tu estanque. Solamente entonces estarías haciendo uso de tu grasa corporal, o, dicho de otra manera, mientras le sigas poniendo combustible a tu estanque principal en forma de glucosa no vas a poder usar la bencina que tienes en los bidones adicionales.

—O sea, mientras siga comiendo alimentos que se convierten en glucosa no voy a poder utilizar cetonas.

—No; el uso de grasa corporal, y, por tanto, la producción de cetonas, es inversamente proporcional al nivel de azúcar que ingrese a tu sangre; es decir, mientras mayor sea el azúcar que consumes, menor será la cantidad de triglicéridos que podrás descomponer para producir cetonas. Por otra parte, cada vez que subes el azúcar en la sangre segregas insulina y activas el modo «almacenamiento», y en ese estado no puedes liberar grasa corporal para utilizarla como energía (algo que vamos a ver con más detalle cuando hablemos de la recomendación de comer cada 2 o 3 horas). Por el contrario, una vez que estás adaptado, si no subes el azúcar en la sangre y no liberas insulina…

¡Tu cuerpo libera la grasa corporal que tiene almacenada para usar como combustible!

—Esto sí me gustó —respondí.

—¿Quién no querría usar la grasa corporal como fuente de energía? Esa es la clave para quemar exceso de grasa corporal, José. Consumir grasas, proteínas con moderación y carbohidratos que no te suban el azúcar de la sangre, para mantener la mayor parte del día y la noche la insulina baja.

—Como las verduras y ensaladas.

—Exacto.

—¿Y cuánto demora la adaptación? —pregunté, cada vez más interesado.

¿Cuánto demora la adaptación?

—Depende, José, del tiempo que tomes en adaptarte. Y el nivel de síntomas que puedes tener dependerá de la cantidad de carbohidratos que estés acostumbrado a comer. Mientras mayor sea tu consumo, mayor será el tiempo de adaptación y más fuertes los síntomas.

—¿«El resfrío» del que me hablaste anteayer? —pregunté.

—Exacto, José. El resfrío es personal y podría durar entre 3 y 5 días, y la adaptación, entre unas 3 y 6 semanas.

—¿Y cómo sabré cuándo estoy adaptado? —pregunté, curioso.

—Lo vas a sentir, José, lo vas a sentir. Una vez que tu cuerpo se acostumbre a funcionar con grasa sentirás lo siguiente:

- Falta de hambre

- Exceso de energía

- Claridad mental

- Mejora en el estado de ánimo

- Disminución de la inflamación

- Disminución de la grasa corporal

- Si haces algún tipo de deporte, notarás que podrás entrenar más fuerte, te recuperarás más rápido y podrás rendir mejor en el deporte.

¿Todavía crees que hay que evitar las grasas?

Grasa saturada y aceite de oliva

—Con todo lo que hemos visto, Peter, creo que jamás debieron eliminar las grasas de las recomendaciones alimenticias, y es especialmente un error en el caso de los diabéticos.
—Exacto, José. Pero para ponerlo en contexto, veamos qué tanta grasa saturada tienen las carnes rojas que las hacen ser culpables. ¿Te acuerdas cuál es la recomendación respecto del aceite de oliva?
—Que hay que consumirlo, que es saludable —respondí seguro.
—Bien, José, sígueme con este cálculo: el aceite de oliva tiene un 92% de grasa total, y de ésta, el 12,9% es saturada. Un corte de carne roja de vacuno, por ejemplo, posta rosada, tiene un 4% de grasa total, de la cual un 1,6% es saturada. Ahora bien: 1 cucharada de 15 cc de aceite de oliva (que pesa aproximadamente 14 gramos) tiene 1,80 gramos de grasa saturada; sin embargo 100 gramos de posta rosada tienen 1,6 gramos de grasa saturada.
—¿Menos? —exclamé, sorprendido.
—Exacto, José, por eso la recomendación de evitar específicamente las carnes rojas no tiene mucho sentido desde el punto de vista de las grasas

saturadas, si por otra parte están recomendando el aceite de oliva. Pero lo que sí tiene sentido, si eres prediabético o diabético, es consumir en forma moderada todas las carnes, no solo las rojas.

Proteínas

—¿Y eso, por?
—Si bien las proteínas son absolutamente necesarias por sus vitaminas (como la B12, que no puedes obtener de ningún otro alimento) y sus aminoácidos, que son para la estructura de tu cuerpo, huesos y músculos, como los ladrillos serían para un edificio, su exceso se convierte en glucosa, y al igual que los carbohidratos…
—Suben el azúcar en la sangre —interrumpí a Peter.
—Sí, José, y eso es justo lo que quieres evitar si eres diabético: subir el azúcar en la sangre o necesitar insulina.
Por otra parte, si no eres diabético, pero quieres eliminar exceso de grasa corporal, el cúmulo de proteínas convertido en glucosa también se almacenará como grasa corporal, sobre todo, si son proteínas bajas en grasa, como las que recomienda «La Industria: médicos y nutricionistas», porque, como acabamos de ver, la grasa baja el índice insulínico, y las carnes «bajas en grasa» tienen un mayor índice insulínico.
—Entonces por eso no me funcionó la dieta Dukan tampoco.
—¿La hiciste? —preguntó Peter.
—Sí, también la hice y… ¡aquí me tienes! —respondí abrumado—. Ahora entiendo qué hizo el exceso de atún, pavo, pollo y charqui. ¿Y cuánto sería un exceso? —pregunté interesado.
—Es absolutamente personal. Si me preguntas a mí, me puedo comer 300 gramos de carne, que son aproximadamente 50 gramos de proteínas en el almuerzo, y no tener ningún problema con el azúcar en mi sangre. Eso sí, siempre priorizo cortes o carnes grasas, ya que, como viste en la tabla, mientras más magras sean las proteínas, mayor será su índice insulínico. Sin embargo, hay otras personas que son más sensibles y que pueden comer un máximo de 25 o 30 gramos de proteína por comida, lo que está muy bien. Un trozo de vacuno de 100 gramos tiene aproximadamente 17 gramos de proteínas, por lo tanto, salvo que vayas a una parrillada o a un asado, si comes usualmente un trozo de carne, aves, pescados o mariscos en tus comidas, estás cubierto con las proteínas. Deberías tratar de comer 1 gramo de proteína por kilo de peso, y no menos de unos 70 a 80 gramos, repartido

en todas las comidas del día.

—O sea, ¿126 gramos de proteína en mi caso? —pregunté.

—Sí, José, algo así, que repartidos en tres comidas serían aproximadamente 45 gramos de proteínas por cada comida. Pero recuerda: la carne de vacuno tiene solo 17 gramos de proteína en 100 gramos, así que, si comieras únicamente carne de vacuno, tendrías que consumir unos 260 gramos al día. Por eso es importante que cargues lo que comes en la aplicación www.myfitnesspal.com, ya que no tendrías cómo saber lo que estás comiendo.

—Peter, estoy seguro de que en algunas de las dietas que me recomendaron hablaron de la cetónica o cetogénica, pero era alta en proteínas, baja en grasas y después de un tiempo incluso se podían incluir carbohidratos y fruta —conté, un poco confundido.

—Sí, José, esa es una confusión que tiene «La Industria: médicos, nutricionistas», y las personas en general, sobre la dieta cetónica, porque caen en el error de creer que es la dieta Atkins. Por lo tanto, en este punto será necesario que volvamos a Estados Unidos, a 1972, para revisar esa equivocación.

Proyecto DuPont

A fines de la Segunda Guerra Mundial, la obesidad de los ejecutivos en la empresa DuPont (en Wilmington, Delaware, EE.UU.), comenzó a ser un problema. DuPont, entonces, contrató al doctor Alfred Pennington para que descubriera por qué la dieta baja en calorías que seguían sus empleados no estaba funcionando, y Pennington, de acuerdo a lo que había publicado Banting, concluyó que la obesidad no se debía a un exceso de calorías, sino que a la incapacidad del cuerpo en usar los carbohidratos para otra cosa que no fuera fabricar grasa corporal. ¿Te suena?

—Sí, me está sonando desde mediados de 1800 —respondí.

—Exacto, José. Bueno, Pennington puso a los ejecutivos de DuPont bajo una dieta alta en grasa, alta en proteínas y baja en carbohidratos, sin restricción de calorías. Los veinte ejecutivos que siguieron la dieta bajaron aproximadamente 10 kilos cada uno, en un tiempo promedio de tres meses y medio. En 1950 se publicó la dieta de Pennington y fue conocida como la dieta DuPont.

—En la misma época del estudio de Ancel Keys —comenté.

—Sí, José, pero la información no viajaba tan rápido ni era tan viral ni masiva como hoy.

Atkins

—En 1963, en Estados Unidos, cuando el doctor Robert Atkins, cardiólogo, llegó a pesar 100 kilos, unos veinte más que su peso de siempre, decidió hacer la dieta del doctor Pennington, que había sido publicada en el *Journal of the American Medical Association* (JAMA, por sus siglas en inglés). Dados los resultados que obtuvo, comenzó a recomendarla a sus pacientes. En 1970 su dieta fue publicada en la revista **Vogue**, y gracias a la popularidad que tuvo, se difundió como la «dieta Vogue». En 1972 el doctor Robert Atkins escribió el libro **La dieta revolucionaria del Dr. Atkins.**

—Hice la dieta Atkins, o por lo menos así la llamó el doctor que me la recetó, pero fue diferente: comenzaba con proteínas y verduras, nada de grasa, y después se agregaban carbohidratos, e incluso frutas.

—Bueno, José, además de la confusión entre las diferentes dietas, algunos médicos y nutricionistas adaptan las dietas a lo que creen pueda ser más efectivo y terminan eliminando las grasas por todo lo que ya vimos y, lamentablemente, para lo único que eso sirve es para hacer fracasar la dieta. Si eliminas la grasa, hay una alta probabilidad de que la dieta falle, no importa cuál sea. Por eso te hice viajar por el mundo y a través del tiempo, para que conozcas el origen de las recomendaciones y puedas sacar tus propias conclusiones o investigar más, si quieres.

—No será necesario, Peter, además no tengo el tiempo para hacer eso.

—Sí, José, lo sé. Les pasa lo mismo a todos mis clientes, por eso me levanto todos los días a analizar la información que se publica en diferentes partes del mundo: para estar actualizado con las últimas tendencias, que como ya viste...

—¡Vienen desde 1800! —interrumpí.

—¡Ja, ja, ja, José! Exacto. Pero, aunque no lo creas, se siguen descubriendo cosas que sirven para afinar las recomendaciones, como, por ejemplo, todo lo que vimos sobre los ciclos circadianos, las pantallas azules y las diferencias entre el índice glicémico y el índice insulínico, o lo que veremos más adelante con respecto al estrés y el ejercicio. Todo eso es actual. Bueno —concluyó Peter—, con esto terminamos de revisar el afiche con las recomendaciones para diabéticos, José. Y ahora ya entiendes por qué con esas recomendaciones los diabéticos seguirán siendo diabéticos.

—Y si además de todo lo anterior, salen de la farmacia con insulina en una mano y galletas, chocolates y mermeladas supuestamente «sin azúcar» en la otra... —añadí.

—Parece broma, pero es dramático —dijo Peter—. ¿Te parece que quedemos hasta aquí, José?
—Sí, Peter, no hay problema. ¿Cuándo nos vemos otra vez?
—¿Mañana?
—De acuerdo —respondí.
—Perfecto, entonces mañana a la misma hora y en el mismo lugar —dijo Peter, despidiéndose con un abrazo—. Y recuerda que cualquier cosa que necesites…
—Te envío un mensaje —interrumpí.
—Exacto. Cuídate, José —dijo Peter y comenzó a alejarse.

Happy hour

Una semana y dos días en el programa de Peter y ya estoy sintiendo los cambios: me siento un poco más liviano, bajé una posición mi cinturón, me siento con energía.

—Hola, José —me dijo Karla entrando a mi oficina.
—Hola Karla, ¿qué tal?
—Sabes, hoy día es el cumpleaños de Fran y queríamos ir a celebrar después del trabajo, ¿te anotas?
—¡Perfecto! ¿Dónde nos juntamos?
—En el restobar[20] de siempre, a las 18:30. ¿OK?
— OK, ahí estaré.

> Hola Peter, Disculpa que te moleste con esto, pero me acaban de invitar a un happy hour después de la oficina para celebrar a una compañera de trabajo… podemos cambiar nuestra reunión?

> Hola José, gracias por avisar temprano! No hay problemas pero tendríamos que dejarla para la próxima semana… Martes ¿te parece?

---

20 N. de la E. Establecimiento en el que hay servicio de bar y de restaurante.

> Perfecto! Muchas gracias por la comprensión... es una muy buena amiga.

> No te preocupes! No hay problemas! Nos contactamos el sábado en la mañana para planificar tu día chancho, OK?

«¿Un cumpleaños hoy día? Creo que será un desafío interesante», me dije.

Feliz cumpleaños, Fran

—¿Y para usted? —preguntó el garzón.
—Para tomar quiero un agua mineral con gas, hielo y... ¿Le puedes poner así tanto —señalé, separando mis dedos unos 3 centímetros— de jugo de limón?
—No hay problema. ¿Y para comer?
—Quiero una hamburguesa al plato con doble tocino, queso, tomate, palta, cebolla y lechuga, sin las papas fritas.
—Están incluidas —dijo el garzón.
—¡Yo me las como! —dijo Germán, que estaba frente a mí.
—OK, les traigo su pedido en seguida.

Ni papas fritas ni bebidas *light,* ni tampoco el postre de *brownie* caliente con helado de vainilla. Si me hubieran dicho hace un mes que iría a un *happy hour* y después de una semana de dieta —perdón, Peter, «programa»— no comería nada de eso, me habría reído a carcajadas. ¡Estoy sorprendido de mí mismo!

DÍA CHANCHO

> Hola José, Cómo te fue ayer en el cumpleaños?

Hola Peter, muy bien! Absolutamente en el programa. Las papas fritas y el brownie con helado no fue tema. Se las comió un compañero que está en plan de engorda. ;-P Hoy día en la mañana no tuve hambre así que tomé solo agua y el multivitamínico.

> Bravo! Te felicito! Y cómo estamos para tu día chancho?

La verdad, Peter, me siento tan bien que estoy pensando no hacerlo... ¿hay algún problema con eso?

> En absoluto, José. Si no quieres no tienes por qué hacerlo y puedes seguir así... quemando grasa corporal como energía.

Me preocupa que si vuelvo a comer las cosas que comía pierda el control y se echen a perder los 10 días que voy a cumplir.

> No funciona así, no los perderías, pero si no quieres hacerlo y seguir como vas... dale!

Súper! Prefiero así y dejémoslo para más adelante... cuando haya pasado más tiempo y haya bajado más... OK?

> Perfecto José! En todo caso te cuento lo que tendrías que hacer por si cambias de opinión. En la mañana comienzas igual que cualquier día, comiendo grasas. Al almuerzo eliminas grasas y comes proteínas, verduras y ensaladas y a partir de las 18 horas puedes comenzar a comer de todas aquellas cosas que no comiste en estos 10 días: pan, arroz, pizza, queques, galletas, papas, helados, etc. La idea es que comas un poquito de todo para saciar cualquier antojo que hayas tenido. Recuerda que esta noche no puedes tomar alcohol. Sí cerveza sin alcohol, porque en realidad es «pan líquido».
> OK?

OK, todo claro, pero como te digo, prefiero pasar.

> Está bien! Que tengas un buen fin de semana!

Muchas gracias! Igual tu Peter

> Abrazo!

DÍA CHANCHO: 18 HORAS

No, la verdad es que me siento tan bien, que voy a seguir igual tal como voy. Ya más adelante veremos qué pasa.

Hola Peter, decidí no hacer el día chancho.
Nos vemos el martes.

12

Séptimo encuentro: en control

—¿Y José? ¿Cómo te has sentido?
—Perfecto, Peter, en realidad cada día me siento mejor.
—Dime, José, después de 13 días de haber eliminado el azúcar, y sin haber hecho tu *día chancho,* ¿qué echas de menos?, ¿qué te mueres por comer que no está en el programa?
—¿La verdad, Peter? No hay nada que me muera por comer o que sienta no estar comiendo. Como te comenté el viernes, pedí un agua mineral con gas y jugo de limón, y después una hamburguesa doble tocino, cebolla, tomate, palta, queso al plato. Quedé perfecto y no tuve ganas de comer papas fritas, pan con ajo, o *brownies* con helado de postre, que es algo que siempre comía en estos eventos —respondí orgulloso.
—¿Te diste cuenta de algo, José? —preguntó Peter esperando mi reacción.
—¿De qué? —pregunté sin saber, como siempre, qué me diría Peter.
—¿Que estuviste «en control» de la situación? Fuiste tú el que eligió qué comer, cuánto comer y no fue la comida la que hizo que comieras en forma ansiosa y descontrolada —dijo Peter, deteniéndose un minuto—, y es lo mismo que pasó el sábado cuando no quisiste hacer el *día chancho.*
—Ahora que lo dices, Peter, ¡tienes razón! Cuando te conocí, debo reconocer que tuve que hacer un esfuerzo para no comer algunas cosas, especialmente pan, pero desde hace más de una semana que he estado «expuesto» a «todo lo que puedas comer y de todo lo que quieras comer»: chocolates, galletas, *donuts,* pizzas… y la verdad no ha sido tema… y no porque sienta que «no debo» o que «no puedo» es porque realmente… ¡No quiero!
—Te felicito, José, ¡realmente! Llegar a tener control es una de las partes críticas del programa, y aunque tienes ayuda por la grasa que estás comiendo, igual hay personas que se enfocan en lo que no están comiendo y en esa lucha pierden toda la energía que necesitan para lograr su objetivo. Una vez que tomas el control, lo importante es seguir en la misma línea, continuar con lo que estás haciendo para obtener los resultados que esperas.
—Es una sensación diferente, Peter, no me había dado cuenta. Te conté que yo era el que siempre arrasaba cuando empezaba a comer y no podía parar…

¡Qué genial! ¡Estoy a cargo de mi vida!

—¡Te felicito, José! Es un gran logro.
—Gracias a ti, Peter, sin ti no habría podido.
—Yo soy solo el mensajero, José, el esfuerzo lo estás haciendo tú. Todo el mérito es tuyo. Es tu logro. Y debes sentirte orgulloso de ti mismo. ¿De acuerdo?
—De acuerdo, pero te voy a confesar que no ha sido difícil, es decir, no me he sentido que estoy a dieta.
—¡Porque no lo estás! —respondió Peter.
—¡Tienes razón! —respondí—, este es mi estilo de vida ahora.
—Dime, José, ¿cuánto tiempo puedes estar sin respirar antes de morir? —preguntó Peter, serio, con una cara un poco lúgubre.

¿Cuánto tiempo puedes estar sin respirar?

—¿Me tengo que asustar? —pregunté, con rostro serio también.
—¡Ja, ja, ja! Nooo, José. ¡Es nuestro tema de hoy!
—¡Aaah, bueno! La verdad, me imagino que un minuto —respondí, sin saber en realidad.
—Aproximadamente unos 3 minutos —dijo Peter—. ¿Cuánto tiempo puedes estar sin tomar agua… antes de morir? —volvió a preguntar.
—¿Cuál es la fijación con la muerte en todo esto? —pregunté intrigado.
—Tranquilo, es parte de la historia, y tiene que ver con que conozcas tus límites —respondió Peter, golpeando mi hombro.
—Me imagino que… ¿unos cuatro días o una semana, máximo? —respondí.
—Diez días —respondió Peter. Puedes estar diez días sin tomar líquidos antes de morir. ¿Y cuántos días crees que puedes pasar sin comer… antes de morir?
—¡Aaah! ¿Sin comer? ¡Mucho más! —respondí, seguro— ¿Unas tres semanas?
—¡Seis semanas!
—¿Seis semanas? Jamás lo hubiera pensado.
—Sabes que es muy curioso —preguntó Peter.
—¿Qué cosa?
—Que no importa a quién le pregunte, ya sean niños, jóvenes o adultos, con distinta educación o nivel socioeconómico, cada vez que hago estas preguntas las personas intuyen que podemos estar muy poco tiempo sin respirar, unos días sin tomar agua y mucho más tiempo sin comer. Aunque desco-

nozcan los minutos o días exactos, saben que podemos estar sin comer la mayor parte del tiempo.

—A lo mejor lo tenemos en nuestro ADN —respondí.

—No me extrañaría, y de eso es justo de lo que vamos a hablar hoy día…

—¿De morir? —pregunté, intentando que me saliera lo más serio posible.

—Nooo, de nuestra genética. ¿Conoces a Lucy?

Lucy

—¿La de la recepción? —respondí, extrañado, preguntándome qué tenía que ver ella con todo esto.

—Nooo, estoy hablando de una un poquito mayor… unos 3,9 millones de años mayor.

—¡Aaah! Esa Lucy. ¿Antropología, ahora?

—Sí, un poquito, para darle un poco más de perspectiva a lo que viene.

—¿La primera mujer humana? Sí, lo vi en una película hace poco.

—Exacto, Lucy fue la primera mujer humana y ¿sabes cuál fue el aspecto que la diferenció y permitió clasificarla como humana?

—No, eso no lo sé.

—Fue el primer ancestro que caminó erguido. Hasta ahora, Lucy ha sido el ancestro más antiguo que se ha encontrado. ¿Sabes cuándo apareció el *Homo erectus*?

Dos millones de años

—No exactamente, pero me imagino que hace un millón de años.

—Entre dos millones y trescientos mil años, y si Lucy fue el primer humanoide, el *Homo erectus* fue el primer ancestro más parecido al hombre moderno actual. Ahora, llevemos esos dos millones de años a un año, 365 días, ¿me sigues?

—Sí, Peter, si el *Homo erectus* apareció hace un año, Lucy apareció hace un año y once meses.

—Exacto, José. Sin embargo, lo que me interesa que recuerdes de todo esto es que el hombre comenzó a ser sedentario y a comer granos hace unos 10.000 años, que…

—En un año serían equivalente a 1 día.

Dos millones de años — Sedentarios Diez mil años

Homo erectus > Homo sapiens > Nómades

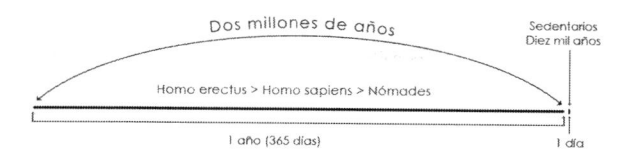

1 año (365 días) — 1 día

—Así es, José, hace recién 24 horas que comenzamos a comer granos. El resto del tiempo fuimos nómades y seguramente nos desplazábamos en busca de nuestro alimento. Ahora, imagina que anoche, hace unos 100.000 años, cenaste unos huevos o, a lo mejor, antílope. Después te fuiste a dormir en algún lugar protegido, para no ser tú la cena de otro depredador.

Menú de hoy: ¿huevos o antílope?

—El proceso hormonal que empezó al día siguiente —hace 100.000 años— es exactamente el mismo que has iniciado tú esta mañana: durante la noche comenzaste a secretar la hormona cortisol, cuya función es liberar triglicéridos, es decir, grasa corporal, para que tu cuerpo los pudiera utilizar como combustible cuando te levantaras. Cuando el cortisol estuvo en su nivel más alto y la insulina en su nivel más bajo se produjo, desde el punto de vista hormonal, una situación perfecta, ya que en ese momento es cuando más grasa corporal quemaste. Cuando te despertaste liberaste la hormona «ghrelina», cuya función consistía en que sintieras apetito; ella fue la responsable de que tu estómago se quejara de hambre en la mañana, y estimuló la hormona del crecimiento, que se liberó unas dos horas después que te levantaste. A medida que fuiste secretando la hormona del crecimiento tu cuerpo fue también liberando más grasa corporal para usar como energía.

Dicho de otra manera, tu cuerpo despierta todas las mañanas como una máquina quemadora de grasa corporal, y lo seguirá haciendo durante el resto del día si no interfieres el proceso ingiriendo carbohidratos que suban el azúcar en tu sangre.[21]

Ahora compara, José, esto con la recomendación de tomar un «desayuno

---

21   Carb Back Loading, Kiefer, D.H. 2012.

saludable» que contenga carbohidratos en forma de pan integral, cereales, yogur *light* y fruta que vimos cuando nos reunimos por primera vez.

—Los carbohidratos me van a subir el azúcar en la sangre, voy a liberar insulina, la que, además de hacer que almacene el exceso de azúcar como grasa corporal, hará que mi cuerpo me siga pidiendo azúcar por el resto del día.

—Exacto, José. Ya lo tienes. La presencia de insulina en la sangre hará bajar tu nivel de ghrelina y de la hormona del crecimiento. A lo mejor detuviste el hambre después de tomar desayuno, pero detuviste la quema de grasa corporal también. Mientras antes incorpores a tu dieta carbohidratos que suban el azúcar en tu sangre, antes dejarás de quemar grasa corporal, y de ahí en adelante tu cuerpo comenzará a pedirte más carbohidratos, dulces o salados, el resto del día, y esa es… La mejor receta para perder el control.

—Que era exactamente lo que me pasaba en mi vida anterior.

—Y por eso, José, si evitas el desayuno en la mañana, o si tomas desayuno y priorizas los alimentos grasos que no suben el azúcar en la sangre, y casi no suben la insulina, lo que estás haciendo en realidad es estirar el proceso de obtención de combustible a partir de la grasa corporal, como lo hiciste durante toda la noche, y como no estás consumiendo carbohidratos que suben el azúcar en la sangre a tu dieta… tu cuerpo se mantiene permanentemente quemando grasa corporal. Si no tomas desayuno antes de hacer ejercicio, podrías quemar incluso más grasa corporal que lo normal.

—Pero no se supone, Peter, que el desayuno ¿es la comida más importante del día?

—No necesariamente, José, pero lo veremos más adelante. Ahora volvamos a tu ancestro de hace 100.000 años. ¿Cuál es su principal prioridad?

—Respirar… Si no respira, no hay más ancestro.

—¡Ja, ja, ja! Así es, José. Una vez que respira, ¿cuál es su segunda prioridad?

—Tomar agua.

—Exacto. Ya que respira, puede comenzar a desplazarse en busca de agua; entonces, ¿de dónde saca la energía para desplazarse en busca de su próximo alimento?

—De la grasa corporal.

—¿Y cuántos días tenía de autonomía sin comer antes de morir? —preguntó Peter.

—Seis semanas… ¡42 días! —respondí casi sin poder creerlo.

—Estamos diseñados genéticamente, desde hace más de tres millones de años, para despertarnos en la mañana, respirar y salir a buscar agua y nuestro próximo alimento, utilizando la grasa corporal que tenemos almacenada como fuente de energía. La grasa corporal es una ventaja evolutiva que nos permitió vivir en períodos de escasez. ¿Sabes, José, cuál es el récord mundial de una persona sin comer?

382 días de ayuno

—No, no lo sé.
—382 días.
—¿382 días? —pregunté, sorprendido.
—Sí, José, más de un año. Fue un estudio médico que se hizo en 1973 con un hombre de 27 años que pesaba 207 kilos. Estuvo supervisado por un equipo de investigadores de la Universidad de Scotland, y lo único que consumió durante todo ese tiempo fue agua, un suplemento vitamínico, potasio, magnesio y sodio. Bajó 125 kilos hasta llegar a los 82 kilos. Le hicieron controles de orina y azúcar en la sangre, y algo interesante fue que, sin comer absolutamente nada por más de un año, su colesterol se mantuvo en 230. ¿Recuerdas que el cuerpo produce el colesterol que necesita?
—Sí, lo recuerdo.
—Bueno, aquí una confirmación: con «cero ingesta de colesterol» este se mantuvo exactamente igual.
—¿Y no volvió a subir como los participantes del *reality The Biggest Loser* que me comentaste la semana pasada? —pregunté con curiosidad.
—No. Cinco años después que terminó el ayuno, el paciente mantuvo su peso en torno a los 88 kilos. Los **Biggest Loser** volvieron, o incluso, subieron más que su peso original en ese mismo tiempo.
—¿Y por qué la diferencia?
—Por dos razones: los **Biggest Loser** estaban sometidos a una dieta bajas calorías, que incluía carbohidratos…
—O sea, azúcar —interrumpí.
—Así es, y ese era el peor de los escenarios, porque mientras comieran azúcar no se podrían adaptar a usar grasa corporal.
—Cetonas —volví a interrumpir. —Exacto.
—¿Y la segunda?
—Hicieron un programa excesivo de ejercicios aeróbicos, que afectó su masa muscular. Para su cerebro ancestral de más de dos millones de años fue como si hubieran estado corriendo todo el tiempo a campo traviesa sin encontrar alimento. Su cuerpo bajó su metabolismo como una medida de «sobrevivencia» y seguramente utilizó su masa corporal, sus músculos, como

fuente de energía. En cambio, el paciente del ayuno de agua hizo su vida normal, por lo tanto, una vez que se adaptó a funcionar con grasa corporal (lo que logras en unos 2 o 3 días haciendo ayuno), la empezó a quemar.

—Cetonas —volví a interrumpir.

—Exacto, José, cetonas. La respuesta del cuerpo a las bajas calorías no es la misma que al ayuno, y esto lo veremos en un rato más, apenas terminemos esta parte. Si bien te advertí que no usaría ningún estudio médico como referencia, ya que hay el mismo número de estudios para respaldar una teoría como para contradecirla...

—«Séptima advertencia» —interrumpí.

—Exacto, José, pero este estudio sí te lo voy a dar, porque me parece un excelente ejemplo para poner (junto a nuestro diseño genético ancestral) otro poco de perspectiva a las recomendaciones que nos hacen en estos días. Es el de Stewart y Fleming.[22]

—¿Cuál de todas las recomendaciones? —pregunté.

---

22 Stewart, W. K. & Fleming, L.W. (1973). Features of a Successful Therapeutic fast of 382 days' duration. Postgraduate Medical Journal, 49(569), 203-209.

13

Sexto mito: comer cada dos o tres horas

—La de comer cada dos o tres horas, cinco o seis veces al día.
—¡Aaah! Sí, desayuno, colación a media mañana, almuerzo, colación a media tarde, cena, y colación antes de acostarme.
—¿Por qué crees que «La Industria: médicos y nutricionistas» hace esa recomendación hoy día?
—Se supone que cuando comes muy seguido aceleras tu metabolismo y además llegas con menos hambre al almuerzo y a la cena.
—¿Y te resultó?
—¿Lo del metabolismo? No tengo idea, pero lo de comer menos, ¡no! —respondí.
—¿Por?
—Por una parte, nunca tenía hambre, pero tenía que preocuparme de llevar colaciones distintas a la oficina, no podía comer más de una porción de un tipo de colación al día, y andaba siempre pensando qué tenía que comer, que no se me fuera a pasar la hora… Todo eso era un tremendo estrés, ya que, si por alguna razón no comía o no podía comer por una reunión o por estar fuera de la oficina, ahí sí que me daba mucha hambre. Por otra parte, tenía que comer en porciones que me cupieran en la palma de una mano, pero ¡comer eso era imposible! ¿Quién se puede comer solo cinco almendras? Después de cinco almendras se me abría el apetito y ¡me quería comer todo!
—En resumen, las colaciones te hacían perder el control.
—Sí, y al final terminaba comiendo más… Había ocasiones en que, en vez de bajar el hambre, me pasaba todo lo contrario.
—¿Qué comías de colación?
—Fruta, a veces yogur *light* y también galletas de arroz, barras de cereal o frutos secos.
—Y ahora ya sabes por qué con algunas colaciones te daba más hambre que con otras, ¿no es verdad?
—Sí claro, se convertían, salvo la fruta y los frutos secos, en glucosa, y junto con el aumento de azúcar en la sangre, venía la baja que hacía que me diera más hambre.

—Exacto, José. Comer todas las calorías en una sola comida o repartidas en cinco o seis comidas no tiene ninguna diferencia, desde el punto de vista de las calorías, pero hay tres efectos negativos en esa recomendación que no son considerados por «La Industria: médicos y nutricionistas»
—¿Cuáles? —pregunté.

Resistencia a la insulina

—Yo creo que ya lo sabes, José. Mira los alimentos que te recomendaron de colación en la **tabla del índice insulínico** que te envié el miércoles pasado. Por ejemplo:

Producto	Índice Insulínico
Glucosa	100
Almendras	14
Maní	17
Fruta (naranja).	67
Fruta liofilizada (manzana).	100
Yogur griego	56
Galleta de soda	74
Galleta de arroz	89
Zanahoria	92

Índice insulínico de los alimentos recomendados habitualmente en las «colaciones»

—¡Activan la insulina!

—¡Exacto! Como vimos la semana pasada, hay alimentos que no suben el azúcar en la sangre, pero sí activan la insulina y, salvo que hubieras tomado aceite de oliva puro, mantequilla de coco o hubieras comido mantequilla sola, todo lo que comiste en la colación activó tu insulina y si repetiste el proceso durante el día comiendo cada 2 o 3 horas…

Producto	Índice Insulínico
Glucosa	100
Aceite de oliva	0
Aceitunas	2
Mantequilla de coco	-15,2
Mantequilla	0,3

Tabla comparativa de índice insulínico de la glucosa y alimentos grasos.

—¡Mantuve la insulina activa todo el día!

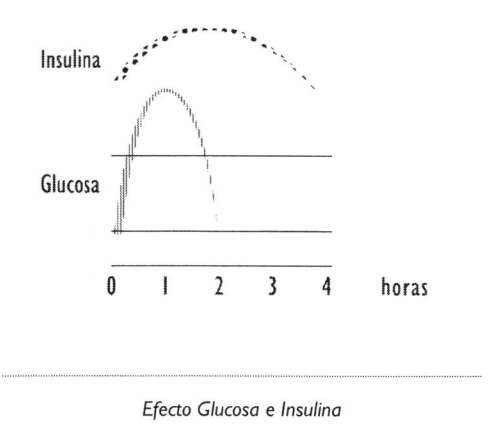

Efecto Glucosa e Insulina

—Sí, José. A diferencia del azúcar en la sangre, que en una persona sana, después de haber comido, tarda en bajar entre 1 hora y 1 hora y media, la insulina se demora de 3 a 4 horas en bajar. Para regular el azúcar en la sangre, segregamos la hormona «glucagón», que viene siendo la inversa a la insulina; si la función de la insulina es llevar el exceso de azúcar de la sangre a las células, la función del glucagón es sacar el azúcar de las células que están almacenadas como glucógeno. Pero el glucagón no se va a activar mientras esté presente la insulina, o mientras no baje el azúcar en la sangre. Estar comiendo antes de que baje la insulina en la sangre durante todo el día es una excelente recomendación para hacerse «resistente a la insulina» y convertirse en prediabético o diabético.

—Y si la insulina está activa… ¡no podemos liberar grasa corporal para usar como energía!

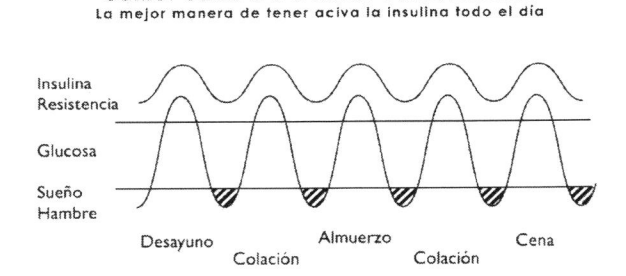

Comer cada 2 o 3 horas carbohidratos
La mejor manera de tener activa la insulina todo el día

Insulina
Resistencia
Glucosa
Sueño
Hambre

Desayuno   Almuerzo   Cena
   Colación   Colación

—Exacto, José, la insulina es el principal regulador del metabolismo de la grasa y si empiezas a comer desde las 6 de la mañana y hasta la medianoche, estarás entre 16 y 18 horas con la insulina activa. Además de sentir hambre constantemente, no podrás quemar grasa corporal. Ese es el segundo efecto negativo de esa recomendación.

¡Lo entendieron todo mal!

—Entonces, Peter, en realidad, ¿lo entendieron todo mal?
—O lo entendieron mal o ni siquiera lo han pensado, José.
—¿Y de dónde viene esta recomendación? —pregunté sorprendido.
—Lamentablemente, tengo que hacerte una confesión —dijo Peter mirándome seriamente.
—Dime, Peter, ¿de qué se trata?

—Hasta el día de hoy no he podido descubrir dónde, cuándo y quién fue el primero, o la primera, en hacer esa recomendación. Cuando yo era niño, recuerdo que mis abuelos me decían todo el tiempo que «no hay que comer a deshoras para no engordar» y hoy día te recomiendan «comer a deshoras para adelgazar».

—En realidad, ahora que lo pienso, ¡no tiene ningún un sentido! —respondí.

—Y, además, ¿qué te recomiendan comer?, ¿frutas?, ¿yogur?, ¿barras de cereal? Esos en realidad son «postres», o sea, estás comiendo tres postres adicionales a los de tus comidas principales. ¿Y todavía no entiendes por qué no te funciona la dieta? Si me preguntas mi opinión, yo creo que esa recomendación nace con las dietas vegetarianas o veganas, bajas calorías y bajas en grasas. ¿Por qué? Porque para obtener el mismo número de calorías que tendrías con, por ejemplo, proteínas y grasas animales, necesitas comer gran cantidad de carbohidratos, verduras y ensaladas, y no es posible consumirlos de una vez en solo tres comidas. Para obtener las mismas 260 calorías que consigues, por ejemplo, con 100 gramos de costillar de cerdo, tendrías que comer 2 kilos de lechugas o 1 kilo de brócoli, y estamos hablando solo de calorías, no del aporte nutricional ni del nivel de saciedad.

Producto	Calorías (por 100g)
Mantequilla (1 cucharadita de 7g)	52
Lechuga	14
Brócoli	26
Costillar de Cerdo	260

Tabla comparativa de calorías de alimentos de origen animal (mantequilla y cerdo) frente a los de origen vegetal (lechuga y brócoli).

Otro detalle importante es que, cuando priorizas en tu dieta alimentos que no son nutricionalmente densos, como las verduras y las ensaladas, necesitas comer una gran cantidad, y todo ese gran volumen hará que tu estómago crezca.

—Y es todo lo contrario a lo que quiero… yo quiero que mi estómago se reduzca.

—Exacto, José, por eso tú estás priorizando alimentos nutricionalmente densos que con poco volumen te entregan las calorías que necesitas para acelerar tu metabolismo y además hacen que te sientas saciado. Eso es exactamente lo que hacen las grasas.

—El ingrediente que le faltó a todas mis dietas —respondí, apenado.

—Sí, José, pero eso es historia ahora, ¿no es verdad?

—Así es, Peter.

—Veamos, entonces, lo que ocurre cuando en vez de comer cada dos o tres horas al día comes dos o tres veces al día.

Comer dos o tres veces al día

—Cuando tomas un desayuno en el que priorizas las grasas, por una parte, no sube el azúcar en tu sangre, y dependiendo de la cantidad de proteínas que incluyas, tampoco sube (o sube muy poco) tu insulina. Por lo tanto, mantienes el estado de «quema de grasa corporal» que tuviste toda la noche, especialmente cuando te despertaste. Además, las grasas te producen saciedad y la saciedad con la insulina baja es la combinación perfecta para no tener hambre el resto de la mañana. Con eso te aseguras que a las tres horas de haber tomado desayuno, si tu insulina subió, ya haya bajado.

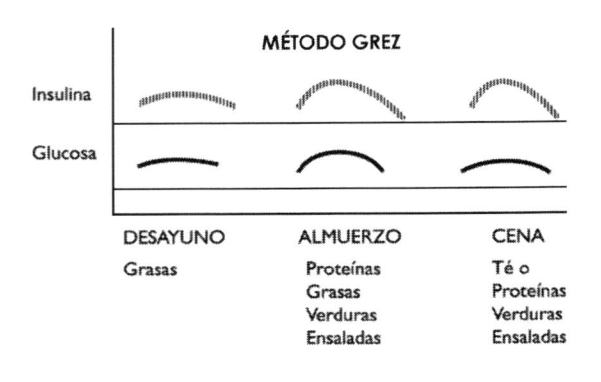

MÉTODO GREZ

	DESAYUNO	ALMUERZO	CENA
Insulina			
Glucosa			
	Grasas	Proteínas Grasas Verduras Ensaladas	Té o Proteínas Verduras Ensaladas

Desayuna grasas para quedar saciad@ y no necesitar una colación a media mañana. Almuerza proteínas y grasas para no necesitar una colación a media tarde. En la tarde/noche, si no tienes hambre, toma un té de hierbas.

Mantener abajo el azúcar y la insulina en la sangre la mayor parte del día es la clave para estar en control, que no te den ataques de hambre por carbohidratos, dulces o salados, y que puedas usar exceso de grasa corporal como combustible.

—En la tarde/noche, si tienes hambre podrías cenar algo liviano, unas proteínas con ensaladas, por ejemplo, y si no tienes hambre, podrías tomar un té de hierbas antes de acostarte a dormir. De ahí en adelante seguirás utilizando más grasa corporal como combustible mientras duermes.

Tu cuerpo es un «Bed & Breakfast»

—El tercer problema de la recomendación de comer cada dos o tres horas es que te pasas todo el día digiriendo y no le das espacio a tu cuerpo para que haga sus procesos de limpieza, desintoxicación y regeneración. Imagina que tu cuerpo es un hotel tipo *Bed & Breakfast* (cama y desayuno), o sea, donde solo puedes dormir y tomar desayuno. En este hotel las personas que hacen el desayuno en la mañana son las mismas que después hacen el aseo de las habitaciones y la mantención del hotel. Entonces, José, ¿qué pasaría con las personas en la cocina si tomas desayuno, y luego vuelves al hotel y pides que te hagan una colación, más tarde pides almuerzo, otra colación en la tarde, la cena y una colación antes de acostarte?
—Estarían todo el día en la cocina.
—¿Y qué pasaría con el aseo de las piezas y la mantención del hotel?
—No habría nadie que lo hiciera.
—Exacto José, eso le haces a tu cuerpo cada vez que comes, y como no paras de comer durante todo el día, tienes gran parte del flujo de sangre de tu organismo concentrado en procesos digestivos. Tu cuerpo no tiene la oportunidad de repararse si tiene que lidiar con la comida durante todo el día.
—¿A eso se refieren los de «La Industria» con «aumentar el metabolismo»? —pregunté, desconcertado.
—Eso parece, José. Dado que no es natural comer cada dos o tres horas, porque nunca antes en nuestra historia evolutiva lo hicimos (no al menos en la mayor parte de los 3,9 millones de años que llevamos como especie en el planeta), esta manera de comer todo el día dio pie para que nacieran las dietas **detox**.
—Mmm, también pasé por ahí, Peter.
—Me imagino, José, cuéntame, ¿qué hiciste? Y, sobre todo, ¿cómo te sentiste?

Dieta detox

—Bueno, Peter, hice distintas versiones: solo batidos de verduras con frutas o solo batidos y sopas, nada sólido, y aunque bajé de peso mientras las hice, al final terminaba agotado y aburrido. Ahora sé que una parte del peso que bajé debe haber sido masa muscular… y entiendo por qué cuando volvía a comer como antes, recuperaba todo el peso.

—Y solo en grasa.

— Sí, solo en grasa.

—¿Cuánto tiempo duraban tus **detox**?

—Lo que más duré fue dos semanas.

—¿Y cómo te sentías anímicamente?

—Andaba medio dormido, sin mucha energía. La primera vez la hice en invierno y nunca había tenido tanto frío.

—Bueno, eso fue por las bajas calorías que estabas comiendo… tu cuerpo bajó su metabolismo. Nuestro cuerpo es una máquina perfecta si le damos el tiempo para que manifieste su perfección. Tenemos tantos órganos (el hígado, los riñones, los pulmones…) como procesos para desintoxicarlos: a través de las fecas, la orina y la transpiración; pero el problema es que comiendo cada dos o tres horas, durante catorce o dieciséis horas al día, no le damos los espacios para que haga su trabajo. Y ya que estamos aquí, y con lo que hemos visto hoy, podríamos revisar otro mito de las recomendaciones.

—¿Cuál es esta vez?

14

Séptimo mito: el desayuno en la mañana

Desayuno matutino

—Que «tomar desayuno en la mañana es la comida más importante.»
—¿Lo es? —pregunté.
—Depende de cuál sea tu objetivo. Si lo analizas de acuerdo a lo que acabamos de conversar, con respecto a cómo quemas grasa corporal durante la noche, tomar desayuno en la mañana en realidad debería ser la comida más importante del día para... ¡saltarse! Aunque en varias ocasiones se ha publicado en la prensa que no hay diferencia entre las personas que toman desayuno en la mañana y las que lo hacen más tarde, desde el punto de vista de la baja de peso sí hay una importante polémica respecto a este punto. Existen muchas personas que en realidad no sienten hambre por la mañana. Ten en cuenta que «desayunar» significa «romper el ayuno», y eso lo puedes hacer tanto a las siete de la mañana como a la una de la tarde. Si te tomas un café solo o un té en la mañana, en realidad no estás rompiendo el ayuno.
—Bueno, eso lo hago siempre los fines de semana, porque como me levanto tarde, al final hago un desayuno-almuerzo.
—Y eso no tiene nada de malo, José. Si no tienes hambre a primera hora de la mañana, **desayuna** cuando te dé hambre. Si tienes hambre en la mañana porque no cenaste mucho la noche anterior, prioriza alimentos grasos, que no te suban el azúcar en la sangre y suben muy poco la insulina. Así estarás sacando el mayor partido a tu diseño genético y serás más eficiente quemando grasa corporal.
Ahora, José, que estás adaptado a funcionar con grasa en vez de con glucosa, o con diésel en vez de bencina, llegó el momento de encender «el turbo».

Ayuno intermitente: enciende el turbo

—¿«El turbo»?
—Perdona, pero me encantan los autos... por eso los uso como analogía. Con encender el turbo me refiero a quemar aún más grasa de la que estás quemando.
—No hay problema... te sigo.

—¿Cómo crees que te sentirías haciendo un ayuno de doce horas?
—¿Ayuno? ¿Sin pastillas? Porque si te refieres a no comer nada en todo el día, te conté que lo hice, pero fue por las pastillas con receta retenida.
—OK, te pregunto de otra manera. ¿A qué hora tomas desayuno?
—Tipo siete de la mañana.
—¿Y a qué hora cenas?
—Ahora, como a las ocho u ocho y media de la noche.
—OK, con esos horarios ya estás «ayunando» entre diez y once horas, dependiendo de la hora de tu almuerzo, en las que la mayor parte del tiempo estuviste durmiendo.
—¿Cómo es eso?
—Sí, porque si terminas de cenar a las nueve de la noche, hasta las siete de la mañana tienes diez horas en las que no comiste nada, es decir, estuviste haciendo ayuno.
—¡Aaah! ¡Tienes razón! Peter, no me había dado cuenta.
—Y sin pastillas de receta retenida —dijo Peter.
—¡Ja, ja, ja! **Touché** de nuevo —respondí riendo—. Entonces, ¿cómo enciendo el turbo para quemar más grasa?
—Alargando aún más el ayuno.
—¿A cuánto?
—Idealmente a dieciséis horas.
—¿Y cómo hago eso?
—Fácil. Concentrando tus comidas en una ventana de seis a ocho horas, es decir, en vez de comer tres veces al día, concentras tus comidas en dos al día.
—Pero si te saltas una comida, ¿no estás comiendo «menos calorías»? —pregunté, un poco confundido.
—Esto no se trata de comer menos calorías, se trata de comer las mismas calorías, pero concentradas en dos comidas, es decir, un muy buen desayuno, un muy buen almuerzo, si quieres una colación a las tres de la tarde, y el resto del día sigues tomando agua y té de hierbas, de modo que mantengas la mayor parte del día y la noche tu insulina inactiva.
—¿Café no?
—No, porque el café en la tarde va a afectar tu sueño. Entonces, si lo último que comes es a las tres de la tarde, tendrás dieciséis horas de ayuno hasta tu próxima comida, que será el desayuno a las siete de la mañana. Veamos la diferencia que hay entre lo que te propongo y la recomendación de comer cada dos o tres horas:

Parámetro	Comer cada 2 o 3 horas	Comer 2 o 3 comidas
Horas insulina activa	16 a 18	6 a 8
Horas insulina inactiva	6 a 8	16 a 18
Comidas al día	5 o 6	2 a 3
Horas digestión	10 a 12	4 a 6
Horas para quemar grasa	6 a 8	16 a 18

Comparación del funcionamiento del cuerpo comiendo varias veces al día frente a la recomendación del programa de comer solo 2 o 3 veces al día.

La otra manera que tienes de hacerlo es cenar a las ocho, idealmente dos horas antes de dormir, y al día siguiente te saltas el desayuno, puedes tomar un café solo, un té de hierbas o un mate, y comienzas a comer a la hora de almuerzo. Si almuerzas a la una, ¡tienes diecisiete horas de ayuno!

—Saltarme el desayuno sí que lo he hecho un montón de veces… claro que después al almuerzo me desordenaba completamente con toda la cantidad que comía.

—Sí, esa es una de las creencias que hay con respecto a saltarse el desayuno, que después vas a comer mucho más, pero se demostró que eso no es así. Divide todo lo que comas al almuerzo en dos, y lo que comas será menos en cantidad que si sumas el desayuno más el almuerzo. Por otra parte, si priorizas proteínas, grasas, ensaladas y verduras, te saciarás antes. La idea es que te programes. Por ejemplo, cuando tengas un evento o una comida en la tarde/noche, entonces te saltas el desayuno y concentras tus comidas en el almuerzo y la tarde/noche. Si no vas a hacer nada en la tarde/noche, entonces puedes comenzar tomando un muy buen desayuno.

Ayuno intermitente			
Desayuno	Almuerzo	Agua, té de Hierbas	Sueño
Comida: 6 a 8 h		Ayuno: 18 a 16 h	

Ayuno intermitente			
Agua, té, café, mate	Almuerzo	Cena	Sueño
Ayuno: 8 h	Comida: 6 a 8 h		Ayuno: 8 h

—La verdad, con todo lo que estoy comiendo hoy día no tengo nada de hambre… Sí, creo que me podría resultar. Lo voy a probar.
—Ahora viene la parte del turbo…
—¿Ah? Pensé que eran las 16 horas.
—No, el turbo es ¡24 horas!
—¿24 horas? Eso sí me parece más complicado de hacer.
—Este es el truco, José. Tomas un muy buen desayuno, comes un muy buen almuerzo, y de ahí sigues con agua, té de hierbas o mate el resto del día. Te vas a dormir y al día siguiente, en vez de tomar desayuno, tomas agua, té, café solo o mate hasta el almuerzo. Cuando almuerzas cumpliste 24 horas de ayuno.

Si te fijas, comiste el día anterior, y comes al día siguiente. Es decir, comiste los dos días, solo que en un horario modificado.

Ahora, una de las claves es que cuando vuelvas a comer, hazlo de forma normal, es decir, no vayas a comer en exceso por no haber ingerido alimento en 24 horas.

Ayuno 24 horas						
Desayuno	Almuerzo	Agua, te de hierbas	Sueño	Agua, café, té	Almuerzo
Comida		Ayunos 24 horas			Comida

—En realidad, Peter, seguir el resto del día con té de hierbas y agua después de almuerzo ya lo he hecho sin ningún problema… Tendría que ver cómo me siento saltándome el desayuno al día siguiente. Interesante desafío.
—La idea es que lo experimentes y veas cómo te sientes.

A diferencia de las dietas **detox** con jugos de verduras y frutas, en las que «comes» durante el día entero, lo que estamos buscando aquí es que le des espacio a tu cuerpo para que realice procesos de limpieza y regeneración, partiendo por suspender el proceso de digestión. Como no vas a comer, no vas a necesitar digerir alimentos, no va a subir el azúcar en tu sangre, no vas a liberar insulina, y sin presencia de insulina, todo el combustible que vas a usar va a venir de tu grasa corporal. En este caso, ese es el turbo. Y recuerda: en realidad, ¡todos los días comes!

—OK, Peter, voy a ordenar primero lo de las 16 horas y después voy a probar cómo me va con las 24 horas.
—José, quiero que sepas que no es obligación que hagas esto, ya que eliminando los carbohidratos que suben tu azúcar en la sangre vas a comenzar a usar tu grasa corporal como combustible.
—Sí, lo entiendo, Peter.
—Pero si lo haces, verás cómo aceleras tu proceso de quema de grasa corporal. Lo más importante es que hacer ayuno no significa pasar hambre. Si te da hambre, tienes que ingerir más en las comidas que estás siguiendo. ¿OK?
—OK, ¿y cuántos ayunos de 24 horas debería hacer?
—Podrías hacer uno o dos a la semana. Por ejemplo, los lunes y los jueves, o los martes y los viernes. Pero, te repito, tú tendrás que descubrir qué es lo que más te acomoda.
—¿Y no voy a perder masa muscular?
—No, José, porque como ya estás adaptado a usar grasa corporal como fuente de energía, las cetonas van a cumplir dos funciones: primero van a proteger tu masa muscular y, en segundo lugar, no sentirás hambre.
—¡Aaah! Eso fue lo que le ocurrió al que hizo el ayuno de 382 días.

—Exactamente. Bien José, ¿te parece que quedemos hasta aquí hoy día?
—Sí, Peter, como siempre, tengo bastante información para asimilar.
—¿Y cómo estás de hambre ahora?
—En realidad no siento hambre.
—Bueno, te propongo que cuando llegues a tu casa, en vez de comer, intentes tomar un té de hierbas y así empiezas hoy mismo con tu ayuno de 16 horas.
—¡Buena idea! Además, como dijiste, la mayor parte del tiempo la voy a pasar durmiendo.
—Sí, José, así es. Ve cómo te sientes. Si te animas, dale. Si no, come algo liviano.
—OK, Peter. Voy a ver qué pasa. ¿Cuándo nos volvemos a ver?
—¿Te parece en una semana más? ¿El próximo miércoles? Mismo lugar, misma hora. Y como siempre, si tienes alguna duda, me envías un mensaje.
—Perfecto. Nos vemos la próxima semana.

Le di un abrazo a Peter, y nos fuimos caminando cada uno por su lado.

¿Ayuno de 16 horas? Que no me escuche Peter, pero… ¡me sigo sorprendiendo! Si me hubiera dicho cuando lo conocí que tendría que hacer ayuno de 16 y hasta 24 horas para eliminar mi exceso de grasa corporal, ¡lo habría mandado a la punta del cerro![23]

¡Desperté sin hambre!

—Esto sí que es curioso. Lo último que comí fue ayer a la hora de almuerzo y siento el estómago vacío, pero no tengo hambre. No quiero que me dé hambre a media mañana, así que voy a seguir el plan: un muy buen desayuno, como si no fuera a comer nada el resto del día.

Qué es de tu vida?

—Hola, José, ¿qué es de tu vida?
—Hola, mamá. Bien, con harto trabajo en esta época del año.
—Sí, lo sé. Por eso no he querido molestarte. ¿No quieres venir a almorzar mañana?

---

23 Enviar a una persona o algo a un lugar muy lejos, para perderlo de vista.

—Voy a tener que trabajar.
—Pero igual tienes que comer, ¿o no? Así aprovechas de desconectarte un poquito.
—OK, mamá. ¿Quieres que te lleve algo?
—No, no te preocupes. Tenemos de todo.

Es verdad que tenía que trabajar, pero es verdad también que es bueno parar un rato. Además, como no estoy tomando alcohol, no me daría sueño y podría continuar el trabajo después de almuerzo.

¿Estás a dieta?

—Hola, José, ¿qué pasó? ¿Idea mía o estás más delgado?
—Hola, mamá. Sí, algo.
—Cómo que algo… me parece que más que algo… ¿Qué dieta es?, ¿cuándo empezaste?, ¿cuánto has bajado?
—Unos 4 kilos en un poco más de dos semanas, pero ahora no me estoy preocupando del peso, sino que de la talla. Ya bajé un hoyo del cinturón y no es una dieta, o sea, no es como las dietas que hice antes, es distinto.
—¿Cómo distinto?
—Distinto porque es algo que se hace para siempre… en realidad es un nuevo estilo de vida.
—¿Y de qué se trata?
—Básicamente, eliminar los carbohidratos y reemplazarlos por grasa…
—¡¿Grasaaa?!

15

Séptimo encuentro: la embarré

—¡Hola, José! —me dijo Peter dándome un gran abrazo.
—Hola Peter.
—¿Cómo has estado? ¿Cómo te has sentido?
—Con el programa, bien, Peter, pero el otro día pasó algo que me habías advertido y… ¡no seguí tus recomendaciones!
—¿Qué pasó José?
—Fui a almorzar a la casa de mis padres, notaron que estaba más delgado, que me veía mejor, y cuando me preguntaron qué estaba haciendo…
—¡Les contaste toda la grasa que estabas comiendo!
—Sí, Peter. ¡Con lujo de detalles!
—¿Y qué te dijeron?
—No me creyeron y debieron pensar que estoy loco. «No contar calorías y comer toda esa grasa saturada no podía ser la respuesta al cambio que estaba viviendo», me dijeron. Que me iba a morir de un ataque al corazón, que seguramente iba a estar muy, muy delgado el día de mi funeral, ¡pero bien muerto!
—¡Ja, ja, ja! ¿Quién te dijo eso, José? ¿Tu mamá?
—No, mi papá. Y cuando les comenté que podrían incluso llegar a dejar los medicamentos que estaban tomando para la diabetes si eliminaban los granos, tubérculos y legumbres, e incluían grasa en su dieta y que esto les bajaría el azúcar en la sangre… como que fue demasiado para ellos y el almuerzo no terminó muy bien.
—Bien, José. Creo que con eso aprendiste tu lección. ¿O no?
—Sí, Peter. Tenías razón respecto a no comentar el detalle de lo que estaba haciendo. Si mis padres, en algún momento, tuvieron interés en hacer un cambio en sus vidas, de seguro no los ayudé con todo lo que les dije. ¡Nunca más cuento nada!
—Tampoco se trata de eso, José. Las personas que notan tu cambio de talla normalmente es porque también tienen «su dolor». Es decir, también andan buscando qué hacer para estar más delgad@s y, cuando te preguntan, tienes dos posibilidades: invitarlas o espantarlas.

Invitas o espantas

—Mmm… mis padres sí que quedaron espantados.

—Por ahora, José, solo por ahora.

—¿Cómo es eso, Peter?

—Con tu baja de talla ya captaste su atención y, aunque no lo manejaste muy bien y se espantaron con todo lo que les dijiste, van a estar atentos a lo que te pase. Cuando haces o dices algo que es muy disruptivo, muy diferente a lo que todo el mundo sabe o hace, primero se burlarán o te agredirán; luego te ignorarán, pero si continúas con tu estilo de vida, sigues eliminando exceso de grasa corporal y tus indicadores de salud van mejorando, llegará el minuto en que te preguntarán «¿Qué es lo que había que hacer?»

—Me encantaría, Peter, que mis padres pudieran mejorar su salud y, sobre todo, dejar de tomar medicamentos.

—No partiste de la mejor manera con ellos, José, pero no pierdas la esperanza. Siendo ejemplo vas a poder inspirar a otros y lo que tienes que manejar es la invitación.

—¿Cómo es eso?

—Cuando te pregunten qué hiciste para «bajar de peso», mientras menos cuentes, más interés vas a generar.

—Entonces, ¿qué les habrías dicho tú a mis padres?

—Les habría dicho que sí, que había eliminado exceso de grasa corporal, que había cambiado la manera en que estaba comiendo y que me sentía muy bien.

—Y cuando te preguntan ¿comiendo qué?

—Les habría comentado que dejé el pan, los cereales y la fruta del desayuno y que a cambio de eso estaba comiendo un par de huevos revueltos con palta y aceite de oliva en la mañana. ¿Te das cuenta de la diferencia?

—Sí, en realidad no suena tan terrible si no hablas de la mantequilla, el tocino, todos los demás huevos y de la «crema de café».

—Exacto, José, y así a lo mejor se animan a experimentar, ya que cualquier persona que cambie su desayuno y almuerzo por un par de días seguidos va a sentir su cuerpo «algo diferente», y eso es lo que buscas: que prueben.

—Sí, Peter, te entiendo.

—Pero como te digo, José, no te preocupes, llegará el momento en que te preguntarán qué es lo que hay que hacer. Y si ese momento no llega, bueno, será tema de ellos y no tuyo. Tú no puedes controlar a los demás, solo invitarlos siendo ejemplo. Eso parte contigo y sigue con tu familia, tus compañeros de trabajo, tus amigos, tus conocidos, tu barrio, tu comuna, tu ciudad, tu país; transmitiéndolo cada vez más. Pero también debes saber que hay personas que, aunque son conscientes de todo lo que deben hacer para cambiar, no lo harán, porque en realidad no quieren, y ahí tú no puedes hacer nada por ellos. Si una persona capta más atención que quienes la rodean siendo obes@ que siendo delgad@, no va a querer cambiar. Va a querer seguir viviendo su rol de víctima. Si estás gord@ y enferm@, si vives haciendo dietas o el peso y la comida es un tema presente en tu día a día, vas a querer seguir conectado con esa energía. ¿Recuerdas qué fue lo primero que hiciste cuando te invité?

—Sí, fui a verte.

—Exacto, José, tú fuiste a nuestra reunión, y el cambio partió desde ti mismo. Yo no te obligué, solo te invité.

— Sí, Peter, me queda claro. Aunque no me imagino que alguien quiera estar obes@ y enferm@.

—Todo dependerá de lo que esa persona reciba por mantenerse así. ¿Tienes alguna duda u otra cosa que me quieras contar?

—No, Peter, todo claro.

—OK, sigamos entonces. Dime, José, ¿has escuchado la expresión «el estrés engorda»? —preguntó Peter.

16

El estrés engorda

—Creo que el que engorda ¡es uno! —dije riéndome.
—¡Ja, ja, ja! Sí, José, ¡es verdad! —respondió Peter con una carcajada.
—Sí, Peter, sí la he oído.
—¿Y sabes a qué se refiere?
—A que cuando estamos estresados nos da ansiedad y… ¿comemos más?
—Esa es una consecuencia, ¿pero sabes cuál es el mecanismo hormonal y biológico que hace que el estrés engorde?
— No, eso lo desconozco —respondí.
—El cuerpo responde al estrés mediante una serie de procesos hormonales, que en épocas ancestrales le servían para «huir o pelear», frente a, por ejemplo, el encuentro con un animal salvaje. Este mecanismo consiste en secretar la hormona llamada «cortisol», una hormona que destruye cosas, como, por ejemplo, tu masa muscular, a fin de obtener aminoácidos. De los aminoácidos, tu cuerpo obtiene glucosa, lo que hace subir el azúcar en la sangre, igual que si hubieras comido algo, y es la que, junto a la adrenalina, te da el combustible para que enfrentes a ese animal o salgas corriendo lo más rápido que puedas.
—Pero no estamos siendo atacados por leones salvajes — respondí.
—Eso lo sabes tú, en forma consciente, pero tu cuerpo ancestral no lo interpreta así. El estrés físico o el estrés mental… Tu cuerpo no reconoce la diferencia, y la respuesta hormonal es la misma: obtener combustible rápidamente para huir o pelear. Para tu cuerpo, quedarte dormido y saber que vas a llegar tarde a tu trabajo, el exceso de tráfico cuando manejas, molestarte con alguien en el metro o en el bus, tener una discusión en tu oficina, o que te llamen la atención, tener un problema con un cliente, tener que hacer demasiadas cosas y sentirse sobrepasado, no cumplir las metas o ponerse metas inalcanzables, en fin, todas aquellas cosas que te den una suerte de «puntada o dolor en la boca del estómago» son señales de estrés… ¡Esos son los leones salvajes de tu día a día!
—¿Y eso cómo engorda? —pregunté.
—Si estuvieras en la selva y te encontraras con un león de verdad, ¿qué harías? —preguntó Peter, poniendo su cara medio seria medio en broma.
—Yo creo que correría… y ojalá hubiera un árbol donde subirme.

—Y en esa carrera por tu vida gastarías todo el exceso de azúcar de tu sangre, pero...

—No estamos corriendo de los leones del día a día —interrumpí a Peter.

—¡Exacto! Tienes la señal de estrés, activas cortisol, liberas aminoácidos de la masa muscular, subes el azúcar en tu sangre y... ¿qué pasa cuando subes el azúcar en la sangre?

—Liberas insulina y el exceso de azúcar se va al hígado y se almacena como grasa corporal —respondí.

—¿Y qué pasa cuando segregas insulina en exceso?

—Baja demasiado el azúcar en la sangre, te da sueño y ganas de comer... y por eso comemos con ansiedad cuando estamos estresados... ¡Lo acabo de entender!

—Exacto, José, no es el estrés en sí mismo el que te hace comer en exceso, es la respuesta hormonal que hace que baje el azúcar en la sangre la que activa la señal de hambre, y si lo piensas por un momento, eso te pasa cada vez que te sientes atacado por el medioambiente que te rodea lo que haces es convertir masa muscular en grasa corporal. Así de grave es el estrés.

—¿Y qué tengo que hacer para dominar a esos leones?

—Parar.

—¿Parar? —pregunté.

—Sí. Parar un momento, hacer un par de respiraciones profundas, contar hasta 1.000; en el fondo, tranquilizar tu cuerpo y tu mente. Los leones van a existir siempre, lo que tienes que hacer es controlarte a ti mismo en la forma en que ves a esos leones. ¿Los ves salvajes o los ves domesticados? ¿Son leones en medio de la selva o son leones durmiendo? ¿Eres un nativo medio desnudo o eres un domador de leones? El estrés es el mismo... el tema es cómo reaccionamos frente al estrés. Vas en auto, quieres entrar en una calle y hay taco... no te dan la pasada, ¿cómo reaccionas?, ¿explotas, te pones a gritar y garabatear?, ¿esperas con toda calma que ese auto te de la pasada?, ¿o el siguiente?

—Mmm... es como hacer una tormenta en un vaso de agua.

—Sí, José, es también una manera de verlo. ¿Qué tantas tormentas haces al día en ese vaso de agua? Con cada tormenta que no manejes ¡vas a engordar un poquito! Y hablando de salir corriendo de los leones, ¿quieres que aprovechemos de hablar del ejercicio?

—Mmm... ¡mi tema favorito! —respondí, sin mucho entusiasmo.

—Sí, me dijiste que no te gustaba trotar.

—Y te dije que era porque me dolían las rodillas, pero ahora que estamos en confianza, Peter, nunca quise correr porque no me gustaba que otras personas vieran cómo se sacudían mis pliegues de grasa.

—Bueno, ahora vamos a ver por qué no te perdiste nada con no correr.

—¿Otro mito? —«Veamos», pensé.

17

Octavo mito:
Ejercicio aeróbico para eliminar grasa corporal

Estados Unidos, 1968

—En Estados Unidos, en 1968, Kenneth Cooper, un médico de la Fuerza Aérea, publicó el primer libro sobre ejercicios aeróbicos que se llamó **Aerobics**. El objetivo de los ejercicios era mejorar la salud cardiovascular, que ya vimos antes, era una de las principales causas de muerte en Estados Unidos en esa época. Cooper fue el que diseñó el famoso Test de Cooper, que permite evaluar rápidamente el estado físico de un grupo de personas, ya que lo único que tienes que hacer es correr por 12 minutos, ver cuánto corriste y con qué frecuencia cardiaca terminaste. De seguro lo tienes que haber hecho cuando estudiabas.

—Sí, ¡lo odiaba! Incluso creo que los días que había Test de Cooper en el colegio me hacía el enfermo para no ir.

—Los ejercicios aeróbicos que diseñó Cooper se basan en movimientos físicos en los que se utiliza el oxígeno para producir energía, y en Estados Unidos se pusieron de moda en los ochenta gracias a programas como, por ejemplo, el de Jane Fonda.

—¡En video VHS! Sí, recuerdo que mi mamá tenía esos videos.

—La mía también, José. Sin embargo, si bien la aeróbica se puso de moda y la subscripción a gimnasios en Estados Unidos se duplicó entre el año 1980 y el año 2000, también se duplicó la obesidad. ¿Sabes lo que es una ultra maratón?

—Me imagino que se trata de correr, pero no sé qué significa que sea «ultra».

—Una de las pruebas consiste en correr 1.000 kilómetros en 20 días, esto es, 50 kilómetros diarios. ¿Cuántos kilos crees que bajan los maratonistas corriendo esos 20 días?

—Antes de conocerte habría dicho que por lo menos unos 10 a 20 kilos, pero creo que, por lo que estamos diciendo, que no es así.

—No, José, la verdad es que bajan entre 0 y 2 kilos.

—¡Nada!

—Estamos diseñados para movernos en busca de nuestro alimento, para protegernos y para defendernos, y dado que ya no hacemos eso, necesitamos entrenarnos, pero nuestros ancestros no desperdiciaban energía corriendo: lo hacían solo en caso necesario.

Las personas están convencidas de que cuando corren el peso que bajan es grasa y…

—¿No lo es? —interrumpí a Peter.

—No, no necesariamente. La baja de peso que obtienes haciendo aeróbica, en un principio, es agua por deshidratación; dependiendo de cuánto corras, glucógeno, pero usas muy poca grasa corporal si no estás adaptado. Y lo mismo va para el mito de salir a correr al día siguiente después de haber tomado alcohol en exceso… El alcohol ya lo metabolizaste como grasa en el hígado, por lo tanto, por más que corras no lo vas a eliminar.

—Si haciendo aeróbica no eliminas grasa corporal, entonces ¿la aeróbica no sirve?

—No, José, no he dicho eso. El ejercicio aeróbico es una excelente práctica que tiene beneficios a nivel cardiovascular, psicosocial y mental; sirve para disminuir el estrés y sentirse mejor, pero eso lo puedes obtener incluso si solo caminas, lo cual no significa que sirva para eliminar exceso de grasa corporal, o por lo menos, no como las personas creen que lo están haciendo.

—Entonces, ¿por qué lo recomiendan para bajar de peso?

—Porque se basan en dos conceptos que están equivocados.

—¿Cuáles?

—La teoría de las calorías que comes en relación a las que gastas y la creencia de que el sedentarismo es el responsable de la obesidad.

—Soy todo oídos.

Calorías «In» vs. calorías «Out»

—El origen de la teoría de las calorías y por qué en la práctica no funciona como alternativa de dieta ya lo vimos, ¿recuerdas?

—Sí, almacenamos o eliminamos grasa corporal dependiendo de lo que comemos más que de cuánto comemos. Es un problema hormonal, no matemático.

—Exacto, José, y también vimos que eso era ignorado completamente por «La Industria: médicos y nutricionistas». Veamos ahora qué pasa con las calorías que quemamos. El cuerpo humano está diseñado, desde hace millones de años, para utilizar dos tipos de combustibles: la grasa corporal y la glucosa. La grasa corporal era el combustible principal y la glucosa se usaba para situaciones de emergencia, tales como…

—¿Ancestralmente? Huir o pelear.

—Exacto. Pero hoy día, dada la manera en la que nos estamos alimentando, funcionamos al revés: estamos usando el glucógeno que tenemos almacenado tanto en las células musculares como en el hígado como combustible principal y no estamos utilizando la grasa corporal, no como deberíamos. ¿Recuerdas cuánta azúcar proveniente de la glucosa de los carbohidratos podemos almacenar en nuestras células musculares e hígado en forma de glucógeno?

2.000 calorías

—Sí, aproximadamente unos 300 a 400 gramos en la masa muscular y unos 100 gramos en el hígado.

—Muy bien, José.

—Los números son los míos, Peter.

—De verdad que sí. ¿Y recuerdas a cuántas calorías equivalen aproximadamente esos 500 gramos de glucógeno?

—No, no creo que me lo hayas dicho.

—A unas 2.000 calorías.

—Eso es mucho.

—Si lo comparas con las 420 calorías que quema una persona que pesa 60 kilos después de correr una hora a 8 km/h, ¡claro que sí!

Ejercicio 60 minutos	Peso 60kg	Peso 100kg
Ver TV	60 cal	100 cal
Caminar	200 cal	350 cal
Bailar	300 cal	500 cal
Bicicleta	360 cal	600 cal
Trotar	420 cal	700 cal

Significa que esa persona tendría que estar corriendo más de 4 horas y media todos los días para consumir ese glucógeno, pero las personas comunes y corrientes no están trotando o corriendo, andando en bicicleta o bailando zumba más de 4 horas al día, todos los días. Por lo tanto, nunca se gastan el glucógeno que tienen almacenado como combustible y menos aún si antes y después de hacer ejercicio siguen comiendo carbohidratos que se van a convertir en glucosa, azúcar, y serán almacenados nuevamente como glucógeno. Y esto se nota especialmente en las mujeres que corren en trotadoras todos los días de la semana, y con el tiempo, incluso comienzan a aumentar su porcentaje de grasa corporal.

—Y como comienzan a aumentar la grasa corporal, empiezan a comer menos, a hacer más aeróbica, de tal manera que agravan significativamente el problema porque alteran su metabolismo y posiblemente su tiroides.

—Me estás quitando las palabras de la boca, José. ¿Seguro que no te quieres dedicar a esto?

—¿A entrenador alimenticio? No, Peter, ya te dije que no, pero muchas gracias por el ofrecimiento.

—Por otra parte, José, si pones a una persona con sobretalla u obesa a hacer ejercicio aeróbico, además del riesgo de lesiones que pueda tener, lo más probable es que cuando termine tendrá más hambre que cuando comenzó. Recuerda, el cuerpo siempre trata de mantener un equilibrio, por lo tanto, si gastas energía haciendo ejercicio lo más probable es que tu cuerpo te pida que la repongas y posiblemente te vas a exceder comiendo de más, lo que justificarás diciendo que «como acabo de hacer ejercicio, no importa comer un poquito más», y así vas perdiendo el control. Por último, si tienes exceso de grasa corporal y además tienes resistencia a la insulina, esto es, la insulina alta en ayunas, por más ejercicio aeróbico que hagas no vas a poder utilizar grasa corporal como fuente de energía. ¿Recuerdas por qué?

—Sí, en primer lugar, porque no podemos quemar directamente triglicéridos (o sea grasa corporal) si antes no liberamos los ácidos grasos libres. En segundo lugar, si hay presencia de insulina (la hormona del almacenamiento de grasa corporal), entonces no se pueden liberar los ácidos grasos libres de los triglicéridos, es decir, no se puede descomponer la grasa corporal.

—Exactamente, José, y así como importa qué calorías comes, y no cuántas, también importa qué calorías quemas. Por más que lo quieras, si estás lleno de glucógeno debido a lo que estás comiendo, no vas a poder acceder a tu grasa corporal. No importa cuánto ejercicio aeróbico hagas.

—¿Como con las cetonas?

—Exacto. Si no estás adaptado a usar cetonas provenientes de la descomposición de los triglicéridos, o sea de la grasa corporal, y agotas tus reservas de glucógeno, vas a «chocar contra la pared».

—¿Chocar contra la pared? Me perdí, Peter. ¿A qué te refieres con eso?

Chocar contra la pared

—Así le dicen los maratonistas o los ciclistas cuando agotan el glucógeno, y normalmente pasa en bicicleta cuando corren a más de 40 km/h por un periodo de más de dos horas, asumiendo que partieron la carrera con su estanque de 2.000 calorías de glucógeno lleno.

Los síntomas son la boca seca, se les hace más difícil respirar, sienten las piernas como si fueran de concreto y les cuesta mantener el ritmo. Además, comienzan a tomar malas decisiones y a tener pensamientos negativos, como, por ejemplo, abandonar la carrera. Cuando agotas el glucógeno, dado que tu cuerpo solo está adaptado para funcionar con glucosa, comienzan a descomponer la masa muscular, es decir, convertir músculos en aminoácidos y éstos en glucosa.

—Como en la respuesta del «huir o pelear» del estrés.

—Sí, José, la misma respuesta. Pero como no puedes descomponer toda tu masa muscular para usarla como combustible, una vez que agotes ese combustible, el aviso te va a llegar en forma de calambre. Esto lo tienes que haber visto en los alargues de los partidos de fútbol o al término de las maratones cuando las personas pasan la meta gateando. Ahora, la pregunta del millón, José, ¿cuántas calorías tenemos almacenadas en la grasa corporal?

Entrenar con grasa

—Ni idea, pero me imagino que ¿unas 10 veces más? ¿20.000 calorías?

—De 40.000 a 100.000 calorías, dependiendo de la cantidad de grasa que tengas, eso quiere decir, de 20 a 50 veces más.

—Yo, con todo el exceso de grasa que tengo, de seguro debo estar en las ¡100.000!

—¡Ja, ja, ja! Puede ser, José.

—Oye, Peter, y con toda esa capacidad de calorías almacenadas en la grasa corporal, ¿por qué entonces los deportistas no la utilizan?

—Por dos razones, José. La primera es que no están adaptados, ya que funcionan principalmente con glucosa, azúcar, antes, durante y después de hacer deporte. La segunda razón es que la industria los tiene convencidos de que «necesitan» azúcar para desempeñarse en el alto rendimiento.

El problema de esto es que los deportistas creen que, por ser deportistas, tienen un cheque en blanco para comer todos los carbohidratos que quieran o puedan, y no se dan cuenta de que eso los llevará más temprano que tarde a ser diabéticos, como le pasó al profesor sudafricano Tim Noakes, que, incluso habiendo escrito libros respecto al consumo de carbohidratos para el alto rendimiento deportivo, terminó diabético a pesar de haber entrenado toda su vida y haber corrido más de 70 maratones.

Hoy día, Tim Noakes es un gran promotor en Sudáfrica y un referente mundial en la recomendación de una dieta baja en carbohidratos y alta en grasa para deportistas. Cada vez hay más deportistas de élite siguiendo el consejo de «jugar en grasa», tales como el basquetbolista norteamericano Lebron James de la NBA, o el equipo de rugby de Nueva Zelanda, que fue campeón mundial el 2015 con todos sus jugadores adaptados a la dieta cetónica. Pero también hay muchos deportistas que lo hacen «en el clóset» y no de forma pública, porque no quieren que sus competidores sepan cuál es el secreto de su rendimiento.

—¿Y qué ventajas tiene la dieta cetónica, además de la cantidad de calorías que tienes disponible para gastar?

—Por una parte, dado que las cetonas protegen tu masa muscular, puedes entrenar más fuerte, te recuperas antes y rindes mucho más en comparación con una persona que utiliza glucógeno. Un ejemplo de este cambio de paradigma es lo que hizo Sami Inkinen, el finlandés campeón mundial amateur de triatlón, cuando se preguntó: ¿Cómo poder competir más de dos horas sin «chocar contra la pared»?

Sami Inkinen

En el año 2009, el Laboratorio de Rendimiento Humano de Stanford hizo un estudio con Sami para evaluar si utilizaba grasa corporal o carbohidratos como combustible, y lo que descubrieron fue que Inkinen era una eficiente máquina quemadora de azúcar, lo que estaba bien para correr en bicicleta a 40 km/h por un poco más de dos horas, pero él quería correr 80 horas. Por otra parte, Sami estaba preocupado por la gran cantidad de carbohidratos que estaba comiendo, ya que le diagnosticaron prediabetes, así que comenzó a investigar y descubrió que si cambiaba su alimentación alta en carbohidratos y prácticamente cero grasa (tal como lo recomiendan tanto

«La Industria: médicos y nutricionistas» como la industria deportiva) por una alta en grasa y cero azúcar y cero carbohidratos refinados, podría convertir su cuerpo en una máquina quemadora de grasa corporal.

—¿Y lo hizo?

—¡Claro que sí! Usando glucógeno como combustible podía correr 5,6 horas en bicicleta a 34 km/h y, una vez adaptado a usar grasa corporal logró llegar a 87 horas, pero no solo hizo eso.

18

Desde San Francisco hasta Hawái a remo

—Para validar que era posible tener un alto rendimiento deportivo sin azúcar ni geles ni bebidas isotónicas ni carbohidratos refinados, él con su señora remaron 18 horas diarias, durante 45 días, desde San Francisco hasta Hawái (aproximadamente 4.426 km), y solo comieron proteínas grasas, verduras que llevaron deshidratadas, aceite de oliva, aceitunas, frutos secos y chocolate amargo.

—Mmm… Es lo que estoy comiendo yo.

—Exacto, José. La dieta cetónica es una excelente manera para eliminar exceso de grasa corporal y es la mejor receta para hacerte «a prueba de choques contra la pared» si practicas deportes de alta resistencia, tales como maratón, ciclismo, biatlón, triatlón o ultra maratón. Ahí sí que vas a utilizar la grasa corporal como combustible. Ahora, José, ¿crees que las personas son obesas porque son sedentarias o son sedentarias porque son obesas?

19

El sedentarismo no es la causa de la obesidad: es uno de sus síntomas.

Sedentarios obesos u obesos sedentarios

—Se supone que somos obesos porque no nos movemos lo suficiente, de hecho, como decías, hay campañas de «moverse más» para combatir la obesidad.

—Sí, José, y es algo intuitivo pensar que si gastamos más energía vamos a quemar más grasa corporal, pero ¿de dónde viene la obesidad de los recién nacidos o bebés de tres o seis meses? Hoy día hay bebés de seis meses que son obesos, ¿los vas a culpar de ser golosos y flojos o que no tienen fuerza de voluntad? ¿Qué deberían hacer? ¿Comer menos y hacer más ejercicio o ponerse un contador de calorías en la mano? Un bebé obeso es obeso por el tipo de comida que está comiendo en exceso, igual que un niño, un joven o un adulto. No es obeso porque no se mueve lo suficiente. A esa edad no se puede mover más. ¿Qué pasaría, José, si a un corredor de maratón le pusieras encima, de un día para otro, 50 o 70 kilos de peso?

—Creo que no podría correr, no como lo está haciendo ahora sin ese exceso de peso.

—Exacto, José. O al revés: quítale a un obeso de 120 kilos, 40 o 50 kilos de grasa de encima, ¿qué crees que pasaría?

—Si me sacaras ese peso de encima a mí, de seguro que tendría más ganas de moverme.

—Exacto, José, mientras más exceso de grasa corporal tengas, menos te vas a querer mover, pero al igual que la teoría de las calorías que comes frente a las calorías que gastas, «La Industria: médicos y nutricionistas» están convencidos de que si eres obeso es tu culpa por ser sedentario y ese es un error de extrapolación: extrapolar que, si cierta población se mantiene en forma haciendo una actividad, otro grupo, haciendo esa misma actividad, va a obtener los mismos resultados.

—¿Cómo es eso?

—L@s maratonistas, por ejemplo, no son delgad@s porque se lo pasen todo el día corriendo. L@s maratonistas se lo pasan todo el día corriendo porque son delgad@s. Es el diseño de tu cuerpo el que determina en qué deporte te podrás desempeñar mejor o peor, no la manera en que entrenas.

—¿Puedes entrenar y alterar tu cuerpo?

—Claramente, pero eso no significa que, tengas el físico que tengas, puedas entrenar para ser bueno en cualquier disciplina. Si fuera solo un tema de entrenamiento, el país que más entrenara tendría todas las medallas de oro y no es así. Los campeones mundiales de todas las disciplinas están repartidos por todo el mundo, no en un solo país. Se comete el mismo error cuando se realizan estudios médicos en personas delgadas para trasladarlos a personas obesas. El cuerpo no funciona igual. Una persona obesa que haga lo mismo que una persona delgada no va a obtener los mismos resultados, y lo sabemos todos aquellos que tratamos de comer menos y movernos más, como lo hacen los delgados y… ¡No nos ha funcionado! Por otra parte, así como hay personas obesas pero «metabólicamente sanas», es decir, gord@s san@s con sus indicadores de salud normales, salvo por la talla, también hay personas delgadas enfermas con resistencia a la insulina, prediabetes o diabetes.

—El azúcar en los delgados y los obesos se mueve igual, pero la insulina en los obesos sube el doble.

—Exactamente, José. La inactividad o sedentarismo, el hambre compulsiva la falta de energía no son la causa de la obesidad, son los síntomas.

—Síntomas de un trastorno hormonal —aseguré, recordando lo que Peter había dicho tiempo atrás.

—Exacto, José. Si una persona obesa comienza a eliminar exceso de grasa corporal en forma natural, va a comenzar a moverse más, y eso es lo que logras cambiando la alimentación. Aunque no hagas nada de ejercicio, cambiando lo que comes puedes comenzar a eliminar exceso de grasa corporal.

—En realidad, Peter, eso es lo que me está pasando a mí. No me estoy moviendo más que antes, pero mi ropa me está quedando más suelta.

—Y en la medida que te comiences a sentir con más energía y más liviano, en forma natural vas a querer moverte más.

—Suponiendo, Peter, que quisiera hacer algún tipo de ejercicio para acelerar la eliminación de mi exceso de grasa corporal y que sea tan rápido como lo estoy haciendo con el cambio de alimentación, ¿qué tendría que hacer?

Entrenamiento de resistencia

—Tanto para revertir el síndrome metabólico como para eliminar exceso de grasa corporal tienes tres caminos, José. El primero es cambiar la manera en la que te estás alimentando, es decir, reducir al mínimo la cantidad de alimentos que se convierten en glucosa, o sea, azúcar, una vez que los ingieres.

—Que es lo que estoy haciendo ahora.

—Así es. Solo con eso ya vas a comenzar a obtener resultados. El segundo camino es aumentar tu densidad mitocondrial, y el tercero es: ¡todas las anteriores!

—¿Aumentar mi qué?

—Tu densidad mitocondrial. No te asustes, te lo explico de manera fácil. Recuerdas que vimos que tu masa muscular es el motor de tu cuerpo en términos de uso de combustible, ya sea glucosa o ácidos grasos libres, ¿verdad?

—Sí, lo recuerdo.

—Entonces visualiza las mitocondrias como los cilindros del motor de un auto. Los autos económicos normalmente tienen motores chicos con pocos cilindros y muy pequeños, por eso necesitan muy poco combustible para desplazarse. Lo que tú quieres tener es el motor de una camioneta doble cabina o de un camión, es decir, un gran motor, con más cilindros y más grandes a fin de que consuman mucho combustible, y eso es lo que logras cuando haces entrenamiento de resistencia y desarrollas tu masa muscular.

—¿Y cuál es ese entrenamiento?

—El entrenamiento que haces con pesas, máquinas o resistencia con tu propio peso corporal, como por ejemplo las flexiones de brazos o las sentadillas. Esos son ejercicios con tu propio peso. Cuando mejoras tu masa muscular (el motor de tu cuerpo), por una parte, aumentas tu metabolismo basal, es decir, lo que gastas en reposo. Esto significa que también vas a utilizar más combustible, en este caso, descomponiendo tu grasa corporal en ácidos grasos libres cuando estés durmiendo y, por otra parte, aumentas la sensibilidad a la insulina o puedes revertir una resistencia a la insulina. De lo que tienes que darte cuenta es que no vas a quemar más grasa corporal porque estés «quemando más calorías», sino que vas a acelerar tu proceso de eliminación de exceso de grasa corporal, porque tu masa muscular, tus mitocondrias, van a consumir más combustible. Mientras más masa muscular tengas, más grasa corporal vas a poder quemar. O visto al revés, si no entrenas tu masa muscular... ¡la vas a perder! También podrías lograr eso si manipulas el ejercicio aeróbico y lo utilizas como entrenamiento de resistencia.

—¿Y cómo se hace eso?

H.I.I.T.

—Fácil. Puedes empezar caminando a velocidad normal, por ejemplo, por una cuadra. Cuando llegas al final de la cuadra, tomas el tiempo y te devuelves caminando lo más rápido que puedas. Al regresar al punto de partida, vuelves a caminar la cuadra en forma normal, y cuando llegas al final, tomas el tiempo nuevamente y tratas de volver al principio utilizando menos tiempo que la vez anterior. Repite esta secuencia de caminar normal y volver lo más rápido que puedas seis veces, en tres sesiones por semana y verás cómo comienzas de a poco a mejorar tu estado físico y a quemar grasa en el proceso. La semana que sigue podrías aumentar a dos cuadras la distancia y luego a tres, y así seguir hasta que te sientas en condiciones de trotar. Cuando puedas trotar, puedes usar el mismo esquema anterior: trotas relajado una cuadra, y cuando llegues al final de la cuadra tomas el tiempo y corres de vuelta lo más rápido que puedas. Luego, trotas nuevamente, relajado, para recuperarte, y cuando llegues al final de la cuadra repites la secuencia anterior. Los haces unas seis veces, tres sesiones a la semana, y las semanas siguientes vas aumentando la distancia una cuadra por semana. Si haces esto durante 20 minutos, será el equivalente a haber estado corriendo dos horas, pero con mayores beneficios que el solo correr, porque llevaste tu masa muscular al extremo de su capacidad, o sea, generaste resistencia. Esto es lo que se conoce como Entrenamiento de Alta Intensidad Intermitente, o H.I.I.T. por sus siglas en inglés (**High Intensity Intermitent Training**), y a diferencia del aeróbico normal, una vez que terminas el H.I.I.T. tu cuerpo sigue quemando ácidos grasos.

—Entonces, si hay que generar algún tipo de resistencia o esfuerzo muscular para que el ejercicio tenga efecto, ¿esos juegos en las plazas para que las personas hagan ejercicio no les van a servir de nada?

—Lamentablemente, José, por más encuestas que hagan para identificar los hábitos deportivos de la población, dado que el diagnóstico está equivocado, las soluciones que proponen también lo estarán. Podrán darles frutas a los niños en los colegios en vez de galletas o golosinas, duplicar o triplicar las horas de gimnasia, que en realidad es lo mismo que aumentar las horas de recreo, o las personas podrán estar horas balanceándose en los juegos en las plazas, pero solo obtendrán un beneficio social por compartir o desconectarse y no van a revertir la obesidad. La única manera que tienes para aumentar tu densidad mitocondrial, o mejorar tu masa muscular, es estresándola y eso no pasa si solo te balanceas o columpias, como lo hacen las personas en esos juegos.

Al igual que en nutrición, en el caso del ejercicio el problema no eres tú, José, sino las recomendaciones que te han dado y que has seguido. Ellas te han hecho desperdiciar horas sacudiendo tu exceso de grasa corporal de un lado para otro, cuando podrías haber obtenido muchos mejores resultados y en forma mucho más eficiente, si hubieras hecho algún tipo de resistencia o de alta intensidad intermitente por 20 minutos solo dos veces a la semana.

—Bueno, 20 minutos, dos veces a la semana creo que podría haberlo hecho sin ningún problema, pero nunca antes me dijeron que con algo así podría en realidad obtener resultados.

—Así es, José, y es una pena. Y hay otra recomendación, aprovechando que estamos hablando de entrenamiento, que deberías implementar.

—¿Cuál es?

Sol

—El sol.

—¿El sol?

—Sí, José, el sol, que en rigor es vitamina D, y sobre eso vamos a hablar: vitamina D.

La vitamina D es esencial para una vida saludable y nuestros ancestros la obtenían, obviamente, al estar expuestos a la luz solar. Dado que hoy día pasamos la mayor parte del tiempo encerrados, poco expuestos a la luz solar, posiblemente nuestros niveles de vitamina D son bajos, lo que también impacta en nuestra salud y específicamente en eliminar exceso de grasa corporal.

—¿Tanto así?

—Así es, José. La vitamina D cumple funciones en el metabolismo del calcio, el fósforo y las grasas, y es fundamental si tienes resistencia a la insulina, diabetes 1 y 2, o enfermedades cardiovasculares. El ideal «natural» es exponer el cuerpo entero al sol, sin bloqueador, por unos 15 minutos por lado, ya que la exposición de solo la cara y las manos no es suficiente para que obtengamos la vitamina que necesitamos.

—Mmm… bueno yo no me expongo al sol, como te imaginarás. En verano trato de andar siempre vestido, incluso en piscinas o en la playa… me baño con polera.

—Por eso, José, te incluí en la lista de suplementos la vitamina D3 al desayuno, aprovechando que comes alimentos grasos. Además de tomar sol, la vita-

mina D3 la encuentras en alimentos animales tales como aceite de hígado de bacalao, hígado de vacuno, huevos, atún, salmón y sardinas, sin embargo, dado que las dosis que obtienes de los alimentos son bajas, el ideal es apoyar con suplementos.
—OK, Peter, me queda claro.
—¿Te parece que quedemos hasta aquí por hoy?.
—Sí, Peter, no hay problemas. ¿Cuándo nos volvemos a ver?
—¿Te parece la próxima semana? ¿El viernes?
—Treinta días desde que inicié el programa… Sí, me parece una buena fecha para reunirnos.
—OK, José, nos vemos el viernes de la próxima semana y, como siempre, si tienes cualquier duda o consulta, me envías un mensaje.
—Sí, Peter, no hay problema.

Tal como lo hicimos todas las veces que nos reunimos con Peter, nos dimos un abrazo y cada uno partió por su lado.

¡Te ves más delgado!

—Hola, José, ¿cómo estás? —preguntó Carmen cuando entré a la sala del café a buscar agua para mi jarro de mate.
—Muy bien, Carmen, ¿y tú?
—Un poco cansada, ha estado intensa la semana, ¿no crees?
—Sí, bueno, es lo normal en esta época, con las declaraciones de impuestos y todo eso —respondí.
—Sí, claro. Y veo que sigues tomando mate.
—Sí, ¡todos los días!
—Me perdonas, pero ¿te puedo hacer una pregunta personal?
—Sí, claro, dime.
—¿Es idea mía o estás más delgado? —preguntó Carmen, sonrojándose.

Con Carmen no podría decir que fuésemos amigos, en realidad éramos compañeros de trabajo y nos veíamos en promedio un par de veces a la semana si nos topábamos en la sala de café. Trabajábamos en departamentos diferentes y no teníamos tanta confianza, y quizá por eso sentí que se avergonzó al preguntar.

—Sí, algo —respondí bajándole el perfil a mi cambio físico.
—Me parece que es «algo» más que algo —respondió Carmen.
—Sí, bueno, unos cuantos kilos y un par de tallas.

—¿En cuánto tiempo? —insistió.
—Hoy día cumplí tres semanas.
—¿En serio? ¿Y es por el mate? —preguntó interesada.
—Nooo. Es mucho más que eso —respondí riendo.
—¿Es una nueva dieta? —siguió preguntando.
—No, no es una dieta, ni tampoco es nueva. En realidad, fue un cambio de estilo de vida.
—¿Verdad? ¡Me lo tienes que contar todo! Te ves mucho mejor, más deshinchado y como que te noto, ¿con más energía? No sé, te ves distinto.
—Sí, son los beneficios del cambio.
—¿Me dejas invitarte a almorzar para que me cuentes lo que estás haciendo? Almuerzas, ¿verdad?
—Sí, Carmen, sí almuerzo, y feliz acepto tu invitación.

Carmen vivía preocupada de lo que comía. En realidad, ella era un fiel exponente de un alto porcentaje de personas que creen lo mismo que yo creía respecto a las calorías y las grasas, con una diferencia: ella era delgada. Por lo tanto, no me cuadraba mucho que quisiera saber qué estaba haciendo yo para bajar de peso… ella no lo necesitaba.

¡Aaah! A eso se refería Peter cuando habló del 99% de las personas que tenían problemas de peso: las que querían bajar y las que no querían subir. ¿Sería ella una de las que no quería subir?

En fin, va a ser interesante compartir mi experiencia y, esta vez, trataré de no asustar a nadie.

¡Cuéntamelo todo!

—¿Te puedo pedir mantequilla? —pregunté.
—Enseguida —respondió el mozo.
—¿Y bien? —preguntó Carmen.
—Bueno, es un programa de alimentación un poco diferente a lo que recomiendan respecto de las calorías y las grasas, que hace que comiences a quemar exceso de grasa corporal sin pasar hambre. Más que una dieta es una manipulación alimenticia que te permite tener control de lo que vas a comer.
—¿Calorías y grasa? En eso me paso la vida, contando calorías y evitando la grasa, ¿y me dices que no estás haciendo eso?

—No, la verdad te diría que es todo lo contrario.
—¿Y de dónde sacaste esta dieta… o programa?
—Contraté a un entrenador personal de alimentación.
—¿En serio? ¿Hace cuánto tiempo?
—A ver, hoy es jueves… hace 22 días.
—Y todo eso has cambiado en 22 días… Increíble ¿Estás haciendo mucho ejercicio?
—No, la verdad no he hecho ejercicio todavía, solo he cambiado lo que como y cuándo como.
—¿Sin hacer ejercicios? ¿Y qué comes?
—Más importante que lo que como es lo que dejé de comer —respondí recordando las palabras de Peter.
—¿Por ejemplo?
—Dejé de comer pan, cereales y fruta al desayuno —pensando en que eso debía comer Carmen todas las mañanas en forma religiosa.
—¡Eso es lo que como yo! —respondió.
—¿No me digas? —¡ya lo sabía!—. Todos esos alimentos, cuando los comes se convierten en azúcar en el cuerpo y evitan que sigas quemando grasa corporal, como lo hiciste en la noche mientras dormías.
—Entonces, ¿no tomas desayuno? —preguntó poniendo cara de preocupación.
—No, todo lo contrario, como huevos revueltos y palta con aceite de oliva —respondí repitiendo exactamente lo que me dijo Peter.
—Mira qué interesante, José, no había escuchado nada sobre comer solo grasas en la mañana y créeme ¡he leído mucho al respecto!
—Y lo bueno es que no pasas hambre y prácticamente no necesitas comer nada hasta la hora de almuerzo.
—Me imagino —respondió pensativa.
—Carmen, ¿te puedo hacer yo una pregunta ahora?
—Sí, claro, José, dime.
—¿Por qué estás interesada en mi baja de talla? Tú te ves bien, estás delgada, serías la última persona en la oficina que necesitaría una dieta.
—Muchas gracias por el piropo, José, pero parece que pasado los 40 nuestro cuerpo deja de funcionar como lo hacía antes y, si bien me veo delgada, como dices, y llevo una vida que podría definirse «super saludable», porque no como grasas, no fumo, no tomo alcohol en exceso y hago deporte tres veces a la semana… a pesar de todo eso, en los últimos años, se me ha veni-

do juntando un poco de grasa abdominal y, como dice Arjona en su canción, «ni con los aeróbicos he podido bajar».

—Si no me lo hubieras dicho tú, no lo habría creído —respondí.

—Así es, los demás me ven delgada, pero no me siento así y, todo lo contrario, siento que lentamente, año a año, la ropa me está comenzando a apretar cada vez más.

Dime, José, ¿hay que comer mucha carne en tu dieta, perdona, en tu «forma de vida»…? Porque yo soy vegetariana.

—No, la verdad, se come carne en forma moderada, pero desconozco la verdad qué ajustes habría que hacer en el caso de los vegetarianos, pero lo puedo preguntar.

—¡Súper! Te lo agradecería un montón.

—Pero ¿comes huevos y mantequilla? —pregunté dudando, ya que nunca supe cuál era la diferencia entre los vegetarianos y los veganos.

—Sí, José. Como huevos, mantequilla, lácteos y, muy de vez en cuando, pescados y mariscos, pero no como carnes rojas ni blancas.

—¡Aaah! OK, entonces no deberías tener problemas si tomas un desayuno que incluya mantequilla, huevos, palta con aceite de oliva y crema de coco, por ejemplo.

—¿Y el resto del día?

—Lo que ves: en mi caso, como algún tipo de carne, pescado o marisco con verduras y ensaladas al almuerzo.

—¿Y en la noche?

—Si no tengo hambre, normalmente me tomo un té de hierbas relajante, y si tengo hambre, como lo mismo del almuerzo, claro que tú podrías, si quieres, incluir en la noche arroz, pasta o papas.

—¿Y tú no comes eso en la noche?

—No, porque todavía estoy en la etapa de eliminar exceso de grasa corporal, pero cuando llegue a mi talla los voy a incluir.

—Resumiendo entonces: tengo que evitar el pan, los cereales, el yogur y la fruta al desayuno, el arroz, las pastas y las papas al almuerzo y dejarlos para la noche… ¿Eso es todo?

—A grandes rasgos, sí, Carmen, y trata de tomar bastante agua. Si haces eso «religiosamente» todos los días vas a comenzar a notar cambios en unos pocos días.

—No me parece algo difícil de hacer.

—No, en realidad no lo es.

—No, ningún problema con esos alimentos, aunque voy a echar de menos la fruta.
—Bueno, podrías probar una semana y ver cómo te sientes.
—No es una mala idea. Lo voy a hacer y te cuento ¿Te parece?
—¡Perfecto!
—¿Quieres chocolate de postre? —ofrecí cuando llegó el café.
—¿De 85% de cacao? —preguntó Carmen—. No, gracias. Demasiado amargo para mí.
—Este chocolate, junto con el café con crema, es una muy buena combinación, pero hay que acostumbrarse.

Esta vez sí que salió bien…

MI PRIMERA INVITACIÓN

Hola Peter

Hola José, Cómo vas?

Todo bien! Te quería comentar que Carmen me invitó a almorzar para preguntarme qué había hecho para «bajar de peso» y creo que esta vez la invitación a probar resultó bien.

Te felicito! Cambiando al mundo una persona a la vez! Cómo te fue ayer en el cumpleaños?

Carmen es vegetariana, yo no lo sabía, y le recomendé el desayuno con todo menos el tocino…

Bien!

> Pero me preguntó qué ajustes habría que hacer al programa y no supe qué decirle...

> Mmm... ese tema da para una sesión.. te parece el lunes?

> Perfecto! Muchas gracias!!!

> A ti!!! Un abrazo y buen fin de semana.

Eché de menos la fruta

—Hola José —dijo Carmen a media mañana en la puerta de mi oficina.
—Hola, Carmen, ¿cómo estás?
—¡Muy bien! Siguiendo tus recomendaciones desde el viernes.
—¿Y? ¿Cómo vas?
—Hasta ahora, ¡perfecto! En un día normal, a esta hora ya me habría tomado un par de cafés y me habría comido una fruta de colación, pero no tengo nada de hambre... incluso te diría que es todo lo contrario.
—Así funciona.
—Claro que he echado de menos mi fruta.
—Si comes fruta en la mañana automáticamente dejas de quemar grasa corporal, por lo tanto... ¡es una cosa por otra!
—Sí, lo entendí, así es que voy a ver qué tal me siento. No sé si es idea mía, pero siento el estómago menos hinchado desde ayer.
¿Tú crees, José, que comiendo así podré eliminar el rollo? ¿Podré llegar a ver las calugas[24] de mis abdominales?
—¡Eso espero! —respondí, riendo—. Como verás, Carmen, no he llegado ahí todavía, pero me imagino que, así como estoy eliminando mi exceso de grasa corporal, en algún minuto también se irá el rollo. Lo de las calugas no lo sé, se lo pregunto a mi entrenador hoy día.

---

24 N. de la E. «Calugas» se le llama en Chile a los músculos abdominales, los mismos que en inglés se llaman «six pack».

—Genial, y muchas gracias por la recomendación.
—De nada. Te felicito por probar.
—Perfecto. ¡Nos vemos!

20

Noveno encuentro: vegan@s y vegetarian@s

—Hola, José, ¿cómo vas? —dijo Peter dándome un abrazo.

—Hola, Peter, ¡muy bien! Se me sigue soltando la ropa y como viste, ya me están preguntado qué estoy haciendo.

—¡Genial!

—Esta vez salió bien la invitación y Carmen comenzó con el programa el viernes pasado; hasta ahora se ha sentido bastante bien.

—Qué bueno, José. ¡Te felicito!

—Me comentaste que ella era vegetariana…

—Sí.

—¿De cuáles?

—¿Cómo de cuáles?

—Sí, es que entre los vegetarianos hay diferentes prácticas: por ejemplo, hay algunos que evitan solo las carnes rojas y blancas, pero comen pescados y mariscos. Otros evitan todo lo anterior, pero consumen huevos y lácteos, y están los veganos que evitan todas las carnes, los huevos, los lácteos, incluso la miel y comen solo verduras, frutas y frutos secos.

—¡Aaah! No sabía. Carmen me dijo que comía lácteos y huevos.

—OK, entonces no le será tan difícil obtener resultados.

—¿Difícil?

—Sí, José, porque cuando eliminas de tu dieta las carnes y grasas animales, como el tocino, la mantequilla y la crema, estás quitando alimentos nutricionalmente densos, es decir, tienen un gran aporte de nutrientes y de calorías en muy poca cantidad de alimento.

—¿100 gramos de costillar de cerdo frente a 1 kilo de brócoli?

—Desde el punto de vista de las calorías, así es, pero desde el punto de vista de los nutrientes hay otras diferencias, como, por ejemplo, el porcentaje que absorbemos de las proteínas vegetales: aproximadamente, una tercera parte de la absorción de proteínas animales. Por otra parte, la vitamina B12 es la única que contiene «cobalamina», del cobalto, y este nutriente se produce solo en el estómago de los animales. Dado que las plantas no necesitan B12, no lo almacenan, aunque los que promueven el veganismo dicen que puedes obtener vitamina B12 de los vegetales.

—¿Y qué pasa si la vitamina B12 está baja?

—El bajo nivel de vitamina B12 está asociado a una disminución cognitiva y de memoria, depresión, ansiedad, así como desorden bipolar, entre otros. El punto que debes entender, José, es que no comer carnes animales, o incluso subproductos como los lácteos y los huevos, en el caso de los veganos, es una opción de vida de acuerdo a creencias morales, filosóficas o religiosas, y cada cual puede elegir libremente cómo alimentarse. Desde el punto de vista evolutivo, genéticamente no estamos diseñados para comer así, y no fue ese tipo de alimentación la que nos trajo hasta nuestros días. Eso lo que puedes ver claramente si analizas, por ejemplo, el tamaño del cerebro de nuestros ancestros y su evolución hasta hoy.

—¿Lucy?

—Exacto. El cerebro de nuestro primer ancestro humano tenía unos 450 cm^3, es decir, era un poco más grande que el de un chimpancé, el cual tiene unos 350 cm^3; el cerebro de este ancestro era un poco más chico que el de un gorila, que tiene 550 cm^3. Sin embargo, el cerebro del *Homo erectus* ya tenía 1.000 cm^3 y el del *Homo neanderthalenis* de 1.600 cm^3 hasta 1.800 cm^3. Entonces la pregunta, José, es ¿qué fue lo que hizo que nuestro cerebro pasara de 450 cm^3 a 1.600 cm^3 en 3,5 millones de años, si nuestro primer ancestro tenía el tamaño del cerebro entre un chimpancé y un gorila?

Ancestro	Período	Tamaño del Cerebro
Australopithecus A. Lucy	3,9 a 2,7 millones de años	450 cm^3
Homo erectus	1,8 millones a 250 mil años	1.000 cm^3
Homo *neanderthalenis*	230 a 29 mil años	1.600 cm^3
Homo sapiens – Actual	195 mil años hasta hoy	1.350 cm^3

Tabla comparativa del tamaño del cerebro de la evolución del ser humano.

—Como te conozco, y por lo que estamos hablando, intuyo que fue la alimentación.

—¡Así es, José! Se supone que nuestros primeros ancestros se alimentaban principalmente de frutas y hojas, tal como lo siguen haciendo los monos y los gorilas hoy en día, pero en algún minuto comenzaron a comer carne, y ese cambio de hábito provocó que evolucionaran a nuestros antepasados *Homo*.

—Entonces, si nuestros antepasados no hubieran comido carne ni grasa, ¿no podrían haber desarrollado su cerebro como lo hicieron?

—Así es, José. ¿Y sabes cuál es el tamaño del cerebro del hombre moderno?

—El dato exacto no, no lo sé.

—1.350 cm^3, y se supone que la alimentación de los últimos 10.000 años, a partir de la era agrícola, es la responsable de la reducción de nuestro cerebro, pero eso da para un día entero de discusión. ¿Recuerdas que hablamos de nuestro sistema digestivo?

—Sí, que era similar al de los perros y los gatos, no al de los monos.

—Exacto, nosotros no podemos fermentar ni convertir las verduras en ácidos grasos como lo hacen los gorilas. Entonces, José, dado que Carmen come huevos y mantequilla, no le será tan difícil seguir el programa, pero tendrá que incluir más grasas vegetales, como paltas, aceite de oliva, crema de leche y crema y mantequilla de coco.

—Eso es lo que le recomendé.

—¡Perfecto! Ahora, José, hay quienes les atribuyen a las carnes y grasas animales la responsabilidad de las enfermedades metabólicas y recomiendan disminuirlas a su mínima expresión. ¿Cuáles son los alimentos que tanto omnívoros, los que comemos de todo, vegetarianos y veganos comen en común?

—Las verduras, los granos, los tubérculos, las legumbres, las frutas y los frutos secos.

—Exacto, y la pregunta que sigue es: ¿hay vegetarianos o veganos enferm@s u obes@s?

Monjes budistas veganos y obesos

—Buena pregunta, Peter, yo pensaba que todos los vegetarianos eran delgados, pero después de escuchar a Carmen, como sentía que estaba aumentando de talla año a año, me imagino que con el tiempo pueden llegar a la sobretalla u obesidad.

—Exactamente, José, porque cuando eliminas las proteínas y las grasas animales de la dieta, dado que tienes que comer «algo», aumentas el consumo de alimentos que se convierten en azúcar una vez que los tragas y…

—Suben el azúcar en la sangre, la insulina, y el exceso se almacena como grasa corporal. Esto es casi un «mantra», Peter.

—¡Ja, ja, ja! Tu comentario llega en el momento preciso, porque los veganos obesos de los que te quería hablar son, justamente, los monjes budistas de Tailandia, donde más del 45% de ellos son obesos, lo que está generando alarma pública en su país por los costos de salud que tienen debido a la resistencia a la insulina, la prediabetes y la diabetes. Por lo tanto, dicho todo lo anterior, te repito, José: seguir una alimentación vegetariana o vegana es en realidad una opción de vida y la recomendación a cualquier persona que la siga es que chequee, por lo menos una vez al año, sus niveles de vitamina B12, Hemoglobina Glicosilada (Hb A1c), colesterol HDL (ideal tenerlo sobre 60) y, sobre todo, triglicéridos (TG) que estén lo más bajo posible, ya que hay una directa relación entre altos niveles de Hb A1c, una alta relación TG/HDL con tener alto riesgo de desarrollar enfermedades cardiovasculares y ataques cardiacos. La inflamación es inversa a la longevidad: mientras mayor inflamación tengas, menor expectativa de vida tendrás y en peores condiciones. El cuerpo tiene capacidad de llegar a los 100 años funcionando y, ¿cómo vas a querer llegar?, ¿en silla de ruedas o física y mentalmente activo?

TG / HDL	Riesgo cardiovascular
Igual o menor a 2	Bajo
Entre 2 y 4	Medio
Sobre 4	Alto

Datos del riesgo cardiovascular en relación a los índices de Triglicéridos y colesterol hdl

—Está claro que activo, ¡si recién estoy empezando! —dije, convencido.

—¿Tienes alguna otra pregunta, José?

Abdominales «six pack»

—Sí, Peter. En realidad, me la hizo Carmen, y la pregunta es si con este programa se puede llegar a marcar los abdominales.
—¿El *six pack*?
—Sí, Peter.
—Las calugas abdominales, o el *six pack*, como le llaman en la industria, las tienes, José. Lo que pasa es que no las ves porque están tapadas por el exceso de grasa corporal.
—¿O sea, que podré ver mis abdominales?
—El que se marque más o menos tu masa muscular, así como tus abdominales, en realidad depende del porcentaje total de grasa corporal que tengas, José, y uno de los mitos de la industria deportiva es que ejercitando solo una parte de tu cuerpo vas a poder disminuir o bajar la grasa corporal de esa parte: pero en realidad, nuestro cuerpo no funciona así. En la medida que llegues a un 10% o menos de grasa corporal se va a definir más tu masa muscular. Los fisicoculturistas, por ejemplo, tienen rangos de grasa corporal que van desde el 5% al 8%, pero llegar a eso requiere de un gran esfuerzo y una manipulación tanto alimenticia como de entrenamiento. Es difícil que llegues a ese nivel de grasa corporal solo cambiando la alimentación.
—OK, Peter, me queda claro y, la verdad, con mejorar mis indicadores de salud y eliminar mi exceso de grasa corporal hasta una talla normal me conformo.
—Esa es la actitud, te felicito, José.
—Algo que nunca te pregunté, Peter, es ¿qué pasa con el efecto rebote?
—En la medida que evites los carbohidratos que suben el azúcar en la sangre y las frutas en la primera mitad del día, no tendrás ningún efecto rebote. Esa es la regla que tienes que respetar el resto de tu vida. Cuando llegues a tu talla podrás descubrir qué tantos carbohidratos podrás incluir en la segunda mitad del día sin afectar tus indicadores de salud ni comenzar a acumular exceso de grasa corporal. Recuerda que quemamos lo que comemos… ¿Quedamos hasta aquí entonces?
—¡Perfecto! ¿Y nos vemos el viernes, como lo teníamos planificado?
—Exacto, el viernes haremos el cierre de la primera parte de tu entrenamiento.
—OK, Peter. Gracias por venir hoy día.
—fue un gusto volver a verte, José.

—Igual para mí —dije y, como siempre, nos dimos un abrazo y nos despedimos.

Feliz «cumple mes»

Cumple meeeees feliiiz, te deseamos a ti, cumple meees, Joséee, que los cumplas feliiiz.

Feliz cumple mes ¡a mí mismo! 30 días con mi nuevo estilo de vida y... ¡me siento bien! ¿Qué significará lo del cierre? Tendré que esperar para saberlo.

21

Décimo encuentro, día 30: El juego

—Hola, José, ¿cómo estás?

—Hola, Peter. ¿Cómo me ves?

—Mucho mejor, José. Ahora sí que ya se nota un cambio.

—Y me siento mucho mejor también, Peter.

—Qué bueno, José, no sabes cuánto me alegra. ¿Listo para nuestra sesión de hoy?

—¡Listo!

—OK. Vamos entonces.

Ahora que tienes todas las herramientas que necesitas para cambiar la manera en la que has estado viviendo:

Alimentación + Agua + Sueño - Estrés + Sol + Entrenamiento

...llegó el momento de analizar el resto de los mitos que están circulando por ahí y que son los que tienen a las personas enfermas con resistencia a la insulina, prediabetes, diabetes, sobretalla y obesidad. Hay un dicho que dice que «la mejor manera de aprender algo es enseñándolo», así que hoy día vamos a jugar un juego.

Caja de herramientas

—¿Un juego? —pregunté, extrañado.

—Sí, vamos a cambiar por un momento los roles y a partir de ahora tú serás el entrenador y yo el aprendiz, y me vas a explicar por qué las recomendaciones «oficiales» no funcionan.

—¿Y si hay algo que no sé? —pregunté preocupado.

—No te preocupes, José, te voy a hacer las preguntas que necesitas para que encuentres por ti mismo la respuesta. ¿Te parece?

—Sí, Peter, no es algo que haya hecho antes, pero acepto del desafío —respondí, ahora más confiado.

—No quiero que te aprendas las recomendaciones y las repitas como un loro sin entender el porqué de ellas... Lo que quiero es que las entiendas, de modo que de aquí en adelante puedas analizar por ti mismo cualquier recomendación o nueva dieta que salga publicada o se ponga de moda. Y, créeme, van a venir cientos de dietas más en el futuro, así que es recomendable que no pierdas tiempo y te focalices en seguir tu plan. Posiblemente habrá recomendaciones que sean interesantes de experimentar o probar si funcionan o no, pero en general, la idea es que no pierdas ni tiempo ni energía.

—Eso lo he vivido, Peter: hacer una dieta que salió publicada y en la mitad partir con otra que decía exactamente lo contrario, para después seguir la que hizo alguien que bajó muy rápido haciendo otra y así, absolutamente confundido. ¡Todo el mundo dice qué hay que hacer y todos dicen algo diferente!

—Exceso de información es igual a desinformación, José, y recuerda que ese río revuelto está lleno de pescadores que quieren llevarse su parte y...

—Sí, yo soy el pez —respondí apenado.

—Tú **eras** el pez, José. Ahora estás nadando en otras aguas, más tranquilas, en las que también hay pescadores, pero sus anzuelos no lograrán seducirte y todo lo que vas a ahorrar en consultas, suplementos, medicamentos, licencias, cansancio, dolores y enfermedades, lo podrás destinar a comprar comida real. Querido amigo, ya tienes todo lo que necesitas para analizar cualquier dieta que aparezca en el futuro.

Entonces, comencemos el juego, y para eso, lo primero que quiero que me expliques es por qué comer menos y hacer más ejercicio no funciona...

22

Noveno mito: Comer menos y hacer más ejercicio

—Bueno, este es fácil, Peter, y ya lo hemos visto.
—Soy todo oídos.
—Si necesitas subir de peso… ponte a dieta: ¡siempre funciona!:
Decirle a alguien que coma menos y se mueva más es como decirle que «respire menos». Es algo que no se puede hacer, porque no depende de la fuerza de voluntad. Es hormonal y es una de las razones de por qué hacer dieta no sirve. Nadie puede tener fuerza de voluntad sobre una respuesta hormonal y bioquímica de nuestro cuerpo, que nos está bombardeando cada segundo, cada minuto del día… ¡Es imposible! Por eso los médicos usan drogas para controlar las hormonas.

Comer menos no funciona porque nuestro cuerpo necesita una cierta cantidad de calorías que está definida por nuestro peso, y si comemos menos calorías que las que necesitamos, la respuesta de nuestro cuerpo será bajar su metabolismo. Más que comer menos, hay que comer distinto, hay que comer menos alimentos que se convierten en grasa corporal una vez que son digeridos. Si a eso le agregamos ejercicio, especialmente aeróbico, lo que vamos a conseguir será que el metabolismo baje aún más, situación que podría incluso generar un problema en la función de nuestra tiroides. Esto no se puede mantener a largo plazo.

La baja de peso de las dietas bajas en calorías normalmente corresponde a un 50% de masa muscular, y el otro 50% corresponde a grasas. Cuando se abandona la dieta y se vuelve a comer como antes, el peso que se recupera es 100% grasa corporal, o sea, cambiamos nuestra composición corporal en el sentido contrario de lo que conviene y quedamos con menor masa muscular y mayor porcentaje de grasa corporal. Si volvemos a repetir la misma dieta, lo único que conseguiremos será reducir todavía más la masa muscular, que es el motor del metabolismo, y aumentar cada vez más el porcentaje de grasa corporal, haciendo significativamente más difícil bajar de talla. La otra razón del porqué las dietas no funcionan es que se basan en un cambio de comportamiento temporal.

—Perfecto, José, excelente resumen. Te felicito. ¿Seguimos con otro?
—¡Dale! ¿Con cuál quieres seguir?

—¿Te parece el de «comer de todo, pero poquito»? Sigo yo con esta y tú con la siguiente —dijo Peter.

23

Décimo mito:
Comer de todo, pero poquito

—«Comer de todo, pero poquito o con moderación» es una recomendación que intuitivamente tiene sentido, o suena lógica, pero es subjetiva y tan vaga, que es inútil, ya que hace que te convenzas a ti mismo que no importa lo que estés comiendo mientras sea «poquito». Pero… ¿cuánto es poquito? Tu «poquito» posiblemente no tiene nada que ver con el mío: para mí comer un poquito de chocolate puede ser un cuadro y para ti, dos o tres cuadros. Comparado con una barra que tiene 20 cuadros, tres cuadros es un poquito.

Posiblemente es una estrategia para no decirle a la gente que «no puede comer nada de algo», pero es un mal consejo para alguien que necesita mejorar sus indicadores de salud y/o eliminar exceso de grasa corporal porque un poquito de pan, un poquito de donuts, un poquito de pizza, un poquito de torta, un poquito de helados o un poquito de bebidas de soda suben tu azúcar en la sangre, activan tu insulina y van a hacer que pierdas el control y quieras comer más. ¿Alguien puede comer «solo un poquito» de todo esto sin sabotearse a sí mismo? ¿Crees que un alcohólico pueda tomar solo un «sorbo» de alcohol?

—Yo creo que, si un alcohólico toma un sorbo, va a querer un vaso y posiblemente más de un vaso… ¡quizás la botella entera!

—Así es, José, Un alcohólico no puede tomar con moderación. ¡Por eso es alcohólico! Al igual que con otras adicciones como fumar, o las drogas, lo único que funciona es la abstinencia. Para los adictos la moderación falla… ¡siempre! Y esto tiene que ver con el sistema de recompensa que tienes en el cerebro que activa la liberación de dopamina, especialmente con alimentos que contengan azúcar, sal y grasa.

—¿*Bliss point*?

—Exacto, José. El ***bliss point*** se desarrolló para que «te sea imposible comer solo una». Si te permites comer de todo, pero poquito, en poco tiempo te estarás comiendo todo.

—La verdad, Peter, yo prefiero no probar nada a probar un poquito, porque si pruebo, después me dan ganas de comerlo todo.

—Exacto, José, ese es el mecanismo, y la industria lo sabe y le encanta. Esa fue la razón del invento de los **snacks**, chocolates, galletas, y barritas de cereal llenas de azúcar, pero… con solo 100 calorías. De ese modo «bajas la guardia», ¿no? ¿Son solo 100 calorías? Pero una vez que pruebas esas 100 calorías quedas a merced de las 1.000 calorías del paquete entero o de otras calorías en forma de azúcar que te darán ganas irresistibles por comer. Mientras tanto la industria seguirá repitiendo el mantra: «Si estás obeso, es tu culpa por comer «demasiadas barritas». Nosotros las hicimos en porciones de 100 calorías para que las pudieras comer con moderación».

José, ahora te toca a ti analizar el mito que recomienda «comer balanceado».

24

Undécimo mito: Comer balanceado

¿No estás balanceado?

—Si tienes exceso de grasa corporal, en realidad estás desbalanceado, por lo tanto, si sigues comiendo una dieta balanceada, lo único que vas a lograr será mantener ese desbalance.

Si tienes exceso de grasa corporal es por el exceso de carbohidratos que se convirtieron en glucosa, es decir, azúcar, los cuales no fueron absorbidos por las células de tu masa muscular y el hígado, almacenándose como grasa corporal. Por lo tanto, si sigues comiendo una «dieta balanceada», que incluya los mismos alimentos que te hicieron almacenar exceso de grasa corporal, no vas a poder usar la grasa que tienes guardada y mantendrás en el tiempo el desbalance, o sea, el exceso de grasa corporal. Lo visualizo como si quisieras crear el color naranjo, que se logra mezclando un 50% de rojo y 50% de amarillo. Si se te pasó la mano con el rojo y le sigues poniendo un 50% de rojo y un 50% de amarillo, no tienes ninguna posibilidad de arreglar el color. Necesitas hacer un desbalance, necesitas bajar el rojo para llegar al naranjo.

—Muy bien explicado, José. ¡Te felicito!

En los medios de prensa se pueden encontrar muchas críticas de «La Industria: médicos y nutricionistas» cuando aparece algún nuevo estudio médico que propone reducir algún alimento en la dieta, y repiten como un mantra que «no se recomienda porque no es balanceada», pero, como tú dices, si estás desbalanceado necesitas desbalancear lo que comes para volver al equilibrio, y en este caso, el desbalance viene por el lado de reducir aquellos alimentos que se convierten en azúcar una vez que los ingieres. Una dieta balanceada solo la puede seguir una persona que tiene su cuerpo balanceado, que no es tu caso ni el de aproximadamente 70 personas de cada 100 en Chile. En todo caso, José, el programa que estás siguiendo es balanceado, porque incluye de todos los grupos de alimentos: proteínas, grasas y carbohidratos. Las verduras y ensaladas son todas carbohidratos, la única diferencia es que no suben el azúcar en la sangre, ni la insulina, como lo hacen los granos, tubérculos y legumbres.

Con esto damos por cerrado la primera parte de tu entrenamiento alimenticio, en la que te he acompañado durante 30 días en el cambio de tus hábitos. Ahora iniciaremos lo que llamo el «período de anclaje».

—¿Período de anclaje? —pregunté.

Anclaje

—Sí, el «período de anclaje» dura dos meses, y, como su nombre lo dice, es para que ancles definitivamente los nuevos hábitos de estilo de vida. Durante este tiempo, no será necesario que nos reunamos, sin embargo, si tienes alguna duda, como siempre, me la puedes hacer por **WhatsApp**.

— OK, Peter, no hay problema.

—Te felicito por todo lo que has aprendido y por cómo estás cambiando tu composición corporal, José. Si puedes, deberías tratar de hacerte exámenes de salud ahora para que veas cómo han cambiado tus indicadores.

—Buena idea y muchas gracias por todo, Peter. La verdad ha sido toda una experiencia y lo mejor de todo es que me siento muy bien.

—Eso es lo más importante, José. La próxima vez que nos veamos será el día en que termines tanto tu entrenamiento como tu anclaje y estarás viviendo al 100% tu nuevo estilo de vida.

Ya cuentas con todas las herramientas que necesitas para tu cambio de estilo de vida y ahora lo único que tienes que hacer es continuar con lo que estás haciendo, día a día. ¿Estamos de acuerdo?

—¡De acuerdo, Peter! Me queda claro… . Y si tengo alguna pregunta o duda… ¡**WhatsApp**!

—Sí, amigo mío, lo que necesites.

OCHO DÍAS DESPUÉS. DÍA CHANCHO

Hola Peter, cómo estás?

Hola José, qué es de tu vida?

Muy, muy bien! He seguido perdiendo grasa corporal, comencé a hacer ejercicios con mi propio peso. Bajé una aplicación.

> Mira que bien! Te felicito!

> Y... cómo te has sentido?

Muy bien, y te quería comentar que debido a cómo he bajado y aprovechando que tengo un cumpleaños el fin de semana quiero probar haciendo un día chancho.

> Perfecto! José. Busca más atrás las recomendaciones que te hice para tu día chancho ¿OK?

Sí, Peter, las tengo y estoy claro.

> OK, José, disfruta tu día chancho y me cuentas.

OK, Peter, muchas gracias!!! Un abrazo

> Un abrazo!

EL DÍA DESPUÉS

Hola Peter, cómo estás?

> Hola José, cómo estás? Cómo te fue en tu día chancho?

Muy bien! Pero pasaron cosas raras...

> Cómo que?

Tenía mucha expectativa de volver a comer pan, papas fritas y bueno la torta, pero todo tenía un sabor diferente... no eran tan ricos como me acordaba.

> Eso pasó porque después de 38 días de programa cambiaste tu umbral de azúcar.

Con decirte que apenas comí aperitivo, me comí un lomito pensando en aprovechar la torta y... cuando llegó la torta me comí la mitad del trozo que me sirvieron...

> La disminución del tamaño de tu estómago, junto al control que te da estar saciado hacen que pase eso, José, pero era algo que tenías que experimentar.

Tienes razón, si me hubieras dicho que pasaría esto cuando comenzamos no te habría creído.

> Y cómo pasaste la noche?

Tal como dijiste... mucho, mucho calor.

> Y cómo amaneciste?

Yo sé que no importa, pero pesé 1,2 kilos más que ayer, aunque curiosamente la ropa me quedaba exactamente igual.

Así funciona José, y gran parte del peso que subiste es la retención de agua por haber comido carbohidratos... durante la semana la vas a eliminar.

Qué bien! Porque no me sentí muy bien esta mañana... desperté sin hambre, sin ganas de comer.

Sí, suele pasar, toma bastante líquido y vuelve a comer cuando tengas hambre y en el futuro si quieres hacer un día chancho, recuerda no hacerlo antes de 5 días del último.

Mmm... por ahora estoy bien con el que hice ayer... y como te dije, las «cosas ricas» no eran tan ricas, así que si me preguntas ahora no creo que haga otro día chancho en el corto plazo.

No hay problema José, cuando quieras... Alguna otra duda?

No Peter, todo claro!

Super! Bien sigue así entonces, José.

OK, Peter, muchas gracias!!! Un abrazo

Un abrazo! Para ti también!

¿NOS VEMOS?

Hola José, Cómo estás?

Hola Peter, muy bien y tú? Tanto tiempo!

Sí, ha pasado algo de tiempo. Estoy muy bien. Cómo estás de tiempo esta semana para que nos reunamos a hacer el cierre de tu entrenamiento?

Perfecto, y creo que no me vas a reconocer cuando me veas!

Eso espero! Te felicito José, por tu logro.

Muchas gracias a ti, Peter. Cuándo nos vemos?

Te parece el sábado?

Sí, ningún problema. A qué hora?

Tipo 10 puedes?

Perfecto! Mismo lugar?

No, esta vez nos podemos reunir en el parque que está al costado del río... dos cuadras más abajo de tu oficina? Ahí hay una plaza que tiene unas esculturas...

Ah! OK, no conozco la plaza, pero la busco. No hay problema.

OK, nos vemos entonces! Que tengas un buen resto de semana.

Muchas gracias, igual para ti.

25

Undécimo encuentro: Despedida

Último día

Era el último día.

El día de... ¿Cómo llamarlo?, ¿mi graduación?

El día en que había cumplido con el programa de entrenamiento y anclaje de mi nuevo estilo de vida.

Había sido capaz de reducir al mínimo los carbohidratos que estaba consumiendo, me sentía muy bien conmigo mismo, habían mejorado mis indicadores de salud y, en el camino, quedaron tantos kilos de grasa que tuve que comprarme ropa nueva.

Quedamos de reunirnos con Peter en una plaza con esculturas, en el parque que estaba cerca de mi oficina.

Era un lugar que no conocía y cuando llegué lo entendí: era una plaza con esculturas... esculturas que... ¡eran espejos!

La disposición de los espejos hacía que me pudiera ver desde todos los ángulos y mi imagen se proyectaba como si fuera un holograma, una imagen tridimensional de mí mismo desde todos los puntos de vista, y a diferencia de las cámaras con espejos de los parques de diversiones o los circos, en que se deformaba, aquí mi imagen se proyectaba perfecta.

Seguramente eso era lo que Peter quería... que me viera tal cual yo era, perfecto, y no como yo pensaba que era.

Estaba mirando mi holograma personal cuando veo aparecer a Peter.

Estaba más feliz que de costumbre e irradiaba una energía que sentí como una suerte de luz... Qué extraño, nunca había visto a Peter de ese modo.

¡Tan brillante!

Cruzamos la mirada, nos sonreímos, y me dirigí a su encuentro. Quería abrazarlo y darle las gracias por todo lo que había hecho por mí. Me sentía tan liviano y bien conmigo mismo que había olvidado la sensación de estar bien. Comencé a caminar hacia él y cuando nos encontramos, le di un fuerte abrazo, y él a mí. Cerré mis ojos de emoción y algo pasó… una sensación extraña, como eléctrica.

Sentí un escalofrío me recorría por todo el cuerpo y cuando abrí los ojos, Peter ya no estaba ahí.

Estaba solo yo, en medio de los espejos, y el reflejo no era el mío… ¡Era el de Peter!

¿Fue real?

Cuando recuerdo ese día, siempre me brotan lágrimas, pero no de tristeza, sino de alegría. Todavía no logro entender qué pasó, y cuando lo pienso, caigo en la cuenta de detalles que no vi en su momento… Siempre que yo vestía de colores claros, Peter llevaba colores oscuros; yo estaba agotado, obeso, resignado con mi vida, y Peter era todo lo contrario, rebosaba de energía.

Ahora que lo pienso, nunca lo vi hacer ninguna de las cosas mundanas del día a día. Nunca lo vi manejar un auto, comprar algo, ni tampoco comer. Cuando nos encontrábamos, nuestras conversaciones se iban hilando en caminatas interminables. Ahora, me pregunto… Peter… ¿era real?

Siento que extraño esas conversaciones, esos paseos que me guiaron a esta nueva vida. Hoy, yo sigo haciendo esas caminatas, sigo paseando. No sé si Peter fue real o no; para mí lo fue y eso es lo que importa. Fue un amigo, un confidente, un apoyo en mi proceso de sanación para volver a tomar la vida como merece ser vivida. Gracias a todo lo que aprendí, ahora quiero ayudar a otros para que también se sanen, para que también despierten y puedan vivir su vida junto a sus seres queridos.

Al día siguiente

Al día siguiente salí a caminar, y cerca de la hora de almuerzo, me di cuenta de que estaba frente a un restorán. Allí, sentada en la terraza que daba a la calle, vi a una persona almorzando que, claramente, tenía sobretalla, aunque más bien, debo decir que parecía obesidad. Después de observarlo un momento me acerqué a él y le dije:

—Hola. ¿Te puedo hacer dos preguntas?

26

La última palabra

Cuando fallece el marido, a la señora se le dice «viuda».
Cuando fallece la señora, al marido se le dice «viudo».
Si fallecen nuestros padres, somos «huérfanos».

Pero aún no existe la palabra que defina qué somos cuando se mueren nuestros hijos.

Se supone que los abuelos y padres mueren antes que los hijos; sin embargo, en las próximas generaciones los hijos comenzarán a morir antes que sus padres y tendremos que inventar esa palabra.

Dependerá de nosotros como padres generar un cambio en los hábitos de alimentación de nuestros niños para que no tengamos que usar nunca esa palabra que… todavía no se ha inventado y, sinceramente, esperamos que no se tenga que inventar jamás.

27

Experiencias

«Vivía en una cueva»

Me di cuenta de que vivía en una cueva. No tenía vida social. No quería salir para no tener que comer. Me pude volver a poner ropa que no me había puesto en 15 años. **Patricia M.**

«Me había resignado a ser gordo»

Había perdido todas las esperanzas. Hice todo lo que pude, nada me resultó y no estaba dispuesto a operarme. Me había resignado a ser «el gordo». Cuando conocí a Peter vi una luz, me dio esperanza de nuevo. Hoy día vivo en absoluto control con respecto a lo que quiero comer… y nadie entiende por qué me dicen gordo cuando no lo soy. **Germán W.**

«No podía vivir sin pan»

Pensé que no podría vivir sin pan. Fue increíble cuando, a las tres semanas de iniciar el programa, en un cumpleaños me ofrecieron un trozo de torta, comí dos bocados y dejé el resto porque no quería comer. Ahora, cuando invito gente a mi casa, pongo aceitunas, salames, papas fritas y maní. Yo me como las aceitunas y el salame y el resto las papas fritas y el maní. **L. S.**

«Me inflaba como globo»

Llevaba dos semanas siguiendo el programa hasta que llegó el Día de la Madre: pan blanco con Nutella. ¡Imperdible! Me inflé como globo y recién me di cuenta de que hacía dos semanas que no me hinchaba en las mañanas. Tener el estómago deshinchado en las mañanas es lo mejor que me podría haber pasado. **B. L.**

«Adicto al chocolate»

Yo era adicto al chocolate. Cuando comencé el programa lo único que quería era que llegara el día chancho para comer solo chocolates. El día 7 los chocolates dejaron de ser tema; podían estar en la mesa y no tenía ningún interés en ellos, no porque «no pudiera o debiera», sino porque no quería. El día 7 tomé el control de mi vida con respecto a mi alimentación. **Christopher R.**

«No me reconoció»

Comencé el programa el 2 de enero. En marzo había vuelto a clases a la universidad, y una tarde estaba conversando con un amigo cuando se nos acercó una profesora. A mí no me saludó. En un primer momento no me extrañó su actitud, yo era muy obeso y la gente tendía a ignorarme. Después de que termináramos la conversación, mi amigo comenzó a caminar y a dos metros de distancia se paró en seco, se dio media vuelta, me miró y dijo: «¿Simón, eres tú?» No me había saludado porque no me había reconocido. **Simón J.**

«Ropa en Zara»

Siempre fui grande… tenía que comprarme ropa XXL y ni pensar en entrar a mirar ropa en Zara. Hoy día mis poleras son todas de Zara. **Pablo G.**

«Eliminé grasa abdominal»

Me demoré unos 4 meses en adaptarme. Después de un año siguiendo la dieta cetónica, mis niveles de ansiedad bajaron y dejé de tener los típicos ataques de hambre o antojos por cosas dulces, que siempre tenía haciendo otras dietas. Mi nivel de energía ahora se mantiene al 100% y es mucho más estable durante el día, en comparación con antes, que me daba mucho sueño después de entrenar o comer y tenía altos y bajos de energía muy notorios. Otra diferencia que he notado es la disminución de la inflamación, en particular ya no me salen espinillas, ni tengo gases en los entrenamientos. Desde el punto de vista de mi composición corporal, he perdido grasa en lugares que antes, con las otras dietas que hice, no logré perder, en la zona abdominal, en las piernas, y eso claramente me ha ayudado con mi relación peso/potencia. Más que una dieta, es un cambio de estilo de vida, y es fácil vivir así. No como con las otras dietas, que hay que estar controlando todo el tiempo la cantidad y las calorías. Aquí se come rico y no se cuentan calorías: uno come cuando tiene hambre hasta quedar satisfecho, priorizando las grasas y proteínas en forma moderada, y los carbohidratos en forma de verduras y ensaladas. Son tantas las cosas positivas que no volvería a comer como antes. Marko Zaror, deportista de alto rendimiento, artista marcial, actor y productor de cine.

28

Chequeo emocional

La interpretación que le damos a los eventos que vivimos generan creencias a nivel emocional. Por ejemplo, una mujer podría acumular grasa corporal para «no verse atractiva sexualmente a los hombres». Un hombre que se siente inseguro podría acumular grasa corporal para «verse grande e inspirar respeto». Una persona con «miedo a quedarse sola» podría mantenerse enferma para que la acompañen. Este tipo de creencias pueden afectar nuestros resultados.

Test de creencias y sentimientos:

Párate con los pies separados al ancho de tus hombros.

Cierra los ojos, haz una respiración profunda y relájate.

Di en voz alta: «Sí».
Deberías sentir que tu cuerpo se va hacia adelante.
Vuelve al centro, relájate.

Di en voz alta: «No».
Deberías sentir que tu cuerpo se va hacia atrás.

Si tu cuerpo se desplaza hacia adelante con el «Sí» y hacia atrás con el «No», estás «calibrad@».

Vuelve a cerrar los ojos, respira profundo, y di:
«Soy mujer». Y después: «soy hombre»
Si eres mujer deberías irte hacia adelante, si eres hombre, al decir «soy mujer» deberías irte hacia atrás.

Después di:
«Sé lo que es amarme a mí mism@»,
«Sé lo que es perdonarme a mí mism@»,
«Sé lo que es ser amado por Dios»,
«Soy pobre».

Puedes usar esta técnica para evaluar tus sentimientos o tus creencias frente a cualquier afirmación que hagas en voz alta.

Si obtienes respuestas negativas, en afirmaciones que deberían ser positivas, podrías solicitar una sesión terapéutica en www.metodogrez.com

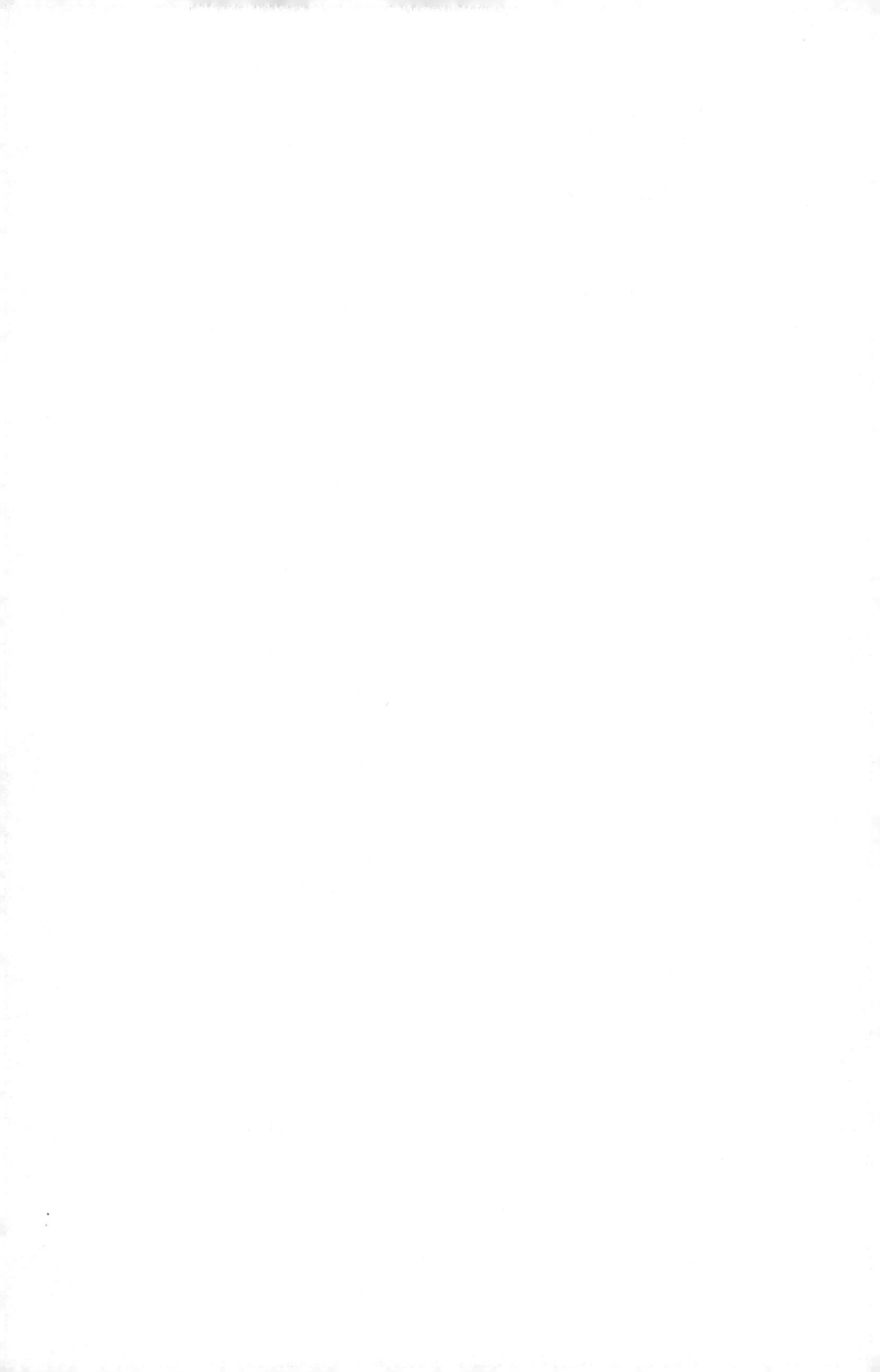

III
RECURSOS Y MATERIAL EXTRA

I

Recetas

Para el desayuno

OMELLETZZA

Ingredientes:
30 g de mantequilla
2 o 3 huevos
20 g de queso rallado 20 g o más de tocino (opcional)
Pimienta y sal a gusto
Orégano

Preparación:
Revolver los huevos en un pocillo y agregar sal a gusto; picar el tocino en cuadritos; poner en una sartén 30 g de mantequilla y freír a fuego medio el tocino hasta que esté dorado.
Una vez frito el tocino, agregar los huevos haciendo una tortilla; cuando esté cocida, darla vuelta.
Espolvorear el queso distribuyéndolo por toda la tortilla.
Servir y agregar pimienta y orégano a gusto.
También se puede acompañar con una palta molida con aceite de oliva.

MÜESLI VERSIÓN LIBRE

Ingredientes:
15 g o ½ porción de suero de leche (whey protein) sabor vainilla.
2 o 3 cucharadas de coco rallado
3 cucharadas de harina de linaza
1 cucharada de salvado de trigo grueso
2 o 3 cucharadas de crema entera para batir
2 o 3 cucharadas de crema de coco
5 nueces picadas
10 almendras picadas
Leche de coco o de almendra a gusto.

Canela (opcional)
2 cucharadas de aceite de oliva virgen

Preparación:
Poner los ingredientes en un pocillo y mezclar.
Agregar leche al final, dependiendo de la consistencia que se quiera.

Para el aperitivo

BOTECITOS DE APIO

Ingredientes:
8 tallos de apio
4 huevos
¼ de taza de mayonesa entera
1 cucharada de mostaza
1 ½ cucharadita de té de eneldo
1 cucharadita de té de pimentón dulce en polvo
16 aceitunas
Sal y pimienta a gusto

Preparación:
Cocer los huevos duros, dejarlos enfriar y cortarlos a lo largo en cuatro piezas.
Sacar las yemas y mezclarlas triturando con un tenedor con la mayonesa.
Agregar la mostaza, el eneldo, el pimentón, la sal y la pimienta.
Cortar los tallos de apio en 16 tiras cóncavas para conformar los «botecitos» y rellenarlos después con la pasta de huevo.
En un extremo, colocar en posición vertical el ¼ de huevo, dejando en su centro una aceituna.
Todo lo anterior se fija al bote de apio como si fuera una vela con un mondadientes.

Para el almuerzo

ALBÓNDIGAS CON SALSA

Ingredientes para las albóndigas:
½ kg de carne molida de vacuno
½ kg de carne molida de cerdo (o pollo)
¼ de taza queso mozzarella
2 huevos grandes
2 cucharadas soperas de apio picado en cubitos muy pequeños
1 cucharada sopera de queso azul desmenuzado
Sal y pimienta negra a gusto

Preparación:
Moler la carne en grano medio y mezclarla con el queso, los huevos, el apio picado, el queso azul y se adereza con sal y pimienta a gusto.
Se hacen las albóndigas, que se dejan en el tablero sobre papel mantequilla y se llevan al horno calentado previamente por 25 minutos a 180°.

Para la salsa:
½ taza de mantequilla derretida
1 taza de salsa de tomate (hecha con tomates picados, sofrito de cebolla, caldo de verduras, sal y pimienta a gusto

Preparación:
Se derrite la mantequilla a fuego lento y se agrega la salsa de tomate preparada con los ingredientes indicados.
Se mezcla toda la preparación.
Se sacan las albóndigas del horno, se colocan en una fuente y se vierte la salsa sobre ellas.

POLLO AL REY

Ingredientes:
6 pechugas o 1 kg de pollo
2 cucharadas soperas de aceite de oliva
Sal a gusto

Para la salsa:
5 cucharadas soperas de mantequilla
½ taza de cebolla picada
2 tazas de pimentones (rojos, verdes y amarillos) en juliana
2 tazas de champiñones en láminas
1 taza caldo de pollo
½ taza de queso crema
3 yemas de huevos grandes
1 cucharadita de té de pimentón dulce en polvo
1 limón (hecho jugo)
1 zapallo italiano cortado en forma de tallarines

Preparación:
Cortar el pollo en tiritas y dorar en el aceite de oliva durante aproximadamente 8 minutos; luego, seguir cociendo a fuego lento.

La salsa se prepara derritiendo la mantequilla en la que se sofríe la cebolla; después, se agregan los pimentones y los champiñones para saltearlos.

El caldo de pollo se calienta aparte y en él se disuelve a fuego muy lento el queso cremoso, evitando que se formen grumos y revolviendo constantemente hasta que se espese; se le agregan luego las 3 yemas, el jugo de limón y el pimentón.

Con el primer hervor se junta todo con las cebollas, pimentones y champiñones y se mezcla con el pollo.

El zapallo italiano en forma de tallarines se saltea rápidamente en aceite de oliva. Sobre ellos, se vierte el pollo y la salsa.

Antes de servir, todo se espolvorea con cilantro finamente picado.

PIZZA DE COLIFLOR

Ingredientes:
1 coliflor mediana
2 huevos
1 cucharada de orégano
1 pizca de pimienta y sal
4 cucharadas de queso parmesano
Tomate, pimiento, aceitunas y todo lo que quieras sobre tu pizza

Preparación:
Picar la coliflor en una procesadora, cocinarla en poca agua por 5 minutos; luego, escurrir y mezclarla con los huevos, el queso y los condimentos.
Poner la mezcla sobre papel encerado en forma de pizza y cocinar a 250° por 15 minutos; después, sacar del horno y agregar las guarniciones favoritas: tomates, aceitunas pimiento, champiñón, salame, etc., y rematar con queso y orégano.
Finalmente, 5 minutos más al horno antes de servir la pizza caliente.

POLLO CON ESPINACA A LA CREMA

Ingredientes:
2 kg de pechuga de pollo
50 g de mantequilla
1 cebolla grande
2 dientes de ajo
150 ml caldo de pollo
250 ml de crema
250 g de queso rallado
3 cucharadas soperas de jugo de limón
2 cucharaditas de té de salsa de tabasco
3 cucharaditas de té de pimentón dulce en polvo
Sal y pimienta a gusto

Preparación:
Calentar el horno a 200° y, luego, bajarlo a 180° antes de meter el pollo adentro.
En una asadera enmantequillada, colocar el pollo al horno durante 20-25 minutos; después, sacarlo, cortarlo en cubos y devolverlo nuevamente a la asadera.
En una sartén, derretir mantequilla, sofreír cebolla y ajo en cubitos; agregar el caldo de pollo, la crema, el jugo de limón, la salsa de tabasco, el pimentón, sal y pimienta, mientras se le da a todo un suave hervor.
A continuación, agregar al sartén la espinaca cortada en tiritas y mezclar con la salsa.
Verter la salsa con la espinaca sobre el pollo de la asadera.
Esparcir el queso sobre la preparación y llevar al horno por 10-15 minutos.

BUDÍN DE BERENJENAS

Ingredientes:
2 berenjenas
2 huevos
2 dientes de ajo picado
1 pimentón verde picado
2 tomates picados
¼ de taza de nueces molidas
½ cucharadita de sal
1 cucharada de aceite de oliva
1 atado de ciboulette
1 ramitas de apio

Preparación:
Pelar las berenjenas y cortarlas en cuadritos, poner en una fuente con agua y sal por 4 minutos y luego escurrir.

Cocinar las berenjenas hasta que estén suaves junto al ajo y el aceite de oliva; luego, agregar tomate, ciboulette picado, pimentón verde, unas ramitas de apio picado, nueces molidas y huevos.

Mezclar bien todo, ponerlo en un molde y hornear de 25 a 30 minutos.

Acompañamientos alternativos

ARROZ ALTERNATIVO

Ingredientes:
1 taza de coliflor

Preparación:
Picar la coliflor en un procesadora dos o tres veces, hasta que quede del tamaño del arroz.

Agregar sal a gusto.

Poner la coliflor procesada en un microondas por 30 segundos o hasta que esté caliente.

Opcionalmente, se puede freír la coliflor picada en una sartén con mantequilla.

TALLARINES ALTERNATIVOS

Ingredientes:
1 zapallito italiano
Aceite de oliva
Sal y pimienta a gusto

Preparación:
Cortar el zapallo italiano en tiras con una procesadora, como si fueran tallarines.
Calentar aceite en un sartén, agregar las tiras de zapallo italiano y sofreírlas hasta darle el punto

QUEQUE *LOW CARB*

Ingredientes:
2 tazas de salvado de trigo grueso
1 ½ taza de coco rallado molido
1 taza de crema de leche
4 huevos
1 cucharada de polvos de hornear
1 cucharada de ralladura de limón o de naranja
5 gotas de estevia

Preparación:
Procesar en la licuadora las 2 tazas de salvado de trigo y el coco hasta obtener textura de harina, y reservar.
En un bol, batir los 4 huevos y añadir la estevia, la ralladura de limón, el polvo de hornear y la crema; volver a batir e incorporar de a poco la harina hasta lograr una textura homogénea.
Llevar la mezcla al horno a 180° por 25 minutos, enfriar y servir.

2

¿Qué leer?

- Bailor, Jonathan. The Calorie Myth: How to Eat More, Excercise Less, Lose Weight and Live Better. Enero, 2015.

- Briffa, John (Dr.). Waist Disposal. Abril, 2010.

- Briffa, John (Dr.). Escape the Diet Trap. Enero, 2012.

- Briffa, John (Dr.). A Great Day at the Office: 10 Simple Strategies for Maximizing Your Energy and Getting the Best Out of Yourself and Your Day. Enero, 2016.

- Cordain, Loren (Dr.). The Paleo Diet: Lose Weight and Get Healthy by Eating the Foods You Were Designed to Eat. Diciembre, 2010.

- Feinman & Feinman. The World Turned Upside Down: The Second Low-Carbohydrate Revolution. Diciembre, 2014.

- Ferris, Timothy. The 4 Hour Body: An Uncommon Guide to Rapid Fat Loss, Incredible Sex and Becoming Superhuman. Diciembre, 2010.

- Fung & Noakes. The Obesity Code: Unlocking the Secrets of Weight Loss. Marzo, 2016.

- Harcombe, Zoe. The Obesity Epidemic: What Caused It? How Can We Stop It? Julio, 2015.

- Kiefer, John. The Carb Nite Solution: The Physicist's Guide to Power Dieting. Agosto, 2005.

- Kiefer, D.H. Carb Back Loading. 2012

- Lagakos, William. The Poor, Misunderstood Calorie. Septiembre, 2012.

- Moore & Emmerich. The Ketogenic Cookbook: Nutritious Low-Carb, High-Fat Paleo Meals to Heal Your Body. Julio, 2015.

- Moore & Westman. Cholesterol Clarity: What the HDL Is Wrong with my Numbers? Agosto, 2013.

- Moore & Westman. Keto Clarity: Your Definitive Guide to the Benefits of a Low-Carb, Hight-Fat Diet. Agosto, 2014.

- Phinney & Volek. The Art and Science of Low Carbohydrate Performance. Junio, 2015.

- Pilon, Brad. Eat Stop Eat. Octubre, 2015.

- Taubes, Gary. Good Calories, Bad Calories. Septiembre, 2007.

- Taubes, Gary. Why We Get Fat: And What to Do About It. Diciembre, 2010.

- Teicholz, Nina. The Big Fat Surprise: Why Butter, Meat and Cheese Belong in a Healthy Diet. Mayo, 2014.

- Volek & Phinney. The Art and Science of Low Carbohydrate Living. Julio, 2011.

- Wolf, Robb. The Paleo Solution: The Original Human Diet. Marzo, 2011.

3
¿Qué documentales ver?

- *Food Inc.*, 2009.

- *Fat Head*, 2011.

- *$tatin Nation: The Great Cholesterol Cover-Up*, 2012.

- *The Perfect Human Diet*, 2013.

- *Fed Up*, 2014.

- *Cereal Killers Movie*, 2014.

- *Carb Loaded: A Culture Dying to Eat*, 2014.

- *That Sugar Film*, 2015.

- *Run on Fat. Cereal Killers 2*, 2015.

- *$tatin Nation II: What Really Causes Heart Disease?*, 2016.

- *The Big Fat Fix*, 2016.

4
¿A quién seguir?

Si quieres profundizar más sobre el tema o mantenerte actualizad@, en el siguiente listado encontrarás a algun@s de los que están liderando las nuevas tendencias de alimentación en el mundo. Lamentablemente están en inglés, pero en Facebook tienes traducción automática.

- Dr. Peter Attia / @PeterAttiaMD

- Amy Berger / @TuitNutrition

- Dr. Ann / @AnnChildersMD

- Ivor Cummins / @FatEmperor

- Dominic D'Agostino / @DominicDAgosti2

- Patricia Daly / @PatriciaDaly

- James Di Nicolantonio / @drjamesdinic

- Andreas Eenfeldt MD / @dietdoctor1

- Dr. Feinman / @DrFeinman

- Tim Ferris / @tferris

- Dr. Jason Fung / @drjasonfung

- Dr. Jeffry Gerber / @JeffryGerberMD

- Ben Greenfield / @bengreenfield

- Dr. Zoe Harcombe / @zoeharcombe

- George Henderson / @puddleg

- Menno Henselmans / @MennoHenselmans

- Marty Kendall / @martykendall2
(especialista en diabetes 1 tratada con alimentación).

- DH Kiefer / @DHKiefer

- Chris Kresser / @chriskresser

- Bill Lagakos / @CaloriesProper

- Dr Grace Liu / @Gut_Goddess

- Max Lugavere / @maxlugavere

- Robert Lustig / @RobertLustigMD

- Dr. Aseem Malhotra / @DrAseemMalhotra

- Chris Masterjohn / @ChrisMasterjohn

- Ted Naiman / @tednaiman

- Tim Noakes / @ProfTimNoakes

- Dr. Kirk Parsley / @docparsley

- Dan Pardi / @Healthformance

- Dr. David Perlmutter / @DavidPermutter

- Thomas Seyfried / @tnseyfried

- Nina Teicholz / @bigfatsurprise

- Robb Wolf / @robbwolf

5

¿Quieres hacer ejercicio?

- Lauren, Mark. You Are Your Own Gym: The Bible of Bodyweight Exercises. Enero 2011.

- Little & McGuff. Body by Science: A Research Based Program to Get the Results You Want in 12 Minutes a Week. Enero, 2011.

- Wade, Paul. Convict Conditioning: How to Bust Free af All Weakness Using the Lost Secrets of Supreme Survival Strength. Marzo, 2011.

6

Mis exámenes

Hemoglobina Glicosilada Hb A1c

LABORATORIO CLINICO

GREZ ALEMPARTE PEDRO JOSE   M

MUESTRA: Sangre c/EDTA

Ingreso: 18/04/2016 11:36:57
Informe: 18/04/2016 16:25
AV0753   1604016783

BIOQUIMICA

18/04/2016 11:47

	Resultado		V. Referencia	R. Anterior
HEMOGLOBINA A1c. (GLICOSILADA)	4.7	%	4 - 5.6	29/08/05 : 4.6
GLICEMIA PROMEDIO ESTIMADA (*eAG)	88	mg/dL		

Interpretación de resultado:
Hemoglobina A1c, resultados entre 5.7 a 6.4 % indican aumento en el riesgo de desarrollar Diabetes Mellitus; resultados mayores o iguales a 6.5 % son diagnóstico de Diabetes Mellitus; resultados menores a 7% son recomendados como objetivo de tratamiento para pacientes con Diabetes Mellitus.

Método: HPLC trazable al método de referencia "Diabetes Control and Complications Trial", (DCCT) Variant II, Bio-Rad

Resistencia a la insulina

LABORATORIO CLINICO Alemana

GREZ ALEMPARTE PEDRO JOSE   M

MUESTRA: Sang c/hep lit gel

Ingreso: 18/04/2016 11:36:57
Informe: 18/04/2016 14:52
AV0753 1604016783

BIOQUIMICA

18/04/2016 11:47

RESISTENCIA A LA INSULINA

	Resultado		V Referencia	R.Anterior
GLUCOSA	72	mg/dL	70 - 99	03/12/15 : 89
INSULINA	6.2	uU/mL	2.6 - 24.9	18/08/10 : 6.1
RESISTENCIA A LA INSULINA (HOMA-IR)	1.1			

Valor de referencia (HOMA-IR) : Hasta 2.5
Ref : Acosta, A M y col. Revista Médica de Chile, 2002; 130 1227

Procesado en Autoanalizador Roche, Cobas.

Glucosa promedio en un año

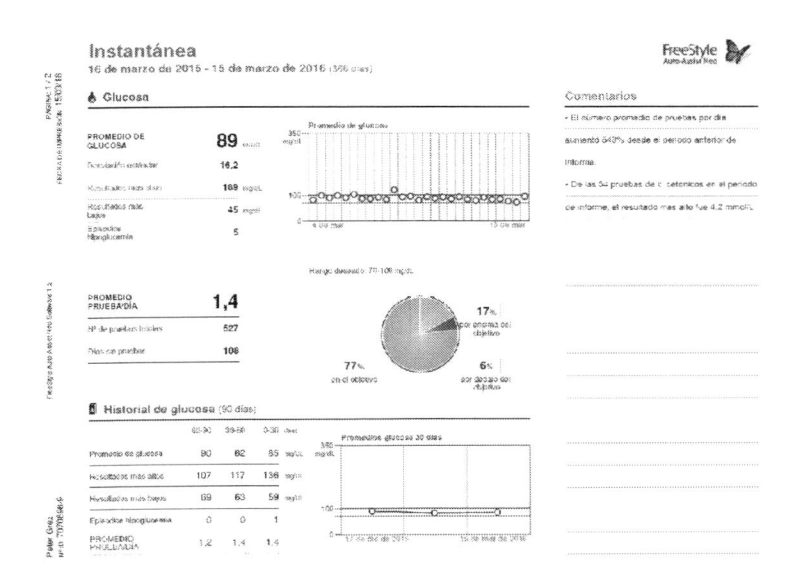

Instantánea
16 de marzo de 2015 - 15 de marzo de 2016 (366 días)

FreeStyle Auto-Assist Neo

Glucosa

PROMEDIO DE GLUCOSA	89 mg/dL
Desviación estándar	16.2
Resultados más altos	189 mg/dL
Resultados más bajos	45 mg/dL
Episodios hipoglicemia	5

Rango deseado: 70-180 mg/dL

PROMEDIO PRUEBA/DIA	1,4
N° de pruebas totales	527
Días con pruebas	106

17% por encima del objetivo
77% en el objetivo
6% por debajo del objetivo

Comentarios
- El número promedio de pruebas por día aumentó 643% desde el período anterior de informe.
- De las 54 pruebas de c cetónicos en el período de informe, el resultado más alto fue 4.2 mmol/L

Historial de glucosa (90 días)

	60-90	30-59	0-30 días
Promedio de glucosa	90	82	85 mg/dL
Resultados más altos	107	117	136 mg/dL
Resultados más bajos	69	63	59 mg/dL
Episodios hipoglicemia	0	0	1
PROMEDIO PRUEBA/DIA	1,2	1,4	1,4

Rangos de glucosa por hora

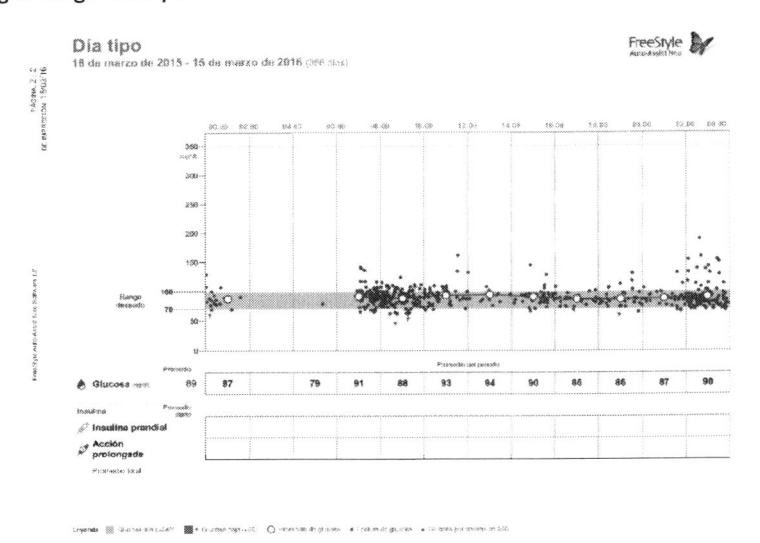

Proteína C Reativa[1]

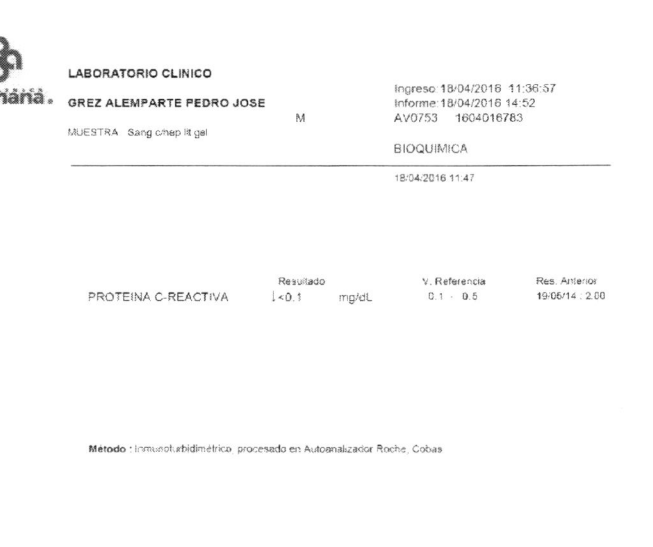

| Proteína C- Reactiva: resultado menor al mínimo.

Perfil lipídico completo[2]

LABORATORIO CLINICO
GREZ ALEMPARTE PEDRO JOSE M
MUESTRA: Sang c/hep bt gel

Ingreso: 03/12/2015 11:25:21
Informe: 03/12/2015 16:04
AVC748   1512002973

BIOQUIMICA

03/12/2015 11:50

PERFIL LIPIDICO

	Resultado		Res Anterior
TRIGLICERIDOS	54	mg/dL	17/05/14 : 152
COLESTEROL TOTAL	233	mg/dL	17/02/15 : 251
HDL-COLESTEROL	76.8	mg/dL	17/05/14 : 42.2
INDICE COL/HDL	3.0		17/05/14 : 4.0
LDL-COLESTEROL	155	mg/dL	17/05/14 : 111
VLDL-COL CALCULADO	10.8	mg/dL	20/01/12 : 20.8

Métodos: Ensayos Colorimétricos enzimáticos homogéneos para Triglicéridos, Colesterol.
HDL-Colesterol y LDL-Colesterol, procesados en autoanalizador Roche, Cobas.

CATEGORIZACIÓN DE RIESGO SEGUN NATIONAL CHOLESTEROL EDUCATION PROGRAM -ATP III *

Riesgo	Triglicéridos mg/dL	Colesterol total mg/dL	HDL colesterol mg/dL	Indice Col/HDL	LDL colesterol mg/dL
Bajo	< 150	< 200	≥ 60	≤ 3.5	< 100 **
Moderado	150 - 100	200 - 239			100 - 159
Alto	> 200	≥ 240	< 40	≥ 6.0	≥ 160
Muy Alto	≥ 500				≥ 190

(*) National Cholesterol Education Program Expert panel.Third report of the National Cholesterol Education Program
(NCEP) Expert Panel on Detection, Evaluation, and Treatment of High Blood Cholesterol in Adults (ATPIII)
NIH Publication.Bethesda :National Heart, Lung, and Blood Institute,2001.

(**) Valores <70 mg /dL se recomienda para pacientes con muy alto riesgo de enfermedad cardiovascular.

tmto : v8/10 2015

---

2 El Colesterol Total en 233 no indica la marca «alto».

CONTENIDOS

Dedicatoria 7
Agradecimientos 9
Prefacio 11
    Definiciones preliminares 11
    Invitación al distinguido cuerpo médico 12
    Modo de uso 13
Prólogo 15
    Academia vs. resultados 15

I. MI DOLOR 19

1. ¿Te puedo hacer dos preguntas? 21
2. 24 horas antes 22
3. ¡Que alguien me ayude! 24
4. Tan solo dos preguntas 25
5. Los polvos de «la Pe» y mi última noche 28
6. Desvelado 29
7. El primer encuentro 33
8. Cinco advertencias 35
    1. No soy médico 35
    2. No somos todos iguales 35
    3. Todo lo contrario a lo que has escuchado 37
    4. Confía y desconéctate de lo y los demás 38
    5. No lo comentes hasta que hayas obtenido resultados 38
9. Propuesta 40
10. Traducción de la propuesta 41
    ¿Y cuánto me va a costar? 41
    ¿En qué consiste esta dieta? 42
    Entrenador Nutricional Personal 42
    ¿Y cómo lo haríamos? 43
    ¿También veríamos las emociones? 43
11. Me lo como todo 44
12. El lunes empiezo 45
13. Conexiones eléctricas 47
14. Cambio de talla, ¿cambio de vida? 48
15. De eso se trata este viaje 49

¿Y cuándo obtendría resultados?..49
¿Cuánto estás dispuesto a cambiar?..49
¿Y de verdad crees que podré hacer el cambio?.....................................50
16. Dieta por un día..52
17. El dilema..53
18. ¿Qué es lo que me ofrece Peter?..54
19. Algo que confesar...55
¿Por qué yo no?..55
20. Sí, acepto..20
21. Mi compromiso...21
Mis medidas..58
22. ¿Quién es José Pedro Gómez?...59
¿Qué sabes sobre dietas?..60
¿Las hiciste?..60
Hambre..61
Síntomas: Resistente a la insulina..61
¿Qué día es hoy?...62
La última dieta de tu vida...63
¿Qué tengo que hacer?..63
23. Método Grez: Programa de Manipulación Alimenticia...............................23
Regla de oro...64
Indicadores de salud ideales (IDS)..64
Programa N° 1...66
Programa N° 2...66
Programa N° 3...66
24. Un desayuno saludable..68
25. Alimentos diferidos..69
26. ¿Qué voy a desayunar?..70
27. ¿Qué hay de almuerzo?...72
38. ¿Y de cena?..73
Agua...73
Sugerencias...74
29. Desintoxicación...75
30. Día Chancho..77
Aprovecha de celebrar...78
Al día siguiente..78
31. Solo por un día..79
Lista de compras...79

32. Resumen del Método Grez	82
Claves	83
33. Un día tipo	84
Desayuno	84
Almuerzo	85
Cena	86
Dia chancho	87
34. ¿Qué programa elijo?	88
No te preocupes, ¡no estás sol@!	88
¿Cuál programa elegir?	89
35. ¿Nos juntamos mañana?	90
36. Mirá vos	91
37. Segundo encuentro	93
My fitness pal (Mi amigo en forma)	94
38. Nuevas advertencias	96
6. Demasiada información	96
7. Estudios médicos	96
8. Esto está «en fácil»	98
9. No trates de convencer a los demás	99

II. LOS MITOS 103

1. Primer mito: Grasa, colesterol, ataques cardiacos	106
Origen	106
Estados Unidos, 1950	106
2. Todo fue una gran manipulación	109
La dieta va al Congreso	112
El colesterol es mortal	113
Coma mantequilla	114
Los podrían demandar	114
El colesterol total no es tema	116
Aló, ¿José?	119
¿Cumpleaños? No creo	120
Mi desayuno	121
3. Tercer encuentro	122
4. Segundo mito: Contar calorías	123
Las calorías	123
Estados Unidos, 1918	123

    Francia, 1800 125
    Estados Unidos, 1887 125
    Horno biológico 127
    La tormenta perfecta 127
    Cómo respondió la industria 128
    Los médicos no saben que no saben 130
    ¿Es culpa tuya o de las recomendaciones? 131
    A río revuelto… 133
    Etiquetas 135
    Almuerzo familiar 135
    Subí 1 kilo 138
    Me siento raro 140
5. Cuarto encuentro 141
    El resfrío del programa 141
6. Tercer mito: pesarse 143
    ¿Dos kilos de qué? 143
    Índice de Masa Corporal (IMC) 143
    ¿Qué porcentaje de la población crees que tiene problemas de peso? 145
7. Deshazte de la pesa 146
    El peso no baja linealmente 146
    La ropa 147
    Glucosa 147
    La insulina 149
    Cómo fabricamos grasa corporal 149
    Como el merengue 151
    ¿De qué está hecha la grasa corporal? 151
    Productos light 155
    ¿Entonces las calorías no cuentan? 156
    Masa muscular 157
    Metabolismo 158
    «The Biggest Loser» – El mayor perdedor 159
    No depende de ti 160
8. Quinto encuentro 163
    La diabetes o la máxima expresión del exceso de azúcar en la sangre 163
    Niños con diabetes 2 165
    El exceso de azúcar es tóxico 166
    ¿Enferm@ de exitos@ o exitos@ enferm@? 167
    La prediabetes 167

Población mundial	169
¡Pero si son granos integrales!	170
422 millones de razones	172
Sanar la diabetes	173
Diagnóstico	173
Carbohidratos: ¿Buenos o malos?	174
¿Y el maní?	175
Yogur	177
Mermeladas light	178
Fructosa	178
Sin azúcar añadida	179
9. Cuarto mito: fruta saludable	181
Fruta	181
¿Le darías a tu perro o gato cinco frutas al día?	182
Fruta directo a tu grasa corporal	183
Alcohol	185
Los mil nombres del azúcar	187
¿Cuánta azúcar?	189
Bliss point	189
Cansado	192
Energía	193
10. Sexto encuentro	195
Sueño	195
Ritmo circadiano	197
Ver pantallas acostad@ ¡Engorda!	199
Índice glicémico vs índice insulínico	200
Tabla índice insulínico de alimentos	204
11. Quinto mito: la grasa engorda	209
La grasa no engorda: es tu amiga	209
El azúcar sí engorda	210
Ventajas de la grasa	211
Francia, 1825	214
Inglaterra, 1862	215
Recetas para diabéticos	216
La «pastillita milagrosa»	217
Dieta cetónica	218
Las cetonas	218
Cómo se producen las cetonas	219

¿Cómo me adapto a usar cetonas?..220
¿Cuánto demora la adaptación?...221
Grasa saturada y aceite de oliva..222
Proteínas 223
Proyecto DuPont 224
Atkins 225
Happy hour 226
Feliz cumpleaños, Fran..227
Día Chancho..228
Día Chancho 18hrs...229

12. Séptimo encuentro: en control..230
    ¡Qué genial! ¡Estoy a cargo de mi vida!...231
    ¿Cuánto tiempo puedes estar sin respirar? 231
    Lucy...232
    Dos millones de años...232
    Menú de hoy: ¿huevos o antílope?..233
    382 días de ayuno 235

13. Sexto mito: comer cada dos o tres horas 237
    Resistencia a la insulina 238
    ¡Lo entendieron todo mal!...240
    Comer dos o tres veces al día 242
    Tu cuerpo es un «Bed & Breakfast» 243
    Dieta detox 244

14. Séptimo mito: el desayuno en la mañana 245
    Desayuno matutino 245
    Ayuno intermitente: enciende el turbo 245
    ¡Desperté sin hambre!..250
    Qué es de tu vida?..250
    ¿Estás a dieta?...251

15. Séptimo encuentro: la embarré..252
    Invitas o espantas..253

16. El estrés engorda..255

17. Octavo mito: Ejercicio aeróbico para eliminar grasa corporal...................258
    Estados Unidos, 1968...258
    Calorías «In» vs. calorías «Out» 259
    2.000 calorías..260
    Chocar contra la pared 262
    Entrenar con grasa 262

    Sami Inkinen 263
18. Desde San Francisco hasta Hawái a remo 265
19. El sedentarismo no es la causa de la obesidad: es uno de sus síntomas 266
    Sedentarios obesos u obesos sedentarios 266
    Entrenamiento de resistencia 267
    H.I.I.T. 269
    Sol 270
    ¡Te ves más delgado! 271
    ¡Cuéntamelo todo! 272
    Mi primera invitación 275
    Eché de menos la fruta 276
20. Noveno encuentro: vegan@s y vegetarian@s 278
    Monjes budistas veganos y obesos 280
    Abdominales «six pack» 282
    Feliz «cumple mes» 283
21. Décimo encuentro, día 30: El juego 284
    Caja de herramientas 284
22. Noveno mito: Comer menos y hacer más ejercicio 286
23. Décimo mito: Comer de todo, pero poquito 288
24. Undécimo mito: Comer balanceado 290
    ¿No estás balanceado? 290
    Anclaje 291
    Ocho días 291
    El día después 292
    ¿Nos vemos? 295
25. Undécimo encuentro: Despedida 297
    Último día 297
    ¿Fue real? 298
    Al día siguiente 299
26. La última palabra 300
27. Experiencias 301
28. Chequeo emocional 303

III. RECURSOS Y MATERIAL EXTRA 307

1. Recetas 309
    Para el desayuno 309
    Para el aperitivo 310

    Para el almuerzo 311
    Acompañamientos alternativos 314
2. ¿Qué leer? 316
3. ¿Qué documentales ver? 318
4. ¿A quién seguir? 319
5. ¿Quieres hacer ejercicio? 321
6. Mis exámenes 322

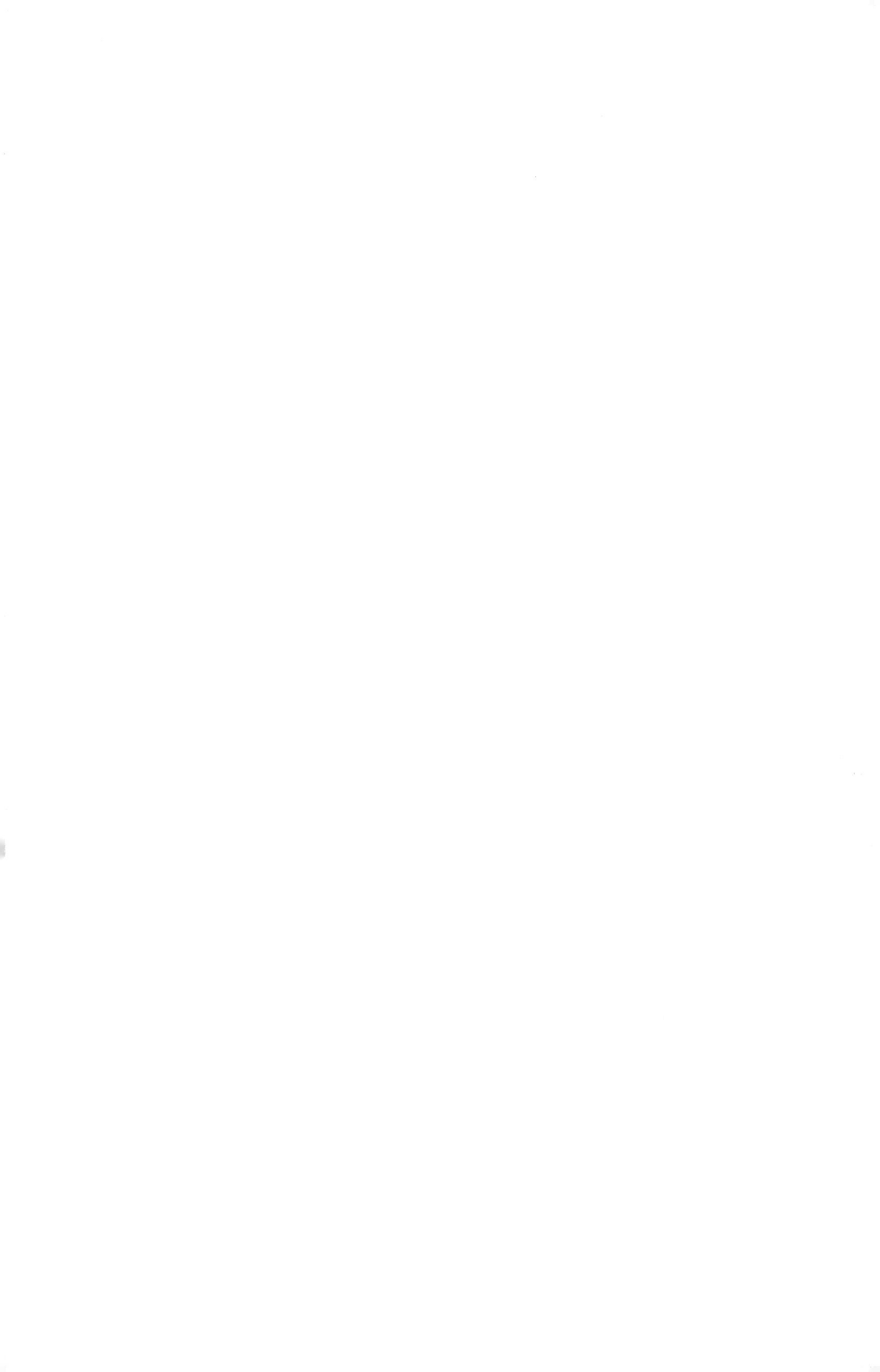

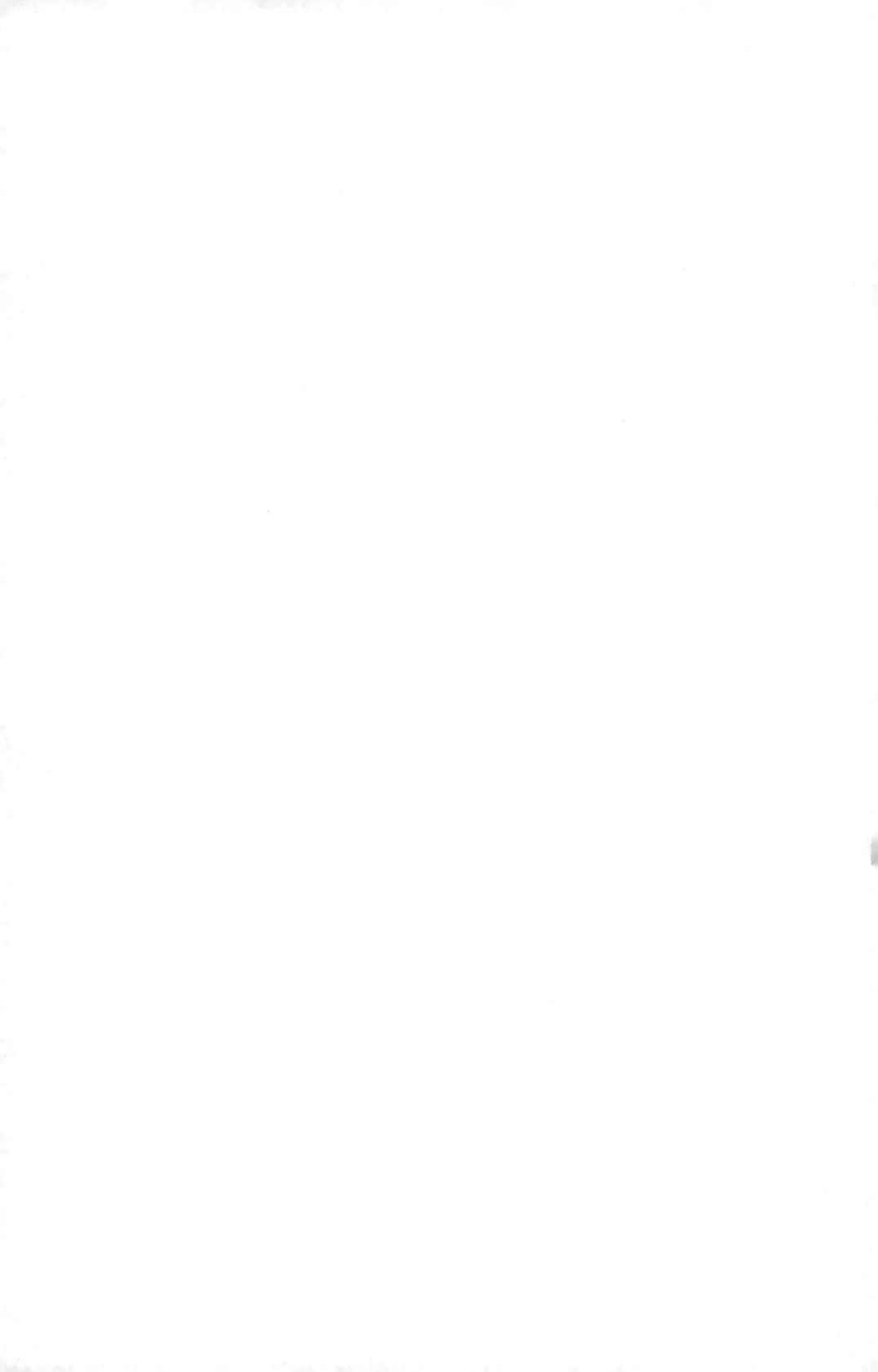

Made in the USA
San Bernardino, CA
21 July 2018